【五脏中医保健治未病系列】

脾胃病

保健一本通

主编 黄政德 李鑫辉

U0307609

中国中医药出版社
·北京·

图书在版编目（CIP）数据

脾胃病保健一本通 / 黄政德，李鑫辉主编 .—北京：中国中医药出版社，2020.7

（五脏中医保健治未病系列）

ISBN 978 − 7 − 5132 − 6223 − 1

Ⅰ.①脾…　Ⅱ.①黄…②李…　Ⅲ.①脾胃病—中医疗法　Ⅳ.① R256.3

中国版本图书馆 CIP 数据核字（2020）第 074795 号

中国中医药出版社出版

北京经济技术开发区科创十三街 31 号院二区 8 号楼

邮政编码　100176

传真　010−64405750

保定市中画美凯印刷有限公司印刷

各地新华书店经销

开本 710×1000　1/16　印张 19.75　字数 278 千字

2020 年 7 月第 1 版　2020 年 7 月第 1 次印刷

书号　ISBN 978 − 7 − 5132 − 6223 − 1

定价　88.00 元

网址　www.cptcm.com

社 长 热 线　010−64405720

购 书 热 线　010−89535836

维 权 打 假　010−64405753

微信服务号　zgzyycbs

微商城网址　https://kdt.im/LIdUGr

官 方 微 博　http://e.weibo.com/cptcm

天猫旗舰店网址　https://zgzyycbs.tmall.com

如有印装质量问题请与本社出版部联系（010−64405510）

《脾胃病保健一本通》编委会

主　　编　黄政德　李鑫辉

副 主 编　辛　茜　杜建芳　黄淼鑫

编　　委（按姓氏笔画排序）

王静雯　司马旦旦　李小莎　李文娟

李雅婧　肖　青　　邵　乐　周忠志

赵亚莹　郭梦云

前言

在现代医学中，脾和胃只是两个器官，皆属于消化系统。但在中医学中，脾与胃代表着一个完善的功能系统（包括现代医学中的消化系统和免疫系统），二者通过受纳、运化、升降、统摄等以化生气血津液而濡养五脏六腑、四肢百骸。《灵枢·五味》指出："胃者，五脏六腑之海也，水谷皆入于胃，五脏六腑，皆禀气于胃。"所以，脾胃又有"后天之本""气血生化之源"之称。有了脾胃尽忠职守地工作，人体的气血就充足，精神就充沛，无病无痛；如果脾胃受损，工作懈怠，气血的生成不足，那么身体的各个部分就得不到气血的滋养，我们的身体就会像一片缺少阳光和雨露的贫瘠土地，缺乏生机，百病丛生。所以，著名的"金元四大家"之一的李东垣在《脾胃论》中强调"百病皆由脾胃衰而生也"，说明养好脾胃是少生病、不生病以及病后顺利康复的健康前提。

俗话说"十人九胃"，就是说十个人当中就有九个人患过或患有胃肠病。有人粗略估计，中国人脾胃病患病率已高达85%，成为威胁现代人健康的"隐形杀手"。中华民族数千年来的实践，积累了十分丰富的中医药防治人体脾胃疾病的经验，形成了脾胃生理病理、脾胃病病因、诊断、辨证、治则治法、治疗方剂、中药等系统理论知识，总结出按摩、导引、针灸、推拿、食疗等实践方法，具有未病先防、既病防变的独特优势。

本书分为三章，第一章"脾胃疾病与中医防治"，分别论述脾胃疾病及中医未病先防、既病防变的主要概念，中医的"脾胃"

与现代医学的"脾、胃"区别，脾胃与五脏之间的关系及四季调养脾胃方法等。第二章介绍在脾胃疾病还未形成时期，或形成的早期和中期，临床上很多患者都会出现的如口中异味、胃胀、胃痛、恶心反胃、腹痛、腹泻、便秘等看似很普通的不适症状。其实，这些症状无疑是身体对脾胃疾病发出的警笛声，但常被患者和医生忽视，错过了最佳的调治时机。因此，本书将脾胃疾病的常见症状独设一章，分为十节，分别论述了口腔异味、胃痛、胃胀、呕吐、恶心反胃、打嗝、腹痛、腹泻、便秘等常见脾胃症状的中西医发病原因及机制、调理原则、调理方法。在调理方法中，从生活起居、食疗、运动、按摩、针灸、推拿、音乐、药枕、中医辨证方药等多方面进行调摄，使大众尽早发现身体发出的预警信号，及时调理，预防脾胃疾病的发生或在疾病的早期康复。第三章论述了如急性胃炎、慢性胃炎、胃溃疡、功能性消化不良、急性肠炎、慢性结肠炎、习惯性便秘等常见的十二种脾胃疾病在未病期的预警信号、预防原则、预防方法；在既病期的基本症状、诊断依据、常规检查、治疗原则、西医常规治疗、中医辨证治疗、其他非药物治疗方法等。内容广泛涉及饮食、方药、针灸、按摩、气功、运动、穴位敷贴、精神调摄等多方面，取法自然而副作用少，价廉、有效，集防病、治病、康复保健于一体，内容通俗易懂，可操作性强。

本书以对常见脾胃病症状及常见脾胃疾病做到未病先防、既病防变的科普化、大众化为目的，重点在于未病先防；以西医病名为纲，结合脾胃疾病的中西医治疗，重点在于中医调治。全书内容通俗易懂、图文并茂，侧重养生而突出实用性，适合广大关注健康问题的百姓，尤其是中老年人、脾胃病患者阅读。

李鑫辉

2020 年 4 月

I

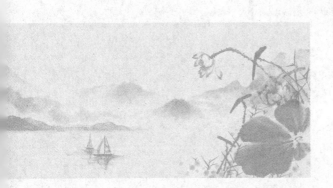

第一章

脾胃疾病与中医防治

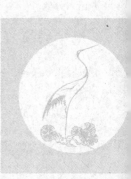

⊚ 什么是脾胃疾病

在中医理论中，脾主运化、主统血，输布水谷精微，为气血生化之源，人体脏腑百骸皆赖脾以濡养；胃主受纳腐熟水谷，为水谷精微之仓、气血之海。胃以通降为顺，与脾相表里，脾胃常合称为后天之本。

脾胃疾病是脾和胃的疾病统称。脾胃同属于中焦，二者通过经脉络属而构成了表里关系。食物通过口和食道进入胃中，胃主受纳、腐熟水谷，为脾主运化水谷提供前提。脾主运化，消化食物，转输精微，也为胃的继续摄食提供条件及动力。如果脾胃功能出现异常，会导致身体出现一系列的问题，比如出现腹胀、腹泻、呕吐、呃逆、胃痛胃胀、反胃吐酸、口臭、噎膈等病症，相当于现代医学中的慢性浅表性胃炎、复合性溃疡、胃肿瘤及上消化道出血等。

脾、胃这两个重要的器官如果发生疾病，临床上常有上腹部不适或疼痛、恶心、呕吐、腹泻、反流、打嗝、食欲不振等表现。胃及十二指肠溃疡的症状则为上腹部烧灼痛，特别是在空腹时疼痛加剧。治疗上需要相互兼顾，就发病原因和预防保健来讲则是相互联系、互为因果的。所以，人们常常把脾的疾病和胃的疾病放在一起进行讨论。

⊚ 关于脾脏的小常识

西医所说的脾脏是人体内最大的淋巴器官，占全身淋巴组织总量的25%，含有大量的淋巴细胞和巨噬细胞，是机体细胞免疫和体液免疫的中心，通过多种机制发挥抗肿瘤作用。脾脏还具有储血、滤血、造血等功能。脾是胚胎阶段重要的造血器官，胚后成为淋巴器官。但成体脾中仍有少量的造血干细胞，当机体严重缺血或处于某些病理状态下，这些干细胞可以恢复造血功能，产生红细胞、粒细胞及血小板。现代医学对脾脏的这些功能的研究与我国古代先贤们研究的脾主统血相对应。中医认为脾气亏虚者由于脾气虚弱不能统摄血液，就会出现一系列的出血症状，比如女子的崩漏等。

中医讲脾主运化水谷，所谓运，即转运输送；化，即消化吸收。脾主运化，指脾具有将水谷化为精微，并将精微物质转输至全身各脏腑组织的功能，包括运化水谷和运化水液两个方面。实际上就是指脾对营养物质的消化、吸收和运输的功能。正常情况下，人喝进去的水通过脾的运化，才能成为各个脏器的津液，如果脾的运化能力减弱，津液生成不足，就会导致如大肠失去滋润濡养而动力不足的情况出现，继而造成功能性便秘。古语讲"胃不和，卧不安"，脾胃不好的人，睡眠质量也会降低，出现入睡困难、易惊醒、多梦等问题。

◉ 关于胃腑的小常识

胃是人体消化系统中最重要的器官之一。胃的主要功能就是接纳并暂时贮存我们人体每天吃进去的食物，然后再进行腐熟。俗话说胃病是"三分治七分养"，七分养应该在三分治的基础上进行，经全面检查确诊后进行系统治疗，并配合精神方面的调养，才能达到理想的治疗效果。胃就像一台每天都在不停工作的机器，食物在消化的过程中会对黏膜造成机械性的损伤，因此保持有节制的饮食是防治胃病的关键。另外，精神经常处于高度紧张状态也是胃病发生的重要原因，如司机、建筑工人、办公室工作人员等人群的胃病发生率都很高，所以这些人更应该保持良好的生活习惯及愉悦的精神状态。

◉ 远离脾胃疾病的危险因素

脾胃病的发病率特别高，再加上现代生活节奏快，人们生活压力大，时常来不及吃早餐，三餐也不准时，久而久之很容易出现脾胃疾病。所以我们要学会从生活作息上做起，至少一天三顿要定时定量，最好给自己设定一个时间表，然后严格遵守。饮食的规律与否同时会对睡眠时间产生影响，因为一些晚睡晚起的人是早中餐一块吃的，这种习惯必须要改，其弊端并不是说晚上吃夜宵就可以弥补过来的。因为人的生物钟虽然可以前后移动，但总是在一定范围内，并不能产生太大的差别。胃消化功能不好的人，症状是吃一点点就会饱，稍微多吃一点就会胃胀。特别是如果在晚上多吃的话，还会因为胃胀而影响入睡。硬的、高纤维的食物对于常人来说都不太好消化，所以脾胃不好的人更要量力而行。同时建议每日少吃多餐，如果饿了的时候还没到正餐时间，可以补充一些食物，但不宜过多，一定要记住这不是正餐，正餐还是要按正常的时间和量来吃。每日的食物以松软的类型为主，一些比较有韧性、有嚼劲的食物不宜多吃，因为这些类型的食物最难消化。如果要喝汤，最好在饭前喝，饭后喝也会增加消化的负担。另外入睡前两三个小时内最好不要吃东西，否则容易影响入睡，如果觉得肚子空可以适当多喝水。

◎ 您必须注意到的脾脏十大警告

（1）脾虚不能升清，可导致头晕。

（2）腹部胀满、脘腹疼痛。

（3）饮食量忽然减少。

（4）小便不利、大便溏稀。

（5）黄疸。

（6）脸色发黄、鼻头暗淡。

（7）身重乏力、肢冷。

（8）口唇无血色、干燥。

（9）脱肛、阴挺（子宫脱垂）等内脏下垂的症状。

（10）便血、崩漏、紫癜等出血症状。

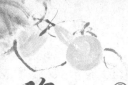

◎ 您必须注意到的胃腑十大警告

（1）口气较重，口味异常。

（2）胃反酸。

（3）嗳气。

（4）咽喉梗阻感。

（5）恶心呕吐。

（6）上腹部疼痛。

（7）厌食。

（8）胃中嘈杂（胃中空虚，似饥非饥，似辣非辣，似痛非痛，莫可名状，时作时止）。

（9）胃胀。

（10）便秘。

◎ 记住养脾胃的六戒

一戒：长期精神紧张

如果长期处于精神焦虑紧张的状态，人体的大脑皮层会影响植物神经系统和内分泌系统，使胃肠功能紊乱，胃黏膜血管收缩，胃酸和胃蛋白酶分泌过多，导致胃炎和溃疡的发生。

二戒：过度劳累

过度劳累，会引起胃肠供血不足，胃黏膜分泌分泌液失常，也会导致各种胃病发生。

三戒：饮食不均

饮食饥饱不均，饥饿时胃中空空，胃黏膜分泌的胃酸和胃蛋白酶对胃壁是一种不良刺激；暴饮暴食会使胃壁过度扩张，食物在胃中停留的时间过长，这些都会对胃造成很大的伤害。

四戒：酗酒无度

酒精会使胃黏膜下血管内皮损伤，发生充血等改变，甚至糜烂出血，形成溃疡。长期饮酒还损害肝脏、胰脏，引起酒精性肝硬化、胰腺炎，这些损害反过来又会加重对胃的损害。

五戒：嗜烟成癖

吸烟会引起胃黏膜血管收缩，使胃黏膜中的前列腺素合成减少，前列腺素是一种胃黏膜保护因子，它的减少会使胃黏膜容易受到伤害。另外，吸烟还会刺激胃酸和胃蛋白酶分泌，所以嗜烟是引起各种胃病的重要因素。

六戒：浓茶、咖啡

浓茶和咖啡都是"中枢神经兴奋剂"，能通过神经反射以及直接的影响，使胃黏膜充血，分泌功能失调，破坏黏膜屏障，促使溃疡形成。

第二节　脾胃疾病的中医防治

◉ 如何理解中医的"未病先防"

"未病"既不是无病，也不是可见的大病，按中医观点而论是身体已经出现了阴阳、气血、营卫的不平衡状态，但症状的轻重还未达到相关疾病的临床诊断标准。我们的祖先在积极寻找除疾之法外，还积累了许多预防疾患的措施。《黄帝内经》有云："圣人不治已病治未病，不治已乱治未乱，此之谓也。夫病已成而后药之，乱已成而后治之，譬犹渴而穿井，斗而铸锥，不亦晚乎？"由此可明显看出我们的祖先已深刻认识到对疾病"未雨绸缪、防患未然"的重要性，意识到未病先防是保持健康的根本法则。

未病先防是指在人体未发生疾病之前，采取各种措施，做好预防工作，以防止疾病的发生。《丹溪心法》"是故已病而不治，所以为医家之法；未病而先治，所以明摄生之理"，这是中医学预防疾病思想最突出的体现。未病先防旨在提高抗病能力，防止病邪侵袭。

◉ **中医未病先防的七大具体操作**

"未病先防"是预防的最高境界。如果把人的生命看作一盏灯，生命的源泉就是油，灯里的油是有限的。如果把灯点得很亮，油就会很快用完，如果"小炷留灯"，则能燃烧很长时间。根据这种预防的思想，如果我们经常采取一些措施，进行未病先防，就不会让病毒细菌等"危险分子"进入我们的体内，把我们的生命之油揩走。下面是中医未病先防的一些具体方法。

1. 调养身体，提高人体抗病能力

饮食起居有节律，适当锻炼身体，避免劳逸过度，进行适当药物预防等方面的调养。

2. 调摄精神

精神情志活动是脏腑生理功能活动的表现。突然强烈的精神刺激，或反复的、持续的刺激，可以使人体气机紊乱、气血阴阳失调而发病。而在疾病发生发展的过程中，情志变动又能使疾病转化。因此，调养精神就成为养生的第一要务。

中医养生十分重视精神调养，要求人们做到"恬惔虚无"。"恬"是安静；"惔"是朴素；"虚"是虚怀若谷，虚己以待物；"无"是没有妄想和贪求，即具有较为高尚的情操，无私、寡欲、心情舒畅、精神愉快，则人体的气机调畅，气血平和，正气旺盛，就可以减少疾病的发生。

3. 生命在于运动

人体通过运动，可使气机调畅，气血流通，疏利关节，增强体质，提高抗病力。适当运动不仅可以减少疾病的发生，促进健康长寿，而且对某些慢性病也有一定的治疗作用。如中国传统健身运动中，有五禽戏、八段锦、易筋经、太极拳、武术等。

4. 生活起居应有规律

（1）饮食有节：中医摄生学要求人们饮食要有节制，不可过饱或过饥，否则"饮食自倍，肠胃乃伤"（《素问·痹论》）。此外，饮食五味（酸、苦、甘、辛、咸）不可偏嗜，并应控制肥甘厚味的摄入，以免伤身。

（2）起居有常：起居有常是指起居要有一定的规律。中医非常重视起居作息的规律性，并要求人们要适应四时时令的变化，安排适宜的作息时间，以达到预防疾病、增进健康和长寿的目的。此外，养生还要注意劳逸结合，适当的体力劳动可以使气血流通，促进身体健康。而过劳则会耗伤气血，过逸又可使气血阻滞，从而发生各种疾病。

（3）适应自然规律：自然界的四时气候变化，必然影响人体，使之发生相应的生理和病理反应。只有掌握其规律，适应其变化，才能避免邪气的侵害，减少疾病的发生，中医学提出了"法于阴阳，和于术数"等摄生原则，以适应自然规律，保障人的健康。"法于阴阳"的"法"，即效法之意；"阴阳"，指自然界变化的规律；"和于术数"的"和"，为调和、协调之意；"术数，修身养性之法"（《类经·摄生类》），即遵循自然界阴阳消长规律而采取适宜的养生方法。如果不能适应自然界的变化，就会引起疾病的发生，甚至危及生命。

5. 营养调配

患病时，可选择适宜饮食作为辅助治疗，如在发烧时，多饮清凉饮料或吃些瓜果汁，以清热生津；在感冒后，宜进食热粥以助发汗；在水肿时，宜食赤小豆等以利水消肿；肝热高血压时，服食芹菜增加膳食纤维，可辅助降低血压等。另外，在人体五脏虚弱时，可采用进食动物内脏以补虚之法，如心悸可食猪心；久咳食用猪肺；肾虚腰痛可食猪腰子；肝虚夜盲可吃鸡肝；糖尿病选择进食猪胰脏等。

同样，患病时也要忌食或少食不利于治疗与康复的饮食。中医认为，食物的性味如果与治疗疾病的目的相对抗，则必须禁忌服用。如有水肿时，控制食盐摄入；有血证时，忌吃辛辣燥热食品；有高血压、高血脂、动脉硬化时，忌食肥甘厚味的食物；有热证、阴虚时，忌吃辛辣、温补、燥热之品；有寒证、阳虚时，忌食苦寒、咸寒、生冷等食物；在服参类补剂时，忌食寒凉蔬菜、萝卜。

6. 药物预防及人工免疫

《黄帝内经素问遗篇》中有"小金丹……服十粒，无疫干也"的记载，可见我国很早就已开始用药物预防疾病了。我国在 16 世纪就发明了人痘接种法预防天花，是人工免疫的先驱。近年来中药预防多种疾病也起到了很好的效果，如板蓝根、大青叶预防流感、腮腺炎，马齿苋预防菌痢等，都是简便易行、用之有效的方法。

7. 防止病邪的侵袭

病邪是导致疾病发生的重要条件，故未病先防除了增强体质、提高正气的抗邪能力外，还要注意防止病邪的侵害。应讲究卫生，防止环境、水源和食物污染，对六淫、疫疬等应避其毒气。至于外伤和虫、兽伤，则要在日常生活和劳动中，留心防范。

◉ 如何理解中医既病防变

既病防变，又可以说是有病早治、防止病变。古称"瘥后防复"，是指患病后要及早治疗，防止疾病加重或恶变，亦指疾病刚痊愈，正处于恢复期，但正气尚未恢复，为防止因调养不当，旧病复发或又生其他病者，事先采取的防治措施；或指疾病症状虽已消失，为防止因治疗不彻底，病根未除，潜伏于体内，受某种因素诱发，使旧病复发所采取的防治措施。总之，是指人体在患病之后，要及时采取有效措施，早期诊断，早期治疗，截断疾病的发展、传变或复发，同时注意疾病好转后巩固疗效，预防复发。尤其是对传染性疾病，更应防止恶性变化，以防止传播条件的产生。

既病防变在临床上可应用于多种急、慢性病中，中医药防变对于高脂血症、高血压、冠心病、脑血管意外、癌症等，均有积极作用，可有效阻止或减缓疾病向不良方面转化。

◉ 中医既病防变的五大方法

1. 早期诊断

在患病初期，病情轻浅，但随着时间的推移，病邪可以由表入里，由浅入深，导致病情加重。因此，在疾病初期，就应该抓住时机，及早诊断。例如，如果感觉头晕、头痛、手足麻木，出现了高血压早期的一系列症状，就应该及早去检查身体，在还不需要吃药的情况下，利用饮食、运动、改变生活习惯等方法来改善症状，阻止疾病进展。

2. 早期治疗

有些疾病在发作前，会有一些预兆出现，如能捕捉这些预兆，及早作出正确诊断，可收到事半功倍的效果。例如在生活中，有些中风患者在发生中风前，常有眩晕、手指麻木、呕吐等症状，如能抓住这些预兆，早期治疗，可使患者减少痛苦，增加康复机会，甚至挽救生命。

3. 控制病情

古称"先安未受邪之地"，意思是根据五行相生相克原理，掌握疾病传变规律，先保护人体正气和未受病邪侵犯之处。如在治疗肝病时，采用健脾和胃的方法，先充实脾胃之气，使脏腑病变不至于迁延日久损至脾胃等。在治疗时，应当考虑肝病传脾这一传变规律，采取相应的方法，截断这种传变途径。如应用针灸疗法治疗足阳明胃经病证，旨在使该经的气血得以流通，而使病邪不再传经入里。

4. 病后防复

在人患大病之后，脾胃之气未复，正气尚虚者，除慎防过劳以外，常以补虚调理为主。如脑梗死患者在发生梗死后，应尽量避免劳累，避免食用高盐、高脂食物，常吃蔬菜水果，清淡饮食，适量运动，保证休息时间充足，以防再度复发。

5. 医护结合

人们常说，"对于疾病，三分治疗七分养"，中医尤其注重护理工作。

如中医讲究引导患者的思想情绪，从精神上对患者给予安慰和鼓励，使患者树立康复信心；注意饮食宜忌；注意调节寒温以适应环境等，这样则有利于疾病的康复。

◎ 带您了解中医的脾

中医理论中，脾位于腹腔上部，膈膜之下，与胃以膜相连，"形如犬舌，状如鸡冠"，与胃、肉、唇、口等构成脾系统。脾主运化、统血，输布水谷精微，为气血生化之源，人体脏腑百骸皆赖脾以濡养，故有后天之本之称。脾在五行属土，为阴中之至阴。脾与四时之长夏相应。

◎ 脾的解剖形态

1. 脾的解剖位置

脾位于腹腔上部，膈膜下面，在左季胁的深部，附于胃的背侧左上方。《素问·太阴阳明论》："脾与胃以膜相连。"

2. 脾的形态结构

脾是一个形如刀镰，扁平椭圆弯曲状器官，其色紫赤。在中医文献中，脾的形象是"扁似马蹄"（《医学入门·脏腑》），"其色如马肝紫赤，其形如刀镰"（《医贯》），"形如犬舌，状如鸡冠，生于胃下，横贴胃底，与第一腰骨相齐，头大向右至小肠，尾尖向左连脾肉边，中有一管斜入肠，名曰珑管"（《医纲总枢》）。"扁似马蹄"说的是脾，"形如刀镰""犬舌""鸡冠"指的是胰。

总之，从脾的位置、形态看，可知脏象学说中的"脾"作为解剖学单位就是现代解剖学中的脾和胰，但其生理功能又远非脾和胰所能囊括。

◎ 带您学习中医的胃

胃位于膈下，上接食管，下通小肠。胃的上口为贲门，下口为幽门。胃分为上、中、下三部分，即上脘、中脘、下脘，因此胃又称胃脘。

胃主受纳、腐熟水谷。受纳，指接受和容纳；腐熟，是胃将饮食物进行初步消化变成食糜的过程。胃主受纳、腐熟水谷，是指胃能够容纳由食管下传的食物，并将食物进行初步消化，下传于小肠的功能，故胃有"水谷之海""太仓"之称。

胃主通降，是指胃气以通畅下降为顺。胃主通降就是指胃能够将食糜下传小肠、大肠，并排出糟粕的过程。

胃喜润恶燥。喜润恶燥即指胃喜滋润而恶燥烈的特性。

◉ 何为胃气

1. 胃的生理功能和生理特性

胃为水谷之海，有受纳腐熟水谷的功能，又有以降为顺、以通为用的特性。这些功能和特性的统称，谓之胃气。由于胃气影响整个消化系统的功能，直接关系到整个机体的营养来源。因此，胃气的盛衰有无，关系到人体的生命活动和存亡，在人体生命活动中具有十分重要的意义。所以在临床治病时，要时刻注意保护胃气。

2. 脾胃功能在脉象上的反映

因为脾胃有消化饮食、摄取水谷精微以营养全身的重要作用，而水谷精微又是通过经脉输送的，故胃气的盛衰有无，可以从脉象上表现出来。临床上有胃气之脉以和缓有力、不快不慢为其特点。

3. 泛指人体的精气

《脾胃论》："胃气者，谷气也，荣气也，运气也，生气也，清气也，卫气也，阳气也。"

◉ 最安全有效且持久的健脾法——敲揉脾经

中医认为，"久坐伤肉"，肌肉得不到锻炼，就会引起脾虚，"伤肉"也就是伤脾。平时多敲敲脾经可增强脾经的运化功能，补充因久坐而损耗的元气。

1. 坐姿

将一只脚的脚踝压在另一条大腿上的坐法，也就是架腿法。采用这种坐姿方便进行对脾经的按摩操作。因为脾经起于足大趾内侧端的隐白穴，然后沿小腿内侧正中线上行，再进入大腿内侧前缘，接着进入腹部。架脚的这个坐姿正好可以将脾经暴露出来，从而便于按摩。

2. 敲打法

进行拍打时要握空拳，用掌指关节端由上至下一路拍打下来，用力要适中，对于大腿部位的脾经拍打时可稍用力。注意两只腿都要进行敲打，以每侧各敲打 10 分钟为好，敲打的适宜时间是上午 9:00 ~ 11:00，气血流注脾经之时。敲打的次数可根据自己的休息时间多少而定。

3. 功效

上班时可利用工作间隙的休息时间，将腿盘成 "4" 字形，然后沿着脾经的循行路线一路敲打下来，可以起到健脾的效果。

4. 提示

如果拍打的过程中发现有痛点，表明脾经上有堵塞的地方，这时可以用点按的方法对痛点进行按揉，将瘀堵的穴位打通，从而使整条脾经的气血通畅。

◉ 不想老，就多敲打胃经

大家都知道胃是重要的消化器官，而且在中医里讲脾胃为后天之本，所以胃的功能是很重要的。生活中，很多人在伤心、生气、紧张或者生病的时候都不想吃东西，感觉不到饥饿，这个时候人的脾胃功能很弱，时间一长人体也就最容易出现各种各样的问题。因此，我们平时一方面要疏解自己的情绪，另一方面就是要积极按摩胃经来调节身体出现的不适。

胃经是人体前面的一条很重要的经脉。先从头上讲，胃经起于迎香，往上一直到鼻根，然后分两支，一支走脸，另一支再沿着头角至额颅。胃经直行向下的一支是从缺盆出体表，沿乳中线（乳房的正中线）下行，挟脐两旁（旁开二寸），下行至腹股沟外的气街穴。所以，有些女性经前有乳房胀痛的现象，其实也是跟胃经瘀滞有关。胃经的一分支从胃下口幽门处分出，沿腹腔内下行到气街穴，与直行向下的一支会合，而后下行大腿前侧，至膝膑沿下肢胫骨前缘下行至足背，入足第二趾外侧端厉兑穴处。所以，在日常生活中应当注意，如果腿的前侧出现问题，通常与胃经相关。古人非常强调护膝，他们席地而坐时常会将两手放在膝盖上，甚至跪坐着也将两手放在膝盖上。这是因为胃经也经过膝盖，而我们的手中有一个劳宫穴，这个穴位属于火穴，用手捂住膝盖，就可以防止膝盖受凉。敲打胃经时，从锁骨下开始，顺两乳中线，过腹部，到两腿正面，一直敲到脚踝，敲打时可稍用力一些。

青春不老秘密一：互动拳法

具体方法：取端坐位，双手手心向下放在大腿根部上，左手不动，右手握拳。然后让左手在左腿大腿根部至膝盖的连线上来回地搓，右手在右腿大腿根部至膝盖的连线上用力地敲。这一搓一敲就能很好地刺激大腿正前侧的胃经，这样每做完 10 遍后，可以换一次手。坚持做这个动作，既能锻炼大脑的灵活性，又能打通胃经，可起到调节体型、补养气血的作用。我们讲胃经是"长寿经"，所以不分时间，不分年龄和性别，随时随地都可以敲这个互动拳，长期坚持就能敲出好胃口、好体质、好身材。

青春不老秘密二：敲小腿

小腿前外侧有一块肌肉叫胫骨前肌，这块肌肉上面有胃经的三个要穴：足三里、上巨虚、下巨虚。第一个穴位足三里，相信大家对这个穴位都很熟悉，有句老话讲"常拍足三里，胜吃老母鸡"，称足三里为养生长寿第一穴是不为过的；第二个穴位在足三里向下四个横指处，叫上巨虚，它是大肠经的下合穴，可调肠和胃，治疗泄泻、痢疾、肠鸣、便秘等胃肠病证；上巨虚向下四个横指处是第三个穴位，叫下巨虚，它是小肠经的下合穴，可调肠胃，主治腹泻、痢疾、小腹痛等胃肠病证。这三个穴位凑到一起，就是再专业不过的肠胃病治疗专家组了，各种肠胃的毛病都可以去"挂"它们的号。

我们日常保养时，找不准这三个穴位也没有关系，离穴不离经，只要敲打小腿外前侧的这块肌肉就行。敲打胃经不限定时间，不用分年龄，脾胃不和的人要想缓解身体症状，养成这种时常敲小腿的习惯很重要。

敲胃经的好时机：冬季的六个节气（立冬、小雪、大雪、冬至、小寒、大寒）或是下大雪的时候。这些节气正是适合冬令进补的时候，与节气配合好多敲胃经，可以达到事半功倍的保养效果。

◉ 摩腹保养脾胃

中医认为，脾主运化，胃主受纳、腐熟水谷，也就是说人体的消化和吸收很大程度上是要依靠脾胃来完成的。脾胃强，则气血生化有常，肠胃健康，吃饭才会吃得香，气血旺盛而面色红润；如果脾胃虚弱，胃脘隐痛，就会不思饮食、面色萎黄、消瘦、气短乏力，进而出现腹胀、大便溏泄等症状，甚至失眠、免疫力下降、易患感冒。脾虚生湿，痰湿内阻，还会出现肥胖、身体困重、口干、口中黏腻、湿疹等问题。所以古人称"脾胃为后天之本""脾胃为气血生化之源"。

其实，有些肠胃的小毛病，通过简单的自我按摩就可以得到一定程度的缓解。

1. 按摩穴位

（1）中脘穴

中脘穴是胃肠疾病治疗中十分重要的穴位，该穴位于胸骨下端和肚脐连线的中点处，大约在肚脐往上一横掌处（脐中上4寸）。指压时仰卧，放松肌肉，一面缓缓吐气，一面用指头用力下压，在第6秒时将手离开，重复10次，就能使胃感到舒适。在胃痛时采用中脘

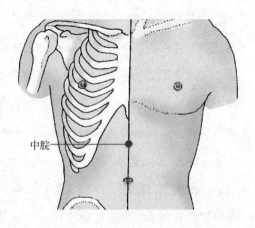

中脘

指压法可获良效。

（2）天枢穴

此穴位于肚脐左右约3指宽处（前正中线旁开2寸）。患者可平躺在床上，用中间三个手指向下压，按摩此处约2分钟。天枢穴的主治病证包括消化不良、恶心呕吐、胃胀、腹泻、腹痛等。

（3）足三里穴

足三里穴位于外膝眼（犊鼻穴）下四横指、胫骨边缘。每按压6秒钟将手离开一次，重复10次，就可调整胃酸分泌、增加正常人胃酸排出量，使胃感到舒服。如果有腹部疼痛的情况，按压足三里还能起到一定程度的止疼作用。另外还可采用灸法保健，用艾条灸10～15分钟或用艾罐灸20～30分钟。经常对足三里穴施灸，可达到补益脾胃、扶正培元、调和气血、祛邪防病之功效。

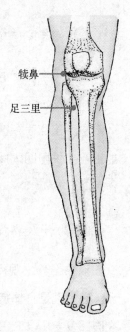

犊鼻

足三里

2. 揉按心窝

心窝指中脘穴以上，胸骨以下的部位，是胃的体表投射区，用手掌以顺时针及逆时针方向各揉36圈以上，使局部感到温暖、舒适，有调节中焦气机升降，使胃气通畅的作用。如果消化不良、胃胀等症状明显，可由心窝处开始重复由上至下推按的手法，注意不要由下至上推按。

3. 揉腹

中医认为，人体的腹部为"五脏六腑之宫城，阴阳气血之发源"。揉腹可通和上下、分理阴阳、去旧生新、充实五脏，驱外感之诸邪，清内生之百症。《黄帝内经》记载："腹部按揉，养生一诀。"唐代名医孙思邈曾经写道："腹宜常摩，可祛百病。"

揉腹宜选择夜间入睡前和起床前的时段进行，排空小便，洗净双手，取仰卧位，双膝微曲，全身放松。左手按在腹部，手心对着肚脐，右手叠放在左手上，先按顺时针方向，绕脐揉腹 50 次，再逆时针方向按揉 50 次。按揉时，用力要适度，精神集中，呼吸自然，持之以恒，可以达到健身的效果。

◎ 按揉食指养护胃肠

忙碌的上班族总是惜时如金，要专门抽出半个小时来调理可能有难度，但在开会时、打字累了休息时或者在饭店里等美食上桌时动动手指却不是什么难事。按揉手指简单又轻松，却也能起到养生的效果，而且随时随地都能进行。手阳明大肠经的经络经过食指，故按摩食指可以起到养护胃肠的作用。

◎ 为什么要提高腹温

有中医养生观点认为，人体万病根源在于腹，想健康长寿就要提高腹温。因为凡是身体疲劳，甚或有严重疾患、内分泌失调、患疑难杂症的人，在腹部多会从以下三个方面表现出相应的症状。

（1）腹部温度普遍下降。如人体腹温在 36℃左右，则皮肤红润细腻、身材匀称、免疫力强；腹温在 34℃左右，则易长斑、长痘、便秘、过敏、面色晦暗等；腹温在 32℃左右，易肥胖、患痛经等；腹温在 30℃左右，易手脚冰冷，出现各种肿瘤结节和疑难杂症。

（2）腹部容易形成异常结节。腹部是六条阴经交汇的地方，稍不注意，腹部很快就会成为痰湿瘀阻凝聚的地方。

（3）腹部越寒肚子越大。腹部若受寒，则经脉堵塞，脂肪凝聚堆积，身体就会肥胖起来。

因此，在湿气重的时候，建议大家用艾条温灸中脘穴（脐中上 4 寸）、阴陵泉（胫骨内侧髁前下方凹陷处）15 ~ 20 分钟。通过温灸这些穴位，有助于温胃行气，健脾祛湿。

● 艾灸治脾胃虚寒

艾灸疗法能健身、防病、治病，在我国已有数千年的历史。早在春秋战国时期，人们就已经开始广泛使用艾灸法，如《庄子》中有"越人熏之以艾"，《孟子》中也有"七年之病，求三年之艾"的记载，历代医学著作中的记载更是不胜枚举。艾灸能激发和提高机体的免疫功能，增强机体的抗病能力。

脾胃虚寒的人在冬天特别容易生病，且不好治疗，所以很多人都在寻求有效的治疗方式。艾灸可对抗虚寒证，有通经活络、散寒止痛的疗效。

穴位：中脘穴（位于脐中上 4 寸处）、足三里穴。

方法：选准穴位后，点燃药用艾条，在中脘穴、一侧足三里穴上各悬灸 10 分钟，胃痛可立即得到缓解。使用时要集中注意力，把握好艾条与皮肤的距离，以穴位上皮肤潮红为度，以受灸者能忍受的最大热度为佳。注意不可因"越烫越好""越热越有效"的错误心理而使艾条过于接近皮肤，导致皮肤被灼伤。

第三节　脾与五脏之间的关系

1. 脾与胃的关系

脾与胃在五行属土，位居中焦，以膜相连，经络互相联络而构成脏腑表里配合关系。脾胃为后天之本，在食物的受纳、消化、吸收和输布的生理过程中起主要作用。脾与胃之间的关系，具体表现在纳与运、升与降、燥与湿几个方面。

（1）纳运相得

胃主受纳和腐熟水谷的功能，必须和脾的运化功能相配合，才能顺利完成。所以《注解伤寒论》说："脾，坤也，坤助胃气，消磨水谷，脾气不

 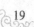

转，则胃中水谷不得磨消，故胃中浊也。"又如《景岳全书》所言："胃司受纳，脾司运化，一纳一运，化生精气，津液上升，糟粕下降，斯无病也。"脾胃密切合作，才能使水谷化为精微，以化生气血津液，供养全身，故脾胃合称为后天之本、气血生化之源。

（2）升降相因

脾胃居中，为气机上下升降之枢纽。胃主通降与脾主升清相对。脾的运化功能，不仅包括消化水谷，而且还包括吸收和输布水谷精微。脾的这种生理作用，主要是向上输送到心肺，并借助心肺的作用以供养全身，所以说"脾气主升"。胃主受纳腐熟，以通降为顺。胃将受纳的饮食物初步消化后，向下传送到小肠，并通过大肠使糟粕浊秽排出体外，从而保持肠胃虚实更替的生理状态，所以说"胃气主降"。

（3）燥湿相济

脾与胃相对而言，脾为阴脏，以阳气用事，脾阳健则能运化，故性喜温燥而恶阴湿。胃为阳腑，赖阴液滋润，胃阴足则能受纳腐熟，故性柔润而恶燥。《临证指南医案》曰："太阴湿土，得阳始运，阳明燥土，得阴自安。以脾喜刚燥，胃喜柔润故也。"脾易湿，得胃阳以制之，使脾不至于湿；胃易燥，得脾阴以制之，使胃不至于燥。脾胃阴阳燥湿相济，是保证脾胃纳运相得、升降协调的必要条件。

2. 脾与心的关系

（1）血液的生成方面

心主血脉而又生血，脾主运化为气血生化之源。心血赖脾气转输的水谷精微以化生，而脾的运化功能又有赖于心血的不断滋养和心阳的推动，并在心神的统率下维持其正常的生理活动。

（2）血液运行方面

血液在脉内循行，既赖心气的推动，又靠脾气的统摄，方能循经运行而不溢于脉外。所谓"血所以丽气，气所以统血，非血之足以丽气也，营血所到之处，则气无不丽焉；非气之足以统血也，卫气所到之处，则血无不统焉，气为血帅故也"（《张聿青医案》）。

（3）神志活动

心藏神，在志为喜；脾藏意，在志为思。《类经·疾病类》："心为五脏六腑之大主，而总统魂魄，兼赅意志。故忧动于心则肺应，思动于心则脾应。"五脏藏神，心为主导。人身以气血为本，精神为用。血气者，人之神。心生血而主血脉，脾胃为气血生化之源，脾主生血而又统血。血为水谷之精气，总统于心而生化于脾。血之与气，一阴一阳，两相维系，气能生血，血能化气，气非血不和，血非气不运。气血冲和，阴平阳秘，脾气健旺，化源充足，气充血盈，充养心神，则心有所主。心血运于脾，心神统于脾，心火生脾土，脾强则能主运化，而生血统血。因此，心与脾在病理上的相互影响，主要表现在血液的生成和运行功能失调，以及运化无权和心神不安，形成心脾两虚之候等。

3. 脾与肝的关系

肝主疏泄，脾主运化；肝藏血，脾生血统血。因此，肝与脾的关系主要表现为疏泄与运化、藏血与统血之间的相互关系。肝与脾的关系具体体现在消化和血液两个方面。

（1）消化方面

肝主疏泄，分泌胆汁，输入肠道，帮助脾胃对饮食物的消化。因此，脾得肝之疏泄，则升降协调，运化功能健旺，如《医碥·五脏生克说》所说："木疏土而脾滞以行。"《读医随笔·承制生化论》："脾主中央湿土，其体淖泽……其性镇静，是土之正气也。静则易郁，必借木气以疏之。"脾气健运，水谷精微充足，气血生化有源，肝得以濡养而使肝气冲和条达。

（2）血液方面

肝主藏血，调节血量，防止出血，有助于脾；脾主生血统血，防止血液溢出脉外，则肝有所藏。肝脾相互作用，共同维持血液的正常运行。

肝与脾在病理上的相互影响，也主要表现在饮食水谷的消化吸收和血液方面。或为肝病及脾，肝木乘脾（又名木郁乘土）而肝脾不调，肝胃不和，如肝失疏泄，气机郁滞，导致脾失健运，出现纳呆腹胀；或为脾病传肝，土反侮木，如脾气虚弱，则血液生化无源而血虚，或统摄无权而出血，均可导致肝血不足。

4. 肺与脾的关系

脾主运化，为气血生化之源；肺司呼吸，主一身之气。脾主运化，为胃行其津液；肺主行水，通调水道。所以，脾和肺的关系，主要为气和水之间的关系，主要表现在气的生成和津液的输布两个方面。

（1）气的生成方面

肺主气，脾益气，肺司呼吸而摄纳清气，脾主运化而化生水谷精气，清气与水谷精气在肺中结合化为宗气（后天之气）。宗气是全身之气的主要物质基础。脾主运化，为气血生化之源，但脾所化生的水谷之气，必赖肺气的宣降才能敷布全身。肺在生理活动中所需要的津气，又要靠脾运化的水谷精微来充养，故脾能助肺益气。

（2）水液代谢方面

肺主行水而通调水道，脾主运化水湿，为调节水液代谢的重要脏器。人体的津液由脾上输于肺，通过肺的宣发和肃降而布散至周身，下输膀胱。脾之运化水湿赖肺气宣降的协助，而肺之宣降靠脾之运化以资助。脾肺两脏互相配合，共同参与水液代谢过程。

5. 脾与肾的关系

脾为后天之本，肾为先天之本，脾与肾的关系是后天与先天的关系。后天与先天是相互资助、相互促进的。脾与肾在生理上的关系主要反映在先后天相互资生和水液代谢方面。

（1）先后天相互资生

脾主运化水谷精微，化生气血，为后天之本；肾藏精，主命门真火，为先天之本。《傅青主女科·妊娠》："脾为后天，肾为先天，脾非先天之气不能化，肾非后天之气不能生。"肾精又赖脾运化水谷精微的不断补充，才能充盛，故《医门棒喝》曰"脾胃之能生化者，实由肾中元阳之鼓舞，而元阳以固密为贵，其所以能固密者，又赖脾胃生化阴精以涵育耳"，这充分说明了先天温养后天与后天补养先天的辩证关系。总之，脾胃为水谷之海，肾为精血之海。

（2）水液代谢方面

脾主运化水湿，须有肾阳的温煦蒸化；肾主水，司关门开阖，使水液的吸收和排泄正常。但这种开阖作用又赖脾气的制约，即所谓"土能制水"。脾肾两脏相互协作，共同完成水液的新陈代谢。

脾与肾在病理上相互影响，互为因果。如肾阳不足，不能温煦脾阳，致脾阳不振或脾阳久虚，进而损及肾阳，引起肾阳亦虚，二者最终均可导致脾肾阳虚。临床上主要表现在消化机能失调和水液代谢紊乱方面。

第四节 不同人群脾胃调养概述

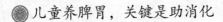

◉ 儿童养脾胃，关键是助消化

1. 常见证型

（1）乳食内积

证候：乳食不思，食欲不振或拒食，脘腹胀满，疼痛拒按；或有嗳腐恶心，呕吐酸馊乳食，烦躁哭闹，夜卧不安，低热，肚腹热甚，大便秽臭，舌红苔腻。

治法：消乳消食，化积导滞。

方药：消乳丸或保和丸加减。

常用药：山楂、神曲、莱菔子、麦芽消食化积；陈皮、香附、砂仁理气消滞；茯苓、半夏健脾化湿、消胀除满；连翘清解郁积之热。脘腹胀满疼痛加厚朴、枳实行气消滞宽中；便秘加木香、槟榔消积导滞；重者暂加大黄通腑；呕吐甚者，加姜竹茹清胃降逆止呕；低热、舌红、苔腻微黄者，加胡黄连消积清热。

（2）脾虚夹积

证候：神倦乏力，面色萎黄，形体消瘦，夜寐不安，不思乳食，食则饱胀，腹喜按，呕吐酸馊乳食，大便溏薄、夹有乳凝块或食物残渣，舌淡红，苔白腻，脉沉细而滑。

治法：健脾助运，消补兼施。

方药：健脾丸加减。

常用药：党参、白术健脾益气；山楂、神曲、麦芽消食导滞；枳实、陈皮理气消胀，虚实兼顾，消补并施。苔腻、纳呆者，加藿香、砂仁化湿醒脾；舌淡、腹胀、便溏者，加炮姜、厚朴、苍术温中运脾。

2. 单方治食积

（1）炙鸡内金 30g，研细末。每次 1 小勺，每日 3 次，开水冲服。用于乳食内积证。

（2）炒牵牛子、炙鸡内金各等分，共研细末。每次 1 小勺，每日 2 次，开水冲服。用于乳食内积便秘者。

3. 药物外治小儿食积

（1）玄明粉 3g，胡椒粉 0.5g，共研细末，填入脐中。外盖油布或油纸，覆盖消毒纱布，胶布固定，每日换药 1 次，用于食积较重之实证。

（2）炒大黄 30g，芒硝 20g，研粗末。药粉混和装入布袋，外敷患儿脐腹部，用于食积腹胀腹痛便秘者。

（3）酒糟 100g，入锅内炒热。分两次装袋，交替放腹部热熨，每日 1 次，每次 2～3 小时，用于脾虚夹积者。

4. 小儿食积的饮食疗法

想消食积，让孩子常喝谷芽水或麦芽水是个不错的办法。谷芽、麦芽是"焦三仙"中的"二仙"，有生发胃气、消食导滞的功效。且谷、麦是日常主食，以其胚芽煎水，气味清淡宜人，没有药味，孩子们容易接受。取谷芽、麦芽各 15g，加水煮沸后小火再煮 15 分钟，放温后即可服用。

此外还可吃点山楂片（山楂切片后晒干）。山楂酸甜可口，能开胃助消化。适当吃些山楂，能促进胃液分泌，有消油腻、化内积、敛阴开胃的功效，可增加小儿食欲，帮助消化。

◉ 女性调养脾胃，气血调和是关键

1. 养脾的作用

（1）养脾补心：让面色红润

中医脏象学说认为心主血脉，其华在面。心气推动血液在血脉中运行，从而使血液能运行全身。而面部血脉最为丰富，所以面部色泽能反映心主血脉功能的正常与否。心气旺盛，心血充盈，则面部光泽红润；反之，若心气不足，心血少，则面色苍白或萎黄无华。而心血的化生有赖于脾胃运化的水谷精微，脾胃功能的健运，有利于心血的化生，故养脾有利于补心。

（2）养脾润肺：让肌肤水润

肺主通调水道，其华在皮毛。肺主皮毛，若肺气充足，肺宣发卫气和津液于毫毛，则毫毛光彩润泽；若肺气失调，不能行气与津液以温养毫毛，毫毛之营养不足，则憔悴枯槁。肺阴为脾胃运化的水谷所化生之阴液，脾胃功能的健运，有利于水谷之阴液化生为肺阴，故养脾有利于润肺。

（3）养脾补肝：润肤而祛斑

肝藏血，主疏泄，可调畅气机，保证气血的运行正常。在女性群体中，肝失疏泄的概率要更高一些。肝失疏泄，气机不畅，易形成肝气郁滞等证，症状常表现为情志抑郁，急躁易怒，面色晦暗无光，易生斑，双目干涩，视物不清。严重时可出现每次月经前乳房作胀结块，少腹胀痛，月经不调，或多或少，或提前或延后。肝血的来源同样为脾胃运化的水谷精微，脾胃功能的健运，有利于水谷精微化生为血液储藏于肝，使肝血充盈，故养脾有利于补肝。

（4）补脾养肾：容颜不衰

肾为先天之本，主藏精。肾之所藏精气，是人体阴阳之根本。肾精充

足，人体阴阳及五脏功能平衡，气血充足，则容貌不衰；若肾精亏损，肾气不足，则容颜易老，齿摇发落，未老先衰。

2. 女性胞宫与脾胃的关系

人体的卫、气、营、血、津、液、精、神都由脏腑所化生，脏腑的功能活动是人体生命的根本。胞宫的行经、胎孕的生理功能是由脏腑的滋养实现的。这里我们通过对脏腑功能和经脉的论述来阐明脏腑功能是如何作用于胞宫的。

（1）脾与胞宫

1）经络上的联系：脾脉与任脉交会于中极，又与冲脉交会于三阴交，由此可见脾脉通过冲、任二脉与胞宫相联系。

2）功能上的联系：脾为气血生化之源，内养五脏，外濡肌肤，是维护人体后天生命的根本。同时脾司中气，其气主升，对血液有收摄、控制的作用，即古代医家所说的"统血""摄血"。脾司中气的主要功能在于"生血"和"统血"，而胞宫的经、孕、产、育都以血为用。故脾所生、所统之血是胞宫行经、胎孕的物质基础。

（2）胃与胞宫

1）经络上的联系：胃脉与任脉交会于承浆，与冲脉交会于气冲，可见胃脉通过冲、任二脉与胞宫相联系。

2）功能上的联系：胃主受纳，腐熟水谷，为多气多血之腑，所化生的气血为胞宫之经、孕所必需。因此，胃中的谷气盛，则冲脉、任脉气血充盛，与脾一样为胞宫的功能提供物质基础。

3. 女性气血不足，吃这些东西有助补益

（1）主食及豆类

粮食类可选择粳米、糯米、小米、红薯、粟米等营养丰富的食物补气和血。粳米、糯米等益气，红薯等补中和血。豆类的品种很多，有大豆、蚕豆、豌豆、绿豆、赤豆、菜豆、豇豆、刀豆、扁豆等。豆类食物含有丰富的蛋白质、脂肪和糖类，营养丰富，但要注意食用不宜过量，过量易致食积腹胀。

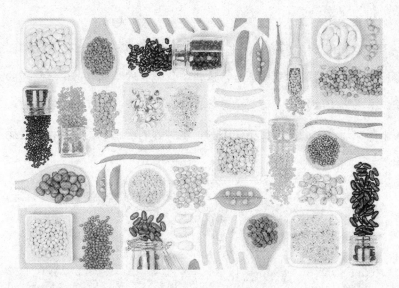

（2）鱼肉蛋奶类

鸡肉、鹅肉、牛肉、鸭肉、狗肉、鹌鹑、猪肚、青鱼、鲢鱼、刀鱼、鲳鱼、驴肉等有助于补气，蛋白质、脂肪、维生素等营养含量丰富；猪肉、羊肉、牛肉、猪肝、甲鱼、鲳鱼、鳜鱼、黄鱼、海鳗、鳝鱼、带鱼等则有利于补血，富含蛋白质、脂肪、维生素与多种氨基酸。

（3）补气类

补气类药膳的常见药材有人参、党参、太子参、黄芪、白术、山药、大枣、黑枣、五味子、绞股蓝、红景天、刺五加、牛蒡根等。

（4）补血类

补血类药膳的常见药材有当归、熟地黄、阿胶、生何首乌、桑椹、龙眼肉、枸杞子等。

◉ 适合男人的五款养脾胃粥

很多生活不精致的男人都没有吃早餐的习惯，大家都知道长期不吃早餐对身体健康的危害是非常大的。另外，也有许多人虽然吃早餐，但也只是应付差事一样只吃一点，但是早餐是一天中最为重要的一顿饭，所以营养的早餐搭配是非常重要的。

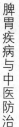

（1）玉米粥

玉米含有淀粉、脂肪油、生物碱类等多种营养，并含有烟酸等 B 族维生素、玉蜀黍黄质等类胡萝卜素，这些"全能营养"适合各个年龄段的人群食用。玉米性平味甘，入胃、大肠经，有调中开胃，利尿消肿等功效。玉米可用来制作治疗食欲不振、小便不利、水肿等的药膳，适合各种慢性病患者食用。

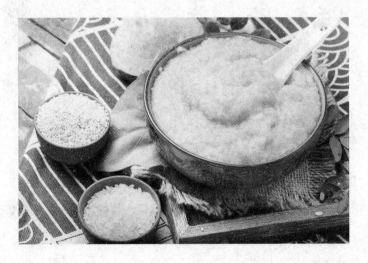

（2）南瓜粥

南瓜味甘，性平，入脾、胃经，粥属温性，南瓜粥有补中益气、养脾胃的功效。

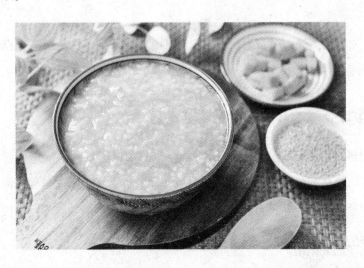

（3）红薯粥

红薯性平味甘，入脾、肾经，有补中和血、益气生津的功效。红薯与粳米同煮，有健脾益气、补脾胃的功效。

（4）黑芝麻粥

黑芝麻能补肝肾、润肠燥，在冬天人容易便秘，黑芝麻润肠通便的功效就非常好。在制作药膳、保健食品时，可以把黑芝麻稍微研磨一下再与大米同煮，口感更醇厚。

（5）大枣枸杞糯米粥

大枣、枸杞子、糯米同煮，再放入适量白糖，有健脾胃、益气血、利湿止泻、生津止渴的功效，很适合食欲不振或患有慢性肠炎的人群。

上班族早出晚归，基本不可能早上起来现熬粥，建议可以在前一天晚上将粥熬好，放入保温饭盒中，第二天早上再用微波炉热一热。

◉ 男人养脾胃，身体棒，精神旺

（1）晨练5分钟

每天早上起床后锻炼5分钟，不仅可以打起精神来，还能加倍燃烧卡路里。很多人误认为晨练必须是5点钟就从床上爬起来跑上几公里，其实是不必要也不太现实的。你只需要花5分钟的时间，在起床后做几组俯卧撑和跳跃运动，使心率加快，就能达到理想的晨练效果。如果还有些碎片时间，还可以对着镜子冲拳100下，感受那种精气神积蓄起来的过程。

（2）养成喝水的习惯

如果没有要及时补水的意识，很多人一忙起来都会忘了喝水。处于缺水状态的你，会时常感觉到衰惫。每天清早起来，可以先喝一杯水，培养起要及时补水的习惯，也为五脏六腑加些"润滑剂"。

（3）讲究吃早餐

美国有研究发现，不吃早餐的人身体质量指数（BMI）偏高，也就是体重超标，还爱犯困，做事也无精打采；吃早餐很讲究的人则精力充沛得多，身形也相对匀称。比较营养健康的西式早餐是两片全麦面包加一块熏三文鱼和一个西红柿。全麦面包含有丰富的碳水化合物和粗纤维；西红柿能生津止渴、健胃消食，营养丰富且对多种疾病都有预防保健的作用，如阻止前列腺的癌变进程，并有效地减少胰腺癌、直肠癌、喉癌、口腔癌、乳腺癌等癌症的发病危险。

（4）十点加餐

即使早餐吃得不错，到上午十点左右，很多人都感觉到该"充电了"。这时候可以适当加餐，吃一块巧克力，或者一根能量棒、几块饼干，既能补充能量，又能有效避免午餐时因饥饿而吃得太多。

◉ 保养脾胃，祛病延年的妙招

人到老年，脾胃功能日渐衰退，身体的抵抗力也降低了，做好养生防病的工作更为重要。中医学认为，胃、脾是脏腑气化升降的枢纽，气血生化之源，所以对脾胃的养护十分重要。"动为纲，素为常，酒少量，莫愁肠"是保养脾胃的四大要诀。

（1）"动为纲"：指适当的运动可促进消化，增进食欲，使气血化源充足，精、气、神旺盛，脏腑功能不衰。因此，老年人要根据各自的实际情况选择合适的运动锻炼方式和运动量。散步是一种自然平和的体育活动，可快可慢，能使精神得到休息，肌肉得到放松，使气血调顺，让整个人的身心处在平静之中。养成每天都适当散步的习惯，可调畅气机，活动关节，帮助脾胃运化，调养身心以祛病防衰。

（2）"素为常"：多吃富含植物蛋白、植物油及维生素的食物，如五谷杂粮、豆类及其制品、蔬菜、瓜果等。日常饮食应以清淡为宜，多吃蔬菜，少吃油腻，不给肠胃增加负担。

（3）"酒少量"：不要嗜酒过量而损伤脾胃。少量饮酒能刺激胃肠蠕动，有利于消化，亦可促进血液循环，但一旦过量饮酒则害处多多。饮酒过量时，脾胃必受其害，轻则腹胀不消，不思饮食，重则呕吐不止。老年人酗酒或长期大量饮烈性酒，更易导致脑出血、胃出血或肝坏死，严重危害健康。

（4）"莫愁肠"：指人的精神状况、情绪变化对脾胃亦有一定影响。中医认为思虑过度可伤脾，意指思虑过度会影响脾的健运，出现食欲不振等症状。脾胃功能失衡，会引起消化、吸收和运化的障碍，因而食不甘味，甚至不思饮食。久而久之气血生化就会不足，使人神疲乏力、心悸气短、健忘失眠、形体消瘦，甚则罹患神经衰弱、胃溃疡等病。

第五节 调养脾胃，四季有方

◎ 春养脾胃助养阳气

春季是气温上升、阳气逐渐旺盛的季节，此时养生宜侧重于"养阳"才能顺应季节变化。春季有多风、多寒、多湿的气候特点。唐代医家孙思邈说："春七十二日，省酸增甘，以养脾气。"甘味食物能滋补脾胃，温补人体阳气并促进阳气生发，而酸味具收敛之性，不利于阳气的生发和肝气的疏泄。春季养生，饮食上适宜选择辛、甘、温之品，甘味温补脾胃之气，辛味温助阳气生发，忌食酸涩之物。

【春养脾胃饮食】

进入春季之后，平时可以多吃一些甘味食物滋补脾胃。在甘味的食物中，首推大枣和山药。山药是春季饮食佳品，有健脾益气、滋肺养阴、补肾固精的作用，可做成山药粥、山药大枣粥。此外，莲子、薏苡仁、赤小豆、白扁豆等健脾利湿之品亦可煮粥食用。

（1）春季养脾胃佳品——大枣

春季宜少吃酸涩多吃甘味，大枣正是春季养脾甘味食物中的佳品。

中医认为，大枣味甘，性温，具有补脾胃、益气血、安心神等功效，

第一章 脾胃疾病与中医防治

主治脾胃虚弱、气血不足、食少便溏、倦怠乏力、心悸失眠等。大枣补气健脾，单用有效，也可以与大米、小米或糯米共同熬粥食用，还可以与茯苓、芡实、扁豆等一同调配药膳食用。

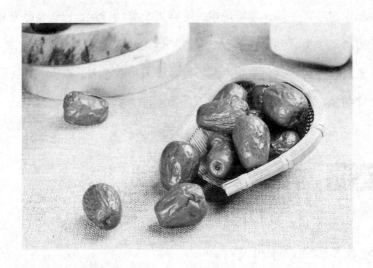

（2）煲汤健胃最好用鲜山药

山药"温补而不骤，微香而不燥"，所以在春季吃山药最适合不过了。山药味甘性平，不燥不腻，胃口不佳的人喝山药汤，能健脾养胃。山药的主要功效是补脾益胃、益肺生津、固肾益精。山药的营养成分主要为薯蓣皂苷元、胆碱、自由氨基酸、维生素 C、多酚氧化酶等，其中山药黏液蛋白是目前公认的山药主要有效成分，山药黏液蛋白具有抗氧化、抗衰老、抗突变作用，能够降低血糖、调节免疫功能、抗肿瘤，具有预防心血管系统脂肪沉淀、保持血管弹性、防止动脉粥样硬化等功效，并能减少皮下脂肪沉淀，避免人体出现肥胖。

（3）杀菌防病的葱、姜、蒜

在烹饪时适当添加使用葱、姜、蒜等调味品，既可祛湿，又能温中。而韭菜、香菜、花椒等食物辛温发散，能促进阳气生发，都很适合春季食用，能帮助人体适应春天的自然规律。

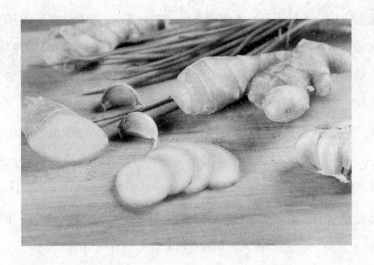

（4）春季少吃酸性食物

中医认为，春季为肝气旺盛之时，多食酸味食品会使肝气过盛而损害脾胃，所以应少食酸味食品。

具有酸、涩性味的食物有西红柿、橙子、柚子、枇杷、山楂、橄榄、柠檬、乌梅等，这类食物在春季要注意少吃或不吃。

◎ 夏养脾胃温胃散寒

冷饮是夏季最受欢迎的消暑利器，冰镇饮料、冰棒、冰淇淋"轮番上阵"。殊不知，在满足口腹之欲得一时痛快的同时，身体却因此遭了殃。

中医理论认为，过食冷饮易致脾胃寒凉。有个形象的比喻，脾胃就像一个锅，这个锅得是热的，才能把锅里的食物煮熟。如果总吃寒凉的食物，胃这个"锅"总是凉的，锅里的食物就总是难熟，像是在吃半生不熟的东西，身体自然不能很好地吸收。

具体来说，过食寒凉易导致消化以及各种慢性病，易伤及脾胃。因此，在夏季时养护脾胃十分重要。

1.脾胃虚寒者可进行艾灸

胃病的类型多种多样，比较常见的证型有脾胃虚寒、胃阴亏虚、气滞血瘀、脾胃湿热等。其中脾胃虚寒是很典型的一个证型，主要表现为胃脘隐痛、喜温喜按、手足不温、大便稀溏。日常生活中，脾胃虚寒的人稍微摄入一点寒凉或油腻的食物就会自觉胃部不舒服，甚至腹泻。因为过冷的食物会让胃肠道的血管收缩，使胃肠道的血流量减少，同时会刺激胃肠道黏膜，引发胃肠道痉挛，从而导致腹部绞痛、腹泻。

对于脾胃虚寒等证，艾灸是很好的调养方式。如偏寒者可用艾条或隔姜灸灸中脘、天枢、足三里、阴陵泉等穴；以健脾胃与温肾阳为主可灸脾俞、中脘、章门、天枢、足三里等穴；肾虚者加灸命门、关元。注意：刚吃完饭或空腹不宜灸脐；孕妇和脐部有损伤、发炎者禁灸；脉搏每分钟超过90次以上禁灸；过饥、过饱、醉酒者禁灸。

2. 三款夏季养胃食物

俗话说"胃病三分治，七分养"，脾胃是后天之本，故而对脾胃进行饮食养护尤为重要。为此，推荐三种对胃有良好养护作用的食物。

（1）小米。小米味甘性凉，能益脾胃、养肾气。《本草纲目》记载小米能"利小肠，除烦渴"，因此喝小米汤可增强小肠功能，有养心安神之功效。需要注意的是，小米不宜与杏仁同食，二者同食容易引起呕吐、泄泻。

（2）生姜。在天热的时候，生姜有排汗降温、提神的功效，可缓解疲劳乏力、厌食、失眠、腹胀、腹痛等症状。生姜味辛性温，具有抗溃疡、保肝、利胆、抗感染、解热、镇痛、镇吐的作用，对某些细菌、真菌还有抑制作用，可达到养护脾胃的作用。

（3）山药。山药味甘性平，富含薯蓣皂苷元、胆碱、自由氨基酸、维生素C、多酚氧化酶等，对肠道运动具有双向调节作用，可帮助消化。山药是一味平补脾胃的药食两用之品，不管是脾阳亏虚还是肾阴虚，皆宜食用（但实邪积滞者忌服）。

⊛ 秋养脾胃滋阴健脾

1. 秋季宜吃食物

（1）梨。梨有生津止渴、止咳化痰、清热降火、养血生肌、润肺去燥等功能。梨含有苹果酸、柠檬酸、果糖、蔗糖、葡萄糖等有机营养及维生素等，有润肺、助消化的作用。但是，梨性寒凉，过食则伤脾胃、助阴湿，因此脾胃虚寒、消化不良及产后血虚的人不可多食。

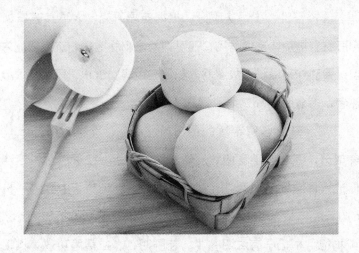

（2）百合。百合味甘性微寒，是老幼皆宜的一种营养佳品。中医常用百合治疗肺痨久咳、热病后余热未清、虚烦惊悸、失眠等。现代研究表明，百合具有明显的止咳、祛痰作用，还有强壮、镇静、抗过敏作用，并能提高耐缺氧能力。百合还可在一定程度上抑制肿瘤的生长。使用百合制作药膳、保健食品时，可选用炒、烧、炖、煮、蒸等烹制方法。例如，将百合洗净后煮熟，放入冰糖，待冷却后食用，既可清热润肺，又能滋补益中。

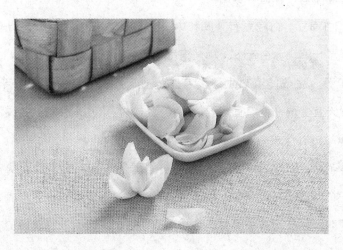

（3）大枣。大枣味甘性温，是一种药食两用的食材，作为食品香甜可口，用来治病又是一味良药。大枣归脾、胃二经，有补脾和胃、益气生津、养血安神的功效，是健脾益气的佳品。中医临床常用大枣治疗脾胃虚弱之食少、便溏、心悸怔忡、虚烦失眠等。根据药理研究，大枣具有增加胃肠黏液、保护肝脏、增加体重的作用，还可抑制癌细胞增殖、抗突变。大枣虽然无毒，但过食甜味易滋腻，故湿盛、积滞、齿病、虫积、痰浊者慎服，尤其内有湿热者，多食会出现口渴、胃胀等不良反应。

（4）红薯。红薯含有丰富的蛋白质、脂肪、糖类、粗纤维、胡萝卜素等营养成分，还含有丰富的钙、磷、铁等元素。红薯所含的这些营养物质，对促进人体脑细胞的活性、提高免疫功能、延缓智力衰退和机体衰老都有帮助。

（5）枸杞。枸杞子有滋阴补肾、补肝明目、益精等功效。枸杞的嫩茎叶枸杞叶有补虚益精、清热明目的功效，枸杞根（地骨皮）可凉血除蒸、清肺降火。临床上常用枸杞子治疗肝肾阴虚、精血不足之视力减退、头晕目眩、腰膝酸软、遗精、消渴、失眠等。但也由于枸杞子滋补的效果较强，因此外邪实热、脾虚有湿及便溏者忌服。枸杞子为肝肾亏虚之要药，体质虚弱、常感冒、抵抗力差的人可久服。

（6）山药。山药的特点是补而不滞、不热不燥，不论男女老幼、有病无病、体健体弱，都适合食用。

（7）白扁豆。白扁豆有补脾和中、化湿的功效，可用于治疗脾虚食少、久泻、暑湿吐泻、赤白带下、小儿疳积等。

（8）藕。生藕能清热生津、凉血止血，熟藕能益胃健脾、养血补益，故有"暑天宜生藕，秋凉宜熟藕，生食宜鲜嫩，熟食宜壮老"的说法。

2. 秋季进补应该多喝粥和汤

秋季宜养阴，这个时节可以多吃一些营养丰富、容易消化的食物，让脾胃有一个调理的时机。在秋季适当进食一些滋阴健脾的食物对脾胃的调理也很有帮助，如芡实有补脾肾而兼祛湿的功效，怀山有补脾和胃的功效，茯苓、玉竹、石斛、沙参也是不错的补益脾胃的食材。秋季调理脾胃应侧重于增酸健脾、养阴生津，多吃温软养胃、易消化的食物，建议可以将上面提到的食材熬粥食用。粥可以减少肠胃的负担，有"养胃"的作用。

（1）山药百合大枣粥——滋阴养胃、清热润燥

山药 90g，百合 40g，大枣 15 个，薏苡仁 30g，大米适量，将所有材料一起煮粥。山药具有补脾和胃之功效，而百合清热润燥，大枣温补脾胃，薏苡仁健脾渗湿。

（2）五指毛桃、怀山药煲瘦肉汤——健脾益气、滋阴降火

五指毛桃 30g，怀山药 30g，瘦肉 300g，煲汤饮用。怀山药有补脾和胃之功，五指毛桃性平，补脾益气利湿的同时不易上火。

（3）西洋参煲鸡汤——补气养阴

老母鸡 1 只，西洋参 25g，枸杞子 15g，大枣适量。将老母鸡清理干净并切块，与西洋参、枸杞子、大枣一起放入砂锅中煲汤。西洋参性凉，味苦微甘，有补气、滋阴清火的功效。母鸡肉性味甘温，能温中补脾、益气养血，比较适合产妇、年老体弱及久病体虚者食用。

（4）莲藕猪骨汤——健脾益胃、润燥止渴

莲藕 1 条，猪骨头 500g。猪骨头切段焯水，与莲藕一起煲 1 小时，加入食盐即可。生藕性凉，但煮熟后凉性得到制约。排骨莲藕汤有健脾益胃的功效，在秋季有不错的补益效果。

3. 秋季忌生冷寒凉的食物

秋天初至的时候，气温并没有下降多少。不少人食用冷饮、凉食依旧毫无节制，不但不利于调养脾胃，还反而会加重脾虚的情况。中医认为，阳气有温暖肢体、脏腑的作用，所以胃阳虚在阳虚体质的人群身上非常常见，而气虚体质的人经常感到乏力、食欲不振。这两类人群的脾胃功能在秋季容易出状况，因此一些过于寒凉的食物如西瓜、苦瓜、芥菜、大白菜等更应该少吃。

第一章 脾胃疾病与中医防治

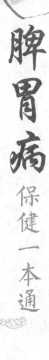

脾胃病 保健一本通

冬养脾胃健脾温胃

（1）多食养脾的食物

养脾胃重在饮食，有时饮食滋养就能达到健脾开胃的目的。养脾的食物有粳米、糯米、红薯、薏苡仁、白扁豆、牛肉、牛肚、鲈鱼、大枣、莲子肉、花生、栗子、藕、香菇、高粱、玉米、马铃薯、芋头、花菜、胡萝卜、山药等。

（2）加强运动

适当运动可以增强脾的运化功能，不同人群可根据自身情况选择适合自己的运动。长期伏案工作的人可选择仰卧起坐，在每天起床和入睡前做20～40次仰卧起坐。"摩腹功"按摩则适用于大多数人，按摩时仰卧于床，以脐为中心，顺时针用手掌旋转按摩约20次。不要小看这些运动量不大的运动，每天坚持下来，对调动"脾气"可是有很强的帮助。

（3）适当刺激脾胃

上文中我们提到过，脾经的循行是起于足大趾内侧端，上行经过小腿的。因此，如果脾胃功能不好，不妨锻炼一下脚趾。具体操作是取站立或端坐位，双脚放平，紧紧地贴着地面，脚趾练习抓地和放松，相互交替，这样能对脾经在小腿上循行的部分产生很好的良性刺激。

（4）食盐温脾胃

具体采用的是贴敷的治疗方法，在厚厚的纱布袋内装上炒热的食盐100g，置于脐上三横指处，有散寒止痛的功效。也可取肉桂粉3g，荜茇粉10g，高良姜粉10g，装入袋内，夜间放在脐上。这两种贴敷方法都有散寒温养脾胃的作用。

（5）用音乐来安抚脾胃

"脾在志为思"，思虑少了，脾才会舒服，脾舒服了，人也就轻松了。音乐养身古已有之，或振奋，或安静，或细水长流，或热情似火，音乐能够使身心得到放松，促进改善脾胃功能。早餐前，你可以听一首激昂的曲子来振奋精神；午餐时，可以听一首舒缓、让人心胸开阔的音乐；晚餐时，你就来一首轻松的轻音乐吧。

【冬季健脾养胃茶】

（1）山楂蜜茶

鲜山楂30g，蜂蜜适量。将鲜山楂果切开去籽后研碎，用开水冲泡果肉15分钟，再过滤取汁，最后依据个人口味调入适量蜂蜜即可。每日2剂，代茶饮，具有消食化积、强健脾胃的功效，适合消化不良等疾病患者佐餐，脾胃虚弱而无积滞或胃酸分泌过多者及孕妇慎用。

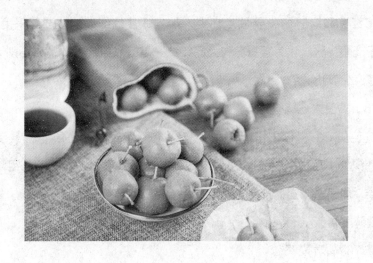

（2）大枣茶

将大枣洗净切碎，每日取适量用沸水冲泡，代茶饮，可将枣肉一起吃下。大枣茶健脾胃、补气血，尤其适合女性养生食用。

（3）木香乌麦饮

木香6g，麦冬15g，乌梅10g，加水煎10～15分钟即可饮用。适合萎缩性胃炎患者，有养胃生津、行气止痛之功。

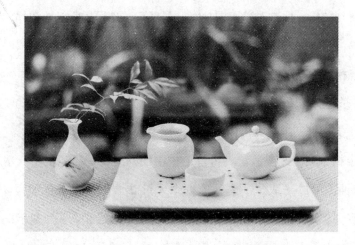

（4）生姜红茶

将红茶和磨碎的生姜放入杯中，加入适量的红砂糖，清晨喝上一杯，有助于清醒头脑。作为暖胃养胃之品，红茶是茶品中的首选，生姜则具有解表散寒、化痰止咳的功效。

（5）黄芪大枣枸杞茶

黄芪 15g，枸杞子 15g，大枣 15 个，蜂蜜适量。将所有材料浸泡洗净，砂锅加水后放入材料，大火烧开，转小火熬煮 1 小时即可。用滤网滤出残渣，加适量蜂蜜搅拌均匀即可饮用。黄芪大枣枸杞茶是适合冬季养生饮用的健脾养胃茶。

（6）健胃荞麦茶

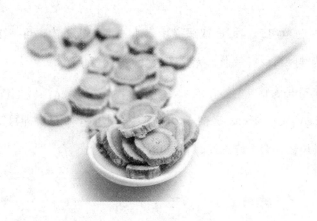

荞麦 5g，黄芪 25g。将荞麦、黄芪放入杯中，倒入 600mL 的热水冲泡，盖杯闷 10 分钟，滤渣取汁。此方可改善身体虚弱、盗汗、腹胀食少的情况，可促进脾胃功能，增加食欲。

（7）桂花茶

干桂花 7~10 朵，红茶、红糖适量。所有材料混合后以热水冲泡。桂花有温中散寒、暖胃止痛的作用，对食欲不振、痰饮咳喘、痢疾、经闭腹痛等有一定疗效。

第一章　脾胃疾病与中医防治

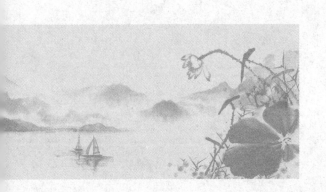

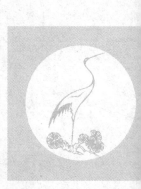

第二章

常见脾胃病症状及未病先防

第一节 口腔异味

◉ **教您了解口腔异味**

口腔内异味，也就是我们常说的口臭，是指患者张口时，口中发出臭秽之气。此病多见于口腔本身的病变或胃肠有热之人。口腔异味虽然不是什么大病，但会严重影响人们的生活质量、社会交往和心理健康。根据我国在2017年发布的第四次全国口腔健康流行病学调查结果显示，我国人民对口腔健康的重视程度和保健意识仍有待提高，调查发现35~44岁居民中，口腔内牙石检出率为96.7%。另有其他研究表明，近30%的人患有不同程度的口臭病。中老年人患口臭的概率高于年轻人，年龄越大牙周病的患病率也越大。患口臭的人群中，大部分的人可以感知自己患有口臭，但仍有一部分的人需要他人告知才能意识到自己患有口臭。

口腔的异味并不单一。中医理论中有"有诸内者，必形诸外"的说法，也就是说疾病的发生必然有其内在的原因，我们可以通过口腔异味不同的气味来分析所患疾病。

（1）烂苹果味

可见于患有内分泌疾病如糖尿病的患者。由于脂肪、蛋白质分解而产生多种物质，经血液到肺，又通过呼吸而散发烂苹果味。过度减肥人群由于采取饥饿节食法，也会出现此类口臭。

（2）臭鸡蛋味

可见于有胃肠病的患者，并要警惕是否为肝脏病变合并胃肠道功能障碍，该情况导致胃酸分泌不足，食物残渣为细菌繁殖提供条件，部分黏附于舌根后部或口咽部，产生近似腐坏鸡蛋的气味。

第二章 常见脾胃病症状及未病先防

（3）臭肉味

多数口臭与口腔疾病及口腔的生态环境有关。口腔不洁、菌斑、牙石、牙垢的堆积是造成口臭最直接的原因。患有慢性牙龈炎和牙周炎的患者，由于牙龈肿胀、出血、口腔卫生状况差，牙齿上堆积的菌斑、牙石和牙垢在细菌及微生物的作用下腐化发酵，产生难闻的气味。

（4）霉味

部分肝病（如慢性肝炎）患者会患有口臭。主要原因是慢性的肝脏炎性病变导致肝脏损伤，使肝脏功能下降，从而直接影响患者的消化功能，使食物在胃肠道内滞留时间过长，在细菌的作用下产生大量的气体，部分胃内的臭气通过口腔散发出来，气味难闻。

（5）鱼腥味

有一种不常见的疾病名为三甲基胺尿症，俗称鱼臭症，这一疾病的患者先天无法代谢三甲胺，而三甲胺带有腐臭鱼类的味道，所以患者的呼吸、尿液、汗液及腺体分泌物会散发出三甲胺的臭鱼味。虽然不会对健康造成什么危害，但气味难闻，会严重妨碍患者学习与社交活动上的发展。该病的患者可以多吃些水果、绿豆、薏苡仁、乌梅和蜂蜜等，以缓解气味。

（6）氨味

主要见于肾功能下降或尿毒症患者。

🏵 小看口腔异味，后果很严重

口腔异味的问题不算大，但是您可千万不能小看它。其实这是多种疾病的早期症状，如果不及时进行防治，迟早会出大问题。现在就来看看，若一直忽视口腔异味的问题，会引起什么严重的后果吧。

（1）牙龈炎、牙周炎、龋齿等都可能导致口臭的发生，但口臭最常见的病因仍然是牙周炎。如果不及时治疗，口腔菌群的数量将大大提高，牙周炎、牙龈炎、口腔溃疡频频发生，牙龈萎缩的恶化加速，严重的时候就会使牙槽骨吸收、牙齿松动，最后导致牙齿脱落。

（2）重度口臭患者肠道大肠杆菌的数量比其他人群高出至少200倍，幽门螺杆菌数量比其他人群高出至少150倍。若不及时治疗，胃炎、胃溃疡、肠炎的病情会明显加重。

（3）重度口臭患者极易产生便秘、痔疮等。重度口臭多年不愈，往往是胃癌的前兆。

另外，口腔异味也会使患者不敢与人近距离交往，从而产生自卑心理，影响正常的人际、感情交流，令人十分苦恼。

◉ 口腔异味，您是高发人群吗

很多疾病都是从无到有，从小变大，由一些生活上的不良习惯引起的。如果您有以下问题，那您要注意了！

（1）口腔卫生问题。口腔卫生不好，常会导致牙菌斑堆积在牙齿表面和牙龈与牙齿的交接处。牙菌斑是引起牙齿龋病和牙周病的主要原因，也是出现口臭的原因之一。牙菌斑堆积的地方都可能是厌氧菌生存的好场所，也是口臭产生的源头。

（2）患有胃肠道疾病。像上文提到的那样，如果患有消化性溃疡、慢性胃炎、功能性消化不良等疾病，都可能同时患有口臭。重度口臭患者体内大肠杆菌、幽门螺杆菌的数量比其他人群高出百倍，而就幽门螺杆菌问题进行治疗后，口臭的症状明显减轻。

（3）处于青春发育期的少女。少女口臭的原因可为因处于青春发育期，卵巢激素分泌尚未稳定，而卵巢功能与口腔黏膜组织又有着紧密的联系，当少女出现内分泌紊乱时，会影响正常的口腔黏膜功能（如口腔黏膜的抑菌功能），口腔会变得干燥，从而引发口臭。

（4）老年人。人到老年，牙周组织会产生生理性萎缩，牙齿之间的缝隙增大。进食后食物碎屑残留在牙齿缝隙中，经过口腔内细菌发酵后产生臭味。另外老年人消化功能减退，常有消化不良或消化道反流性疾病，可将胃内残留食物产生的气味从口中呼出，这也是产生口臭的重要原因。

（5）饮食习惯问题。饮食应有规律，如果挑食、偏食，喜欢吃辛辣食物如葱、蒜、韭菜等，或是糖类吃多了，在口腔内都会分解出硫化物，产生口腔异味。喝咖啡、饮酒、吸烟这些坏习惯也会加重口臭。嗜好臭豆腐、臭鸡蛋等具有臭味食物的人，也易发生口臭。

◎ 口腔异味，中医防治很神奇

不过出现口腔异味也千万别有压力。认准自己的症状，经过专业指导，可能只需要用到简单的几味中药或者一种中成药，就能帮您解决问题。

（1）口甜：取佩兰9g，开水冲泡饮用。也可取茯苓、芡实、白扁豆、陈皮、栀子、黄连、厚朴花、藿香各15g，用水煎后服用。

（2）口苦：可以服用龙胆泻肝汤清泄肝胆郁热，热清则口苦自除。

（3）口酸：可以服用左金丸，如果反酸烧心明显，可以加用乌贝散。宿食停滞的口酸可用山楂，用水煎服。

（4）口辣：心劳味厚、肺为火烁之人，可以用加减泻白散泻肺清热，也可用鲜地骨皮煎汤。

（5）口淡：可以服用参苓白术散健脾和胃。

◎ 口腔异味，中医怎么看

中医认为，口腔出现异常，与肝、脾、胆、心等脏腑功能失调有关，如心气不和、脾气不运、肝胆湿热等，因此患者口味异常变化常作为中医诊治疾病的辨证依据之一。口腔异味的常见种类主要有以下几种。

口苦：口苦多由情志郁结或五志过极化火，肝胆郁火内蕴，疏泄失职，胆气上溢所致。表现为口苦心烦、口干欲饮、头晕头痛、两腹胀痛、小便黄、大便偏干、舌边尖红、苔薄或黄腻、脉弦数。口苦常与胆汁代谢失常有关，多见于急慢性肝炎、胆囊炎、胆结石等。

口甜：又称"口甘"，指患者常自觉口内发甜，饮白水也觉得甘甜，多由脾胃热蒸或脾胃气阴两虚引起。脾胃热蒸者表现为口中发甜、口干欲饮、唇舌生疮，大便干、小便黄、舌红苔黄而燥、脉数有力等。脾胃气阴两虚者表现为口甜、不思饮食、口干欲饮但不多、神疲乏力、便秘、小便黄短、舌质嫩红少苔、脉细数无力等。口甜多见于糖尿病和消化功能紊乱。

口酸：多为脾虚肝乘所致，表现为口中觉酸，或吐酸呕苦，或嗳气太息，纳谷不香，食后腹脘痞胀，倦怠乏力，大便溏薄，舌苔白，脉细弦或弦缓。口酸多见于胃炎、胃溃疡、十二指肠溃疡等。

口咸：口咸见于肾虚，有阴虚和阳虚之别，其共同症状是腰酸腿痛、夜尿频多、全身无力。肾阳虚则表现为畏寒肢冷、舌淡胖有齿印、脉细无力；肾阴虚伴见咽干口燥、头昏耳鸣、舌红苔薄、脉沉细而数无力。口咸多见于慢性肾炎、慢性咽炎、口腔溃疡。

口辣：口辣是指口内常觉辛辣或舌体麻辣，如食辣椒样感觉，常由肺热或胃热引起。肺热者常见口味辛辣、鼻咽干燥、烦躁口渴、小便黄赤、舌红苔黄、脉滑数等；胃热者常见口辣、口舌干燥、消谷善饥、胃脘灼热、齿龈肿痛、大便燥结、舌质红、苔黄厚、脉滑数等。口辣多见于高血压、围绝经期综合征、长期低热等。

口淡：多为脾胃虚弱，表现为食不知味、神疲短气乏力、脘痞腹胀、便溏、舌淡、脉缓弱。多见于消化系统与内分泌系统疾病中，营养不良、维生素与微量元素缺乏也可见口淡。

口腻：口腻是指口舌黏腻，滞涩不爽，甚则食不知味，多由寒湿困脾引起。表现为口中黏腻、不思饮食、胃脘满闷、肢困乏力、大便溏、小便不利、舌体淡胖、苔白腻水滑、脉濡缓等。

口臭：口臭是指自觉或为他人所闻口中出气臭秽。中医认为，引起口臭的病因有三，一是胃热上蒸，伴见口渴喜冷饮、口舌生疮糜烂、牙龈赤烂肿痛、大便干结、小便短黄、舌红苔黄、脉洪数等。二是痰热壅肺，伴胸痛胸闷、咳嗽痰黄黏稠、咳吐脓血、咽干口燥、舌苔黄腻、脉象滑数等。三是肠胃食积口中酸臭，伴脘腹胀满、嗳气吞酸、不思饮食、苔厚腻、脉滑等。口臭多见于口腔疾病及消化不良，如牙周炎、咽炎、口腔溃疡、龋齿、胃炎、胃溃疡、十二指肠溃疡、胃癌等。

当然，口中异味还与饮食、饮酒、吸烟、睡眠、药物等有关，当口中出现异味时，要及时就医，找出原因。

◉ 治疗口腔异味，生活习惯很重要

（1）保持口腔清洁卫生

保持口腔清洁卫生意味着要每天用心刷牙两次，平时也要经常使用牙线清洁牙缝。只有牙线才能将残留在牙缝和牙龈间的食物残渣和细菌清除干净。如果总是漏掉边边角角没有清洁彻底，还是可能会导致产生口腔异味。有顽固性口臭的人，应坚持每顿饭后刷牙。

（2）及时清洁舌头

舌头后部的舌乳头之间常会存在一些分泌物。如果分泌物较多，堆积在舌面上形成舌苔，由此给厌氧菌提供了理想的生存环境，不断分解产生出硫化物，就会导致口腔异味。所以刷牙时可以考虑刷刷舌头，去除舌苔，既能清新口气，又能使自己维持敏锐的味觉。不过，刷舌头不能用普通的牙刷来刷，因为牙刷毛偏硬偏粗，容易伤害舌头，最好用专门的舌刷。

（3）湿润喉咙

口干很容易引起口腔异味，因此要多喝水，增加口腔湿度。口水具有一定的杀菌作用，也会帮助您清除食物残渣。您是否觉得早上起来时嘴里常有异味？那往往是由于睡觉时口水减少的缘故。

（4）用清水漱口

饭后至少要用清水漱一下口。用清水漱口可以除去口腔中残留的一些食物残渣，或口中含盐水片刻，能帮助清除引起口臭的细菌。

（5）几个"不宜"

空腹时间不宜过长，长时间空腹易导致口臭。吃饭时不宜吃得过饱，饱食易引起口臭。睡眠时间不宜过长，过多的睡眠也容易导致口臭。

◉ 快速对付异味，让您放心出门

口臭不是一种独立的疾病，而是很多疾病如口腔疾病、鼻咽部疾病及某些全身性疾病所具有的症状。要想治疗口腔异味，归根结底还是要治疗引发症状的疾病，异味才能消除。但治疗疾病是要有一个过程的，在疾病治好之前难免会有要与他人接触并进行语言交流的时候。这时就需要采取一些临时措施，快速消除异味，以避免发生尴尬的局面。

嚼薄荷味的口香糖是一个不错的压制口腔异味的办法。如果不愿意让对方闻到口香糖味，可以适当食用具有清热化湿、避秽除臭功效的食物，如茴香作汤饮或生嚼。接触客人之前，可咀嚼肉桂、橘饼，或用苏子煮水漱口，均有祛口臭的作用。不过，这些都是临时应急的办法，若要彻底解决问题，还是必须去医院检查原因，有针对性地治疗才行。

◉ 常见食材去除口腔异味

日常生活中有一些食物，不但能去除口腔异味，还能防止口臭再度产生。

（1）海带

现代研究发现，海带中含有丰富的海带多糖，而海带多糖在免疫调节、抗肿瘤、抗病毒、抗菌、抗氧化、降脂、抗凝血、降血糖等多个方面都有积极的作用。因此，患有口臭的人常食海带可有效消除口臭。另外，海带含有大量的膳食纤维，这一点同样有利于清洁口腔。

（2）酸奶

提高胃肠道中双歧杆菌，可以治疗口臭。大豆低聚糖、异麦芽低聚糖、低聚果糖等双歧杆菌因子，对于治疗口臭效果很好。但在挑选酸奶时要注意仔细查看酸奶盒上的配料表，不同品牌的酸奶会采用不同类型的菌种进行发酵，要选择含有双歧杆菌的酸奶食用才会对治疗口腔异味有帮助。

（3）水果蔬菜

有口臭的人要多吃蔬菜和水果，以保护齿龈。多吃胡萝卜、甘蓝、菠菜和柑橘类水果的目的则是摄取 β - 胡萝卜素和膳食纤维。这些水果和蔬菜可帮助口腔分泌大量唾液，不仅能湿润口腔，还能清除附着在牙齿上或塞在牙缝中的食物残渣。

（4）维生素

对于单纯性的口臭，可以常吃浆果、柑橘、西瓜和其他含有大量维生素 C 的食物，而且可以尝试嚼点鲜橘子皮，因为橘子皮中含有大量的维生素 C 和香精油，具有理气化痰、健脾和胃等功能。将其橘子皮咀嚼后吐掉残渣，反复几遍能使口腔内形成不利于细菌生长的环境，对去除口腔异味比较有效。另外，经常摄入维生素 C 对牙床的健康也非常有用。服用维生素 B 则可以防止嘴唇干裂，对于口臭的治疗也有一定的帮助。

◉ 一杯香茗，口留余香

中国从古至今都是茶的故乡，茶叶也曾被称为"中国树叶"，可见中国茶文化的影响力之深远。如果要问最受人喜爱的茶是什么茶？每个人都可以说出自己心目中的好茶，不过也许大多数人的答案是红茶或绿茶。但茶可不是只有红茶和绿茶两种，您不妨试试下面的茶，不仅好喝，还能预防口腔异味呢！

（1）茉莉薄荷茶

取薄荷、茉莉花各 5g，用开水冲泡饮用。每天一剂，分两次冲泡。该茶治疗口臭的效果较好，能够芳香除臭。

（2）桂花茶

取桂花 3g 用水煎煮，将煎出的汁液用来冲泡红茶（5g）。每天一剂，频频含饮。

（3）藿香茶

取藿香 15g 放入砂锅中用水煎煮。每天一剂代茶饮。藿香对于治疗口臭有很好的效果，尤其适用于口臭颇重、口中黏腻的患者。另外，相信接触过藿香的人都知道藿香的香味非常的特别，用其来治疗口臭极具中医特色，这款茶不会让您失望的。

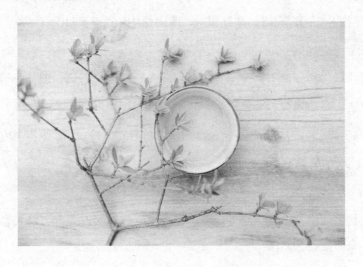

◉ 民间偏方有奇效

除了正规的治疗外，民间有些偏方，有时也能帮得上忙。

（1）用盐水漱口，或在口中含盐水片刻，有助于将引起口臭的细菌杀灭。

（2）咀嚼甘草、茶叶、薄荷，咀嚼时间越长越好，让食物本身特有的香气充满口腔，有效净化口气。

（3）吃苹果、梨子、杏等富含膳食纤维的水果，膳食纤维可以增强口腔的咀嚼作用，促进唾液分泌，帮助清除附着于牙缝间隙的食物残渣，具有清洁口腔的效果。

（4）用丁香清口散。丁香清口散的成分包括人参、丁香、薄荷、麦冬、茯苓、山楂等中药，成分丰富，用于洗漱口腔能快速治疗口臭，清新口气。

◉ 口腔异味中医怎么治

（1）肺胃郁热

症状：肺胃郁热上攻而致口臭，症见鼻干燥、咽红肿疼痛、涕黄；舌红苔少，脉细数。

治法：清热泻火。

方药：芦荟汤加减。芦荟 10g，甘草 5g，麦冬 10g，桑枝 10g，赤芍 10g，桔梗 6g，薄荷 5g，荆芥 10g，黑山栀 10g，辛夷 10g。

（2）胃火灼盛

症状：口臭、口干、牙龈红肿、消谷善饥；舌红苔黄少津，脉滑数。

治法：消热泻火。

方药：清胃散加减。黄连 6g，生地黄 20g，丹皮、藿香各 10g，紫苏梗 10g，水牛角 20g（先煎）。

（3）脏腑实热

症状：便秘、口臭、小便短赤、心烦；舌红苔黄或黄燥，脉滑数。

治法：滋阴清热通便。

方药：小承气汤加味。生大黄 15g，白芍 10g，枳实 10g，厚朴 10g，藿香 10g，生地黄 20g，槟榔 10g。

（4）肾阳不足

症状：口臭、形体消瘦、腰膝酸软、口燥咽干。

治法：养阴滋肾。

方药：左归饮加减。熟地黄 10g，山药 20g，枸杞子 10g，山芋 10g，丹皮 10g，麦冬 10g，龟甲 10g（烊冲），杜仲 10g。

注意：使用中药时，请在执业中医师的指导下运用。

◉ 小小药片来帮忙

上文中我们已经提到过了补充维生素 C 对治疗口臭的帮助，所以大家比较熟悉的药物——维生素 C 片，也对各种原因引起的口苦都很有效。而且正规药店里售卖的国药准字的维生素 C 只要几块钱一瓶，可以说是物美价廉。具体的服用方法是每天 3 次，每次 2～3 片，放舌下含化。一般说来，轻度的口苦只要服药 2～3 次就可消失；口苦较重的，连续服药 3～4

天也能缓解症状。当然，使用维生素 C 片治疗口苦只是救急之法，是急则治标，问题不简单的话还得细究病因，以求治本。

◉ 教您了解胃痛

胃痛，又称胃脘痛，是以上腹部胃脘近心窝处疼痛为主要症状的病证，常伴有食欲不振、恶心呕吐、吞酸嘈杂等症状。可有压痛，按则痛或增或减，但无反跳痛。其痛有呈持续性者，也有时作时止者。其痛常因寒暖失宜、饮食失节、情志不舒、劳累等诱因而发作或加重。西医学中的急性胃炎、慢性胃炎、消化性溃疡、胃痉挛、胃下垂、胃黏膜脱垂、胃肠神经官能症等病，当以上腹部胃脘疼痛为主要临床表现时，均可参照胃脘痛辨证论治。

中医认为，胃痛发生的常见病因有外感寒邪、饮食所伤、情志不遂、脾胃虚弱等。胃脘上部以口与外界相通，气候寒冷时寒邪由口吸入，或脘腹受凉，寒邪直中，内客于胃，致使寒凝气滞，胃气失和，胃气阻滞，不通则痛。胃主受纳腐熟水谷，其气以和降为顺，故胃痛的发生与饮食不节关系最为密切。若饮食不节，暴饮暴食，损伤脾胃，饮食停滞，致使胃气失和，胃中气机阻滞，不通则痛。脾胃的受纳运化，中焦气机的升降，有赖于肝之疏泄。若情志不舒，肝失疏泄，气机不畅，血行瘀滞，又可形成血瘀，兼见瘀血胃痛。脾与胃相表里，同居中焦，共奏受纳运化水谷之功。脾气主升，胃气主降，胃之受纳腐熟，赖脾之运化升清，所以胃病常累及于脾，脾病常累及于胃。若素体不足，或劳倦过度，或饮食所伤，或久病脾胃受损，均可引起脾胃虚弱，致使胃失温养，发生胃痛。

胃痛的病机单纯，基本病机为胃气阻滞，胃络瘀阻，胃失所养，不通则痛。常见寒邪客胃、饮食停滞、肝气犯胃、肝胃郁热、脾胃湿热等证候，表现为实证；久则常见由实转虚，如寒邪日久损伤脾阳，热邪日久耗伤胃阴，多见脾胃虚寒、胃阴不足等证候，则属虚证。因实致虚，或因虚致实，皆可形成虚实并见证，如胃热兼有阴虚，脾胃阳虚兼见内寒，以及兼夹瘀、食、气滞、痰饮等。

◉ 胃痛还"小"时别拖延

（1）胃溃疡：胃溃疡患者的痛与饮食有关，通常一吃东西胃部马上就有胀痛的感觉。饭后上中腹痛，或有恶心、呕吐、积食感；疼痛有规律，如受凉、生气、食用刺激性食物后发作，可能已经有很长的病程。如果患者是中老年人，要考虑慢性胃炎，特别是慢性萎缩性胃炎。如果患者是女性，且伴随有站立时和劳累后加重的特点，那就要考虑胃下垂。

（2）十二指肠溃疡：十二指肠溃疡好发于中青年人。患者常在两餐之间感觉疼痛，疼痛持续不减直至下餐进食或服制酸药物后缓解。部分患者由于夜间的胃酸较高，尤其在睡前曾进餐者，可发生半夜疼痛。

（3）慢性胃炎：慢性胃炎的病因和发病机理尚未完全明确，发作不定时，既可能由精神紧张引起，也可能与消化不良有关。症状多见上腹部闷胀疼痛、嗳气频繁、反酸、食欲减退、消瘦、腹泻等，体重易逐渐减轻，面色轻度苍白或发灰。

◉ 胃痛的鉴别诊断

胃痛是临床上常见的一个症状，多见于急性胃炎、慢性胃炎、胃溃疡等胃病中。但胃痛也可见于胰腺炎、胆囊炎及胆石症等病，同时伴随打嗝、胀气、恶心、呕吐、腹泻、胸闷等症状。每种疾病临床表现的症状不尽相同，那么如何对胃痛进行鉴别诊断呢？

（1）疼痛的位置

心与胃的位置很近，胃痛可影响及心，表现为连胸疼痛，心痛亦常涉及心下，引起胃痛，故应高度警惕，防止胃痛与心痛，尤其是防止胃痛与真心痛之间发生混淆。可以结合患者年龄进行判断，胃痛多发生于青壮年，疼痛部位在上腹胃脘部，其位置相对较低；心痛多发生于老年，其痛在胸膺部或左前胸，其位置相对较高。

（2）疼痛时间

胃痛是发生在餐后还是餐前？食用哪些食物后？是否是在过饥过饱、暴饮暴食等状况下发生的？胃痛与饮食关系密切，因此，参考患者饮食的习惯、内容、种类等方面，也有助于进行鉴别诊断。

（3）观察症状

胃痛的伴随症状有很多，如打嗝、胀气、恶心、呕吐、腹泻、胸闷等。如果伴随胸闷、烧心吐酸水、打嗝等症状，可能是食道疾病；如果伴随空腹疼痛、饱胀饿痛、打嗝有酸味，甚至出现吐血等症状，那么可能是胃溃疡。但如果出现了打嗝、黄疸、发烧等症状，那么此时可能与胃无关，而是胆囊出现了问题。因此，不能忽视腹痛之外所伴随的各项症状。

◉ 哪些食物要慎服

脾胃虚寒的患者，因素体阳虚，脾胃运化功能较差，应更加注意避免摄入性味寒凉的食物。

（1）猕猴桃

性寒，味甘酸。《开宝本草》中指出猕猴桃"冷脾胃"，《中药大辞典》也说"脾胃虚寒者慎服"。胃寒痛者当忌。

（2）甘蔗

性寒，味甘。虽有清热生津作用，但胃寒之人则不宜食。《本草经疏》中明确告诫："胃寒呕吐，中满滑泄者忌之。"故凡胃痛属寒者当忌食甘蔗。

（3）西瓜

西瓜味甘，性寒，能清胃火。《滇南本草》说其能"治一切热症"，《食物本草》称其为"天生白虎汤"。《中药大辞典》中指出："中寒湿盛者忌服。"故寒性胃痛之人切勿食之。

◉ 三个动作缓解胃痛

（1）跪姿前倾

双膝跪地，从膝盖到脚趾都要接触到地面，上半身保持直立，双手自然下垂。缓慢坐下，直到体重完全压在脚踝上，然后将双手自然放在脚后跟上，保持正常呼吸，该姿势维持约30秒，放松后再将上半身向前倾。重复做3～5次。该动作有助于消除胀气，缓解肠痉挛、腹泻等不适，还可强化大腿肌肉。

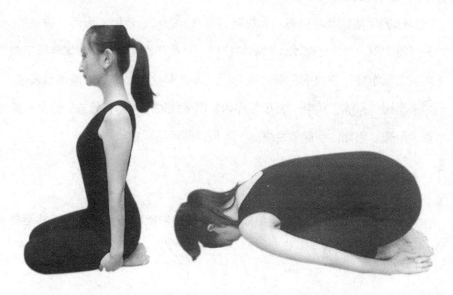

（2）伏地挺身

俯卧（趴在床或地板上），全身放松，前额触碰地面，双腿伸直，双手弯曲与肩平齐，手肘靠近身体，掌心向下。双手支撑，抬起头、胸部，双腿仍接触地面，直到感觉胸腹完全展开。保持该姿势约10秒钟，重复做3～5次。该动作能消除胀气、解除便秘、锻炼背肌，对矫正脊柱侧弯也有一定的帮助。

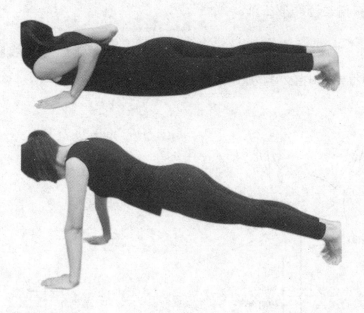

（3）站立弯膝

双脚分开与肩同宽站立，双手轻放膝上，身体微向前倾。深吸一口气，吐气时缓慢收缩腹部肌肉，让腹部肌肉呈凹陷状，但不要勉强用力让自己感到不适。保持该姿势5～20秒，不要憋气，然后顺势将肺部气体排出，放松肌肉。动作重复4～7次。这个动作对缓解消化不良与便秘很有帮助。

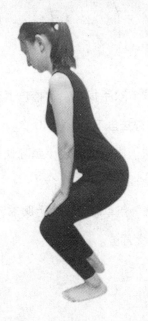

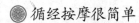 循经按摩很简单

（1）按揉背腰镇痛法：在单掌推背部膀胱经的基础上，叠掌揉膀胱经，用双掌根或双拇指交替按压膈俞至三焦俞一段的膀胱经内侧线，注意局部重点取穴。

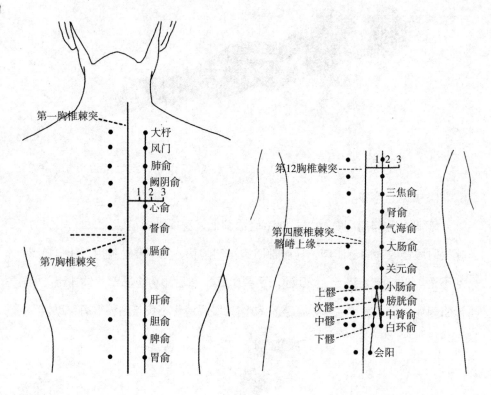

（2）提拿捏脊健运法：双手拇指、食指自上而下反复提拿大椎穴至命门穴一段的督脉，施术捏脊法自下而上行 10 次。

（3）搓擦胃俞温中法：以单掌根或小鱼际快速搓两侧胃俞穴，搓后缓缓揉动，使热感渗透。

（4）擦摩上腹散寒法：用单掌反复擦上腹部，频率要快，以温热为度。擦法行完后，改用掌摩以上部位。

◉ 饮食调养很重要

胃脘痛的患者要重视生活调摄，尤其是饮食与精神方面的调摄。饮食以少食多餐、营养丰富、清淡易消化为基本原则，不宜饮酒及过食生冷、辛辣食物，忌食粗硬不易消化的食物，不可暴饮暴食或饥饱无常。下面给胃痛的患者推荐几道养生食疗汤，您可根据自己的情况选择合适的养生汤。

（1）肝气犯胃

食疗：佛手砂仁瘦肉汤。

材料：佛手片9g（鲜品可用15g），砂仁5g，新鲜猪瘦肉250g。

制作：先将佛手片与猪瘦肉洗净，一同放进汤煲内，用中火煲汤。1小时后，放入砂仁，再煲5分钟，停火待温，调味，饮汤食猪瘦肉。

（2）脾胃湿热

食疗：木香煲猪瘦肉汤。

材料：土沉香15g，土茵陈12g，新鲜猪瘦肉200g。

制作：上述材料一同放进汤煲内，加适量清水，中火煲汤约1小时。然后调味，饮汤食猪瘦肉。

（3）脾胃虚寒

食疗：党参黄芪羊肉汤。

材料：羊肉300g，黄芪25g，党参25g，当归25g，生姜片25g。

制作：羊肉洗净切小块，黄芪、党参、当归包在纱布中用线捆扎好，与羊肉一同放进汤煲内，加适量清水，以小火煲汤至羊肉将烂时，放入生姜片，待羊肉熟烂，然后调味，饮汤食羊肉。

◉ 胃痛中医怎么治

外感邪气、内伤情志、饮食劳役及体质虚弱等均可使胃络受阻，胃络不通则致胃痛。

（1）寒邪客胃

外感寒邪，内客于胃，或过食生冷，寒积于中。因寒为阴邪，易伤阳气，又主收引，故一方面阳气无力温煦，另一方面寒邪凝结气机，因此脾胃升降失司，寒邪凝结于中，导致胃凉暴痛。

症状：胃痛暴作，甚则拘急作痛，得热痛减，遇寒痛增，口淡不渴，或喜热饮；苔薄白，脉弦紧。

治法：温胃散寒，理气止痛。

方药：良附丸。良附丸是治疗寒邪客胃、寒凝气滞的基础方。方中高良姜温胃散寒，香附行气止痛。若寒重，可加吴茱萸、干姜、丁香、桂枝；气滞重者，可加木香、陈皮；若郁久化热、寒热错杂者，可用半夏泻心汤，辛开苦降，寒热并调；若见寒热身痛等表寒证者，可加紫苏、生姜，或加香苏散疏风散寒、行气止痛；若兼见胸脘痞闷不食，嗳气呕吐等寒夹食滞症状者，可加枳壳、神曲、鸡内金、半夏以消食导滞、温胃降逆；若胃寒较轻者，可局部温熨，或服生姜红糖汤即可散寒止痛。

（2）饮食伤胃

"饮食自倍，肠胃乃伤。"暴饮暴食，食积中焦，使脾胃气机壅滞，导致胃脘胀痛。若经常饮食不节、食无定时，乃至损伤脾胃，则胃虚不能腐熟水谷，脾虚不能转输精微，食稍不慎则会导致脾胃升降失常，进而饮食停滞、胃脘胀痛。

症状：暴饮暴食后胃脘疼痛，胀满不消，疼痛拒按，得食更甚，嗳腐吞酸，或呕吐不消化食物，其味腐臭，吐后痛减，不思饮食，大便不爽，得矢气及便后稍舒；舌苔厚腻，脉滑有力。

治法：消食导滞，和胃止痛。

方药：保和丸。方用山楂、神曲、莱菔子消食导滞、健胃下气；半夏、陈皮、茯苓健脾和胃、化湿理气；连翘清热散结，全方共奏消食导滞和胃之功。保和丸为治疗饮食停滞的通用方，若脘腹胀甚者，可加枳实、厚朴、槟榔行气消滞；若食积化热者，可加黄芩、黄连清热泻火；若大便秘结，可合用小承气汤；若胃痛急剧而拒按，大便秘结，苔黄燥者，为食积化热成燥，可合用大承气汤通腑泄热、荡积导滞。

（3）脾胃湿热

因过饮烈酒或贪食肥甘厚味，或久居湿地，湿邪内侵，日久郁而化热，可致脾失健运，湿热阻滞中焦，引起胃灼闷痛。

症状：胃脘灼热疼痛，嘈杂反酸，口干口苦，渴不欲饮，食甜食则冒酸水，纳呆恶心，身重肢倦，小便色黄，大便不畅；舌苔黄腻，脉象滑数。

治法：清热化湿，理气和中。

方药：清中汤。方中黄连、栀子清热化湿，半夏、茯苓、白豆蔻健脾祛湿，陈皮、甘草理气和胃。热盛便秘者，加银花、蒲公英、大黄、枳实；气滞腹胀者，加厚朴、大腹皮。

（4）肝气犯胃

肝与脾胃关系密切。若忧思恼怒，肝郁气滞，则肝木失于疏泄，横逆犯胃，木旺克土，导致气滞中焦，胃脘胀痛；若脾胃素虚，土虚木乘，也可导致胃脘胀痛。前者为实证，后者为虚证。

症状：胃脘胀满，脘痛连胁，胸闷嗳气，喜长叹息，大便不畅，得嗳气、矢气则舒，遇烦恼郁怒则痛作或痛甚；苔薄白，脉弦。

治法：疏肝理气，和胃止痛。

方药：柴胡疏肝散。柴胡疏肝散为疏肝理气之要方。方中柴胡、白芍、川芎、香附疏肝解郁，陈皮、枳壳、甘草理气和中，诸药合用共奏疏肝理气、和胃止痛之功。若胀重可加青皮、郁金、木香理气解郁；若痛甚，可加川楝子、延胡索理气止痛；嗳气频作者，可加半夏、旋覆花，亦可用沉香降气散降气解郁。

（5）瘀血停滞

气为血之帅，气行则血行。若肝气郁结日久，久病入络，则会导致瘀血内停，故胃脘刺痛而痛有定处；若瘀血壅塞胃络，则痛如刀割而拒按。

症状：胃脘疼痛，痛如针刺刀割，痛有定处，按之痛甚，食后加剧，入夜尤甚，或见吐血、黑便；舌质紫暗或有瘀斑，脉涩。

治法：活血化瘀，理气止痛。

方药：失笑散合丹参饮。方中五灵脂、蒲黄、丹参活血化瘀止痛，檀香、砂仁行气和胃。如痛甚可加延胡索、三七粉、三棱、莪术，并可加理气之品如枳壳、木香、郁金；若血瘀胃痛，伴吐血、黑便，当辨寒热虚实，参考血证有关内容辨证论治。

（6）肝胃郁热

若肝郁日久，可化火生热，郁火乘胃，可导致胃脘灼热而痛；若火灼胃阴，胃失濡润，则可致胃脘隐隐灼痛；若气郁日久，久痛入络，血行不畅，瘀血内结，阻于胃络，又可致胃脘刺痛。

症状：胃脘灼痛，痛势急迫，喜冷恶热，得凉则舒，心烦易怒，反酸嘈杂，口干口苦；舌红少苔，脉弦数。

治法：疏肝理气，泄热和中。

方药：丹栀逍遥散合左金丸。方中柴胡、当归、白芍、薄荷解郁柔肝止痛，丹皮、栀子清肝泄热，白术、茯苓、甘草、生姜和中健胃，黄连清泄胃火，吴茱萸辛散肝郁。若为火邪已伤胃阴，可加麦冬、石斛。肝体阴而用阳，阴常不足，阳常有余，郁久化热，易伤肝阴，此时选药应远刚而用柔，慎用过分香燥之品，宜选用白芍、香橼、佛手等理气而不伤阴的解郁止痛药，也可与郁金等性偏凉的理气药，或与白芍、甘草等柔肝之品配合应用；若火热内盛，灼伤胃络，而见吐血，并出现脘腹灼痛，心烦，面赤舌红，脉弦数有力等症者，可用《金匮要略》泻心汤，苦寒泄热。

（7）胃阴亏虚

过食辛辣煎炸之物，或气郁化火而耗伤胃阴，胃失濡养，故胃痛隐隐。阴虚津少无以上润，故咽干口燥；阴津不足，肠道失润故大便干结。阴虚生内热，故手足心热；舌红少苔，脉细弦。

症状：胃脘隐隐灼痛，似饥而不欲食，口燥咽干，口渴思饮，消瘦乏力，大便干结，舌红少津或光剥无苔，脉细数。

治法：养阴益胃，和中止痛。

方药：益胃汤合芍药甘草汤。方中沙参、麦冬、生地黄、玉竹养阴益胃，芍药、甘草和中缓急止痛。若胃阴亏损较甚者，可酌加干石斛；若兼饮食停滞，可加神曲、山楂消食和胃；若痛甚者可加香橼、佛手；若脘腹灼痛，嘈杂反酸，可加左金丸；若胃热偏盛，可加生石膏、知母、芦根清胃泄热；若日久肝肾阴虚，可加山茱萸、玄参滋补肝肾；若日久胃阴虚难复，可加乌梅、山楂肉、木瓜等酸甘化阴。

（8）脾胃虚寒

脾与胃同居中焦，互为表里，共主升降，故脾病多涉于胃，胃病亦可及于脾。若寒邪日久损伤脾阳，则寒自内生，胃失温养，故见胃痛隐隐，绵绵不休，喜温喜按，神疲纳呆，手足不温，大便溏薄；或中焦虚寒，统血无力，血溢胃肠，故见腹部隐痛；舌淡苔白，脉虚弱或迟缓。

症状：胃痛隐隐，绵绵不休，冷痛不适，空腹痛甚，得食则缓，劳累或食冷或受凉后疼痛发作或加重，泛吐清水，食少，神疲乏力，手足不温，大便溏薄，舌淡苔白，脉虚弱。

治法：温中健脾，和胃止痛。

方药：黄芪建中汤。方中黄芪补中益气，小建中汤温脾散寒，和中缓急止痛。泛吐清水较重者，可加干姜、吴茱萸、半夏、茯苓等温胃化饮；如寒盛者可用附子理中汤，或大建中汤温中散寒；若脾虚湿盛者，可合二陈汤；若兼见腰膝酸软，头晕目眩，形寒肢冷等肾阳虚证者，可加附子、肉桂、巴戟天，或合用肾气丸、右归丸助肾阳以温脾和胃。

第三节　胃　胀

◉ 教您了解胃胀

胃是暂时储存食物和消化食物的器官，食物从胃进入小肠的过程称为胃的排空。食物一般在入胃5分钟后开始排入十二指肠，不同的食物排空的速度也不同。胃的排空主要取决于胃内和十二指肠内的压力差。食物在胃的排空过程中引起胃运动，从而产生胃内压。当胃内压大于十二指肠内压时，食物即可由胃排出。而在病理情况下，当胃、十二指肠存在炎症、反流、肿瘤或胃液、十二指肠液成分发生改变时，就会使胃的排空延缓，食物不断对胃壁产生压力。同时，食物在胃内过度发酵后产生大量气体，使胃内压力进一步升高，因此上腹部就产生了饱胀、压迫感，这种感觉即胃胀。

胃胀在中医中被称为痞满，以胸脘痞塞满闷不舒，按之柔软，压之不痛，视之无胀大之形为主要症状，由表邪内陷、饮食不节、痰湿阻滞、情志失调、脾胃虚弱等原因导致脾胃功能失调，升降失司，胃气壅塞而成。

◉ 胃胀的原因，您知道吗

（1）饮食不卫生，摄入了含有大量细菌的食物，引起腹泻、腹痛等胃肠道疾病。

（2）饮水量过少，饮食不均衡。如长时间不吃蔬菜水果，引起便秘、胀气。

（3）生活作息不正常，暴饮暴食，不是过饥就是过饱，日久损伤胃腑。

（4）饮食太过油腻，消化不良。

（5）进食过快，咀嚼不到位即囫囵咽下，消化液与食物不能充分混合，消化不良。

（6）压力过大，胃植物神经功能紊乱，从而影响胃肠道功能。

（7）因疾病，如慢性浅表性胃炎、十二指肠溃疡、急性胃炎等引起，可伴有恶心、食欲不振等症状。

◉ 预防胃胀，您可以做些什么

患有胃胀的患者，要重视生活调摄，尤其是饮食与精神方面的调摄。饮食上应少食多餐，食物要营养丰富、清淡易消化，不宜饮酒及过食生冷、辛辣食物，切忌暴饮暴食、饥饱无常。

（1）不吃难消化的食物

少吃高纤维食物，如土豆、卷心菜、花菜、洋葱等，不吃炒豆、硬煎饼等粗硬不容易消化的食物。因为难以消化，食物在胃肠中停留的时间就会加长，就越容易产生气体引发腹胀。

（2）细嚼慢咽，建立良好的饮食习惯

进食太快，或边走边吃，不但影响消化，而且容易吞进空气，引发腹胀。

（3）乐观生活

焦躁、忧虑、悲伤、沮丧、抑郁等不良情绪会影响植物神经功能，减弱胃消化功能，或刺激胃导致胃酸分泌过多，结果胃气增多，产生腹胀。应保持精神愉快，避免忧思恼怒及情绪紧张；注意劳逸结合，避免劳累。病情较重时，应该适当休息。

（4）坚持锻炼

每天坚持适量运动，不仅有助于克服不良情绪，还可以帮助消化系统维持正常功能。

（5）适当补充纤维食物

虽然高纤维食物会导致腹胀，但适量食用也有减轻腹胀的效果，尤其是在食用高脂食物后。因为高脂食物难以被消化吸收，在肠胃里逗留的时间也较长，而高纤维食物可以加快高脂食物的排出，从而减轻胃肠道负担。

（6）及时就诊，治疗疾病

腹胀是某些疾病的先兆或症状，在必要时及时就诊会提高疾病的治疗效果及预后。

◎六款食疗方，让胃更舒畅

（1）姜枣蜜

配方：生姜、大枣、麦芽糖。

制法：生姜4片，大枣4枚，加入1匙麦芽糖，以滚开水沏泡，趁温热时饮服。

功效：适合腹部绵绵作痛，饮冷水或受冷后胃痛加重，热敷可缓解的患者。

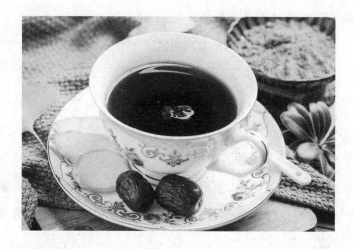

（2）何首乌茶

配方：制何首乌茶、乌梅、大枣、陈皮。

制法：用制何首乌茶（中成药）配以乌梅1枚，大枣3枚，陈皮6g。将上述诸物共放入杯内，倒入沸水加盖泡10分钟即可。每日早晚2次，饭前半小时冲泡服用。

功效：何首乌入肝、肾经，具有补肝肾、益精血、润肠通便、截疟之功。临床多用于治疗眩晕、失眠、头发早白、腰膝酸软、筋骨不健、消化功能低下、便秘等。首乌茶和乌梅、大枣、陈皮合用，具有清心养神、健脾开胃之功。

（3）四神汤

配方：茯苓、怀山药、莲子、芡实。

制法：用茯苓20g，怀山药30g，莲子20g，芡实10g，与猪肚或猪瘦肉同煮服食。也可将四药研成粉末和麦芽糖同炖烊化，每次服食1汤匙，每天服1~2次。

功效：健脾养胃、益肾固精。该方适合慢性结肠炎或食欲不振、常拉肚子的人群使用。

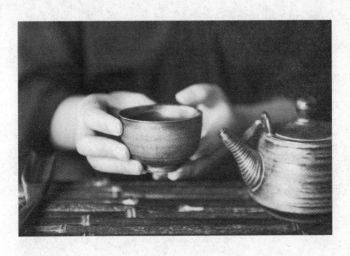

（4）谷芽金橘水

配方：炒谷芽 15g，金橘 2～3 枚（或橘饼）。

制法：将金橘洗净，压扁，将炒谷芽放入砂锅内，加冷水 200mL，浸泡片刻。接着煎煮 10 分钟，再放入金橘继续煮 5 分钟，将药汁倒出。然后再加水煎一次，将两次得到的药汁混合，加入少量糖，当茶饮。这个食疗方适合各类人群。

功效：炒谷芽有健脾理气的作用，金橘有理气和胃的作用。

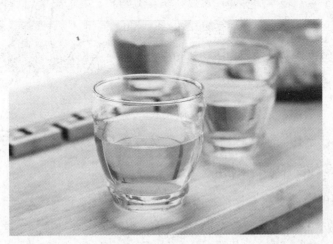

（5）砂仁肚条

配方：砂仁 10g，猪肚 1000g，花椒、胡椒、葱白、生姜适量。

制法：按烧菜的一般方法制作。

功效：温中化湿，行气止痛。主治胃脘冷痛、胀闷不舒、不思饮食、呕吐泄泻。

（6）木瓜鲩鱼汤

配方：番木瓜 1 个，鲩鱼 100g。

制法：木瓜削皮切块。鲩鱼入油翻煎片刻，然后加木瓜块及生姜片少许，放适量水，共煮 1 小时左右。

功效：滋养，消食。对食积不化、胸腹胀满有辅助治疗效果。

◉ 按摩穴位，缓解胃胀

胃胀气可按摩下脘、足三里、四缝、中脘几个穴位来缓解症状。胃口不好的人也可以每天按摩这几个穴位，一天 2 次左右，有助于增加食欲。

（1）四缝

四缝是健脾和胃、消积导滞的特效穴。四缝其实是四个穴位的合称，为经外奇穴。四缝穴位于第二到第五指掌面，第一、第二节的横纹中央。四缝其实最初经常被用于治疗小儿疳积，但经过众多医家的临床实践和研究，四缝穴的治疗使用范围逐渐扩大。在胃脘痛、腹痛、腹胀、咽痛、恶心呕吐、消化不良、呃逆、中暑、发热、感冒哮喘、小儿惊风等病中，四缝均被发现有不俗的治疗效果。

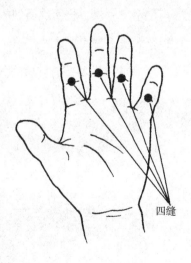

四缝

（2）中脘

中脘穴在上腹部，位于前正中线上，当脐中上 4 寸处。中脘是治疗胃肠疾病的要穴，有和胃健脾、降逆利水的功效。指压按摩该穴时仰卧，放松肌肉，一面缓缓吐气一面用指头用力向下按压，过程维持6秒钟，然后将手放开，如此重复10次，就能使胃感到舒适。胃痛时用指压法按摩中脘穴，可以止痛。

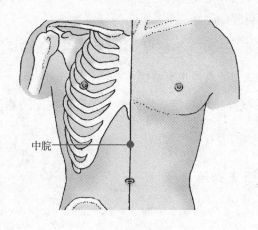

中脘

（3）下脘

下脘穴在上腹部，位于前正中线上，当脐中上2寸处。中医有个选穴原则，叫"临近取穴"，意思就是在患病部位的周围附近选穴。

（4）足三里

足三里在小腿前外侧，当犊鼻下3寸，距胫骨前缘一横指处。取穴时在膝关节内下部，用手可摸到隆起的部分是胫骨外侧髁，由此再往外，膝关节的外侧向下面大概一公分左右，摸到骨性突起的地方就是腓骨小头。以这两块凸骨连线为底边向下作一正三角形，正三角形的顶点就是足三里穴。按压足三里穴6秒后将手离开一次，重复10次，可促进胃酸分泌，还可止疼。

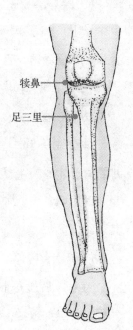

犊鼻

足三里

● 胃胀西医怎么治

（1）胃动力药——如吗丁啉（多潘立酮片）10mg，每日3次，饭前半小时服；该药可加快胃肠排空，促使胃肠蠕动，增强胃功能，对帮助胃肠功能的恢复有明显疗效。

（2）肠道菌群调节剂——乳酸菌素片、乳酶生等可调节肠道菌群，适用于因消化不良引起的腹胀。

（3）助消化药——可用多酶片，并予中药制剂如健胃消食片口服辅助治疗。保和丸、大山楂丸等也有通便、助消化的功效。

（4）调节胃植物神经功能紊乱药——如解郁抗虑胶囊，适用于久治不愈的胃病患者。

◉ 胃胀中医怎么治

1. 实痞

（1）外寒内滞

症状：脘腹痞闷，不思饮食，嗳气呕恶，恶寒发热，头痛无汗，身体疼痛，大便溏薄；舌苔薄白或白腻，脉浮紧或濡。

治法：理气和中，疏风散寒。

方药：香苏散。

本方由苏叶、香附、陈皮、炙甘草组成。若脘痞较甚，痰多苔腻者，加藿香、木香、半夏、砂仁；纳呆食少，加焦三仙、鸡内金、佛手；鼻塞声重，时欲叹息者，加羌活、苍术、紫苏梗、防风；头痛较甚，可加川芎、白芷、细辛。

（2）饮食内停

症状：脘腹痞胀，进食尤甚，嗳腐吞酸，恶食呕吐，或大便不调，矢气频作，臭如败卵；舌苔厚腻，脉滑。

治法：消食和胃，行气消痞。

方药：保和丸。

本方由山楂、神曲、半夏、茯苓、陈皮、连翘、莱菔子组成。若食积较重，加鸡内金、谷芽、麦芽；脘腹胀满，加枳实、厚朴、槟榔；食积化热，大便秘结，加大黄、枳实，或合用枳实导滞丸；脾虚便溏，加白术、扁豆，或合用枳实消痞丸。

（3）痰湿中阻

症状：脘腹痞塞不舒，胸膈满闷，头晕目眩，身重困倦，呕恶纳呆，口淡不渴，小便不利；舌苔白厚腻，脉沉滑。

治法：燥湿健脾，化痰理气。

方药：二陈平胃散。

本方由半夏、茯苓、陈皮、甘草、苍术、厚朴组成。若痰湿盛而胀满甚，加枳实、紫苏梗、桔梗；气逆不降，嗳气不止者，加旋覆花、代赭石、枳实、沉香；痰湿郁久化热而口苦、舌苔黄者，改用黄连温胆汤；嘈杂不舒，苔黄腻，脉滑数，改用大黄黄连泻心汤合连朴饮；兼脾胃虚弱者加党参、白术、砂仁。

（4）寒热错杂

症状：心下痞满，纳呆呕恶，嗳气不舒，肠鸣下利；舌淡苔腻，脉濡或滑。

治法：辛开苦降，寒热平调。

方药：半夏泻心汤。

本方由半夏、黄芩、干姜、人参、黄连、炙甘草、大枣组成。恶心呕吐明显者，加生姜、竹茹、旋覆花；纳呆不食，加鸡内金、谷芽、麦芽；嘈杂不舒，可合用左金丸；舌苔厚腻，可去人参、大枣，加砂仁、枳实、瓜蒌；下利较甚，完谷不化者，重用炙甘草，可配合陈皮、炒白术、茯苓。

（5）肝郁气滞

症状：脘腹痞闷，胸胁胀满，心烦易怒，善太息，呕恶嗳气，或吐苦水，大便不爽；舌淡红，苔薄白，脉弦。

治法：疏肝解郁，和胃消痞。

方药：越鞠丸合枳术丸。

越鞠丸由苍术、香附、川芎、神曲、栀子组成；枳术丸由枳实、白术组成。前方长于疏肝解郁，善解气、血、痰、火、湿、食六郁；后方消补兼施，长于健脾消痞。若气郁明显，胀满较甚者，酌加柴胡、郁金、厚朴等，或加用五磨饮子；郁而化火，口苦而干者，加黄连、黄芩；呕恶明显，加制半夏、生姜；嗳气甚者，加竹茹、沉香。

2. 虚痞

（1）脾胃虚弱

症状：脘腹满闷，时轻时重，喜温喜按，纳呆便溏，神疲乏力，少气懒言，语声低微；舌质淡，苔薄白，脉细弱。

治法：补气健脾，升清降浊。

方药：补中益气汤。

本方由人参、黄芪、白术、炙甘草、当归、陈皮、升麻、柴胡组成。若闷胀较重者，加枳壳、木香、厚朴；四肢不温，便溏泄泻者，加制附子、干姜，或合用理中丸；纳呆厌食者，加砂仁、神曲；舌苔厚腻，湿浊内蕴，加制半夏、茯苓，或改用香砂六君子汤。

（2）胃阴不足

症状：脘腹痞闷，嘈杂，饥不欲食，恶心嗳气，口燥咽干，大便秘结；舌红少苔，脉细数。

治法：养阴益胃，调中消痞。

方药：益胃汤。

本方由沙参、麦冬、生地黄、玉竹、冰糖组成。若津伤较重者，加石斛、花粉；腹胀较著者，加枳壳、香橼、厚朴花；食滞者加谷芽、麦芽；便秘者，加火麻仁、玄参。

⊛ 家庭常备小药箱治胃胀

（1）香砂养胃丸

组成：木香、砂仁、白术、陈皮、茯苓、半夏（制）、醋香附、枳实（炒）、豆蔻（去壳）、姜厚朴、广藿香、甘草。

功效：温中和胃。用于不思饮食，呕吐酸水，胃脘满闷，四肢倦怠。

用法用量：口服。一次9g，一日2次。

（2）香砂平胃颗粒

组成：苍术（炒）、陈皮、甘草、厚朴（姜炙）、香附（醋炙）、砂仁。辅料为蔗糖。

功效：健脾，燥湿。用于胃脘胀痛。

用法用量：开水冲服。一次1袋（10g），一日2次。

（3）气滞胃痛颗粒

组成：柴胡、延胡索（炙）、枳壳、香附（炙）、白芍、炙甘草。

功效：舒肝和胃。用于慢性胃炎，胃脘胀痛。

用法用量：开水冲服。一次5g，一日3次。

（4）黄连上清丸

组成：黄连、栀子（姜制）、连翘、蔓荆子（炒）、防风、荆芥穗、白芷、黄芩、菊花、薄荷、酒大黄、黄柏（酒炒）、桔梗、川芎、石膏、旋覆花、甘草。辅料为蜂蜜。

功效：清热通便，散风止痛。用于头晕脑胀，牙龈肿痛，口舌生疮，咽喉红肿，耳痛耳鸣，大便干燥，小便黄赤。

用法用量：口服。一次3～6g，一日2次。

（5）六味安消散

组成：藏木香、大黄、山柰、北寒水石（煅）、诃子、碱花。

功效：健脾和胃，消积导滞，行血止痛。用于胃痛胀满，消化不良，大便秘结，痛经。

用法用量：口服。一次1.5～3g，一日2～3次。

（6）人参健脾丸

组成：人参、白术（麸炒）、茯苓、山药、陈皮、木香、砂仁、炙黄芪、当归、酸枣仁（炒）、远志（制）。

功效：健脾益气，和胃止泻。用于脾胃虚弱引起的饮食不化，恶心呕吐，腹痛便溏，不思饮食，体弱倦怠。

用法用量：口服。一次2丸，一日2次。

附：反酸烧心

教您了解反酸烧心

反酸是指胃内容物经食管反流达口咽部，口腔感觉到出现酸性物质，因是胃中酸水上泛，所以俗称泛酸。反酸可由长期酗酒，大量吸烟，喜食辛辣食物，生活不规律，不定时用餐，精神紧张，服用某些对胃有损害的药物，外科手术，严重烧伤或细菌感染等原因引起。反酸所致的症状和危害可有烧心。烧心则是一种位于上腹部或下胸部的烧灼样的疼痛感，同时伴有反酸的症状。由于烧灼部位靠近心脏，因此一般人常之称为"烧心"。烧心最常见的原因是进食过快或过多，还有一些人在进食某些特定的食物如酒、辣椒后也会发生烧心的现象。

反酸的常见症状有烧心、食管痛、吞咽痛、吞咽困难、呼吸道症状等，反酸常伴随烧心，因此本小结将反酸烧心放在一起进行论述。

引起反酸与烧心症状的原因大致有以下几类。

（1）食管动力异常，如胃食管反流病、贲门失弛缓症等。

（2）酸相关性疾病，以慢性病程，周期性发作节律性疼痛为特点，上腹部疼痛（可被制酸剂或进食缓解），并有上腹胀满、嗳气、反酸等症状，发作期可伴有上腹部局限性固定的压痛点，压痛较轻，腹壁柔软，可能为消化性溃疡，应去医院诊治。

（3）食管解剖异常，如食管癌、贲门癌等手术后，在进食后出现反酸、烧心等症状，可能是食管胃吻合术后遗症。

（4）上消化道肿瘤，早期表现为进硬食时产生症状，中期发生进行性吞咽困难和呕吐，吞咽时胸背疼痛，警惕可能是食管癌，应去医院诊治。

（5）上消化道炎症，有长期烧心反酸史、胃食管反流病史、误服腐蚀性物质的病史，有烧心、反胃呕吐、吞咽困难、吞咽疼痛等症状，可能是食管炎，应去医院诊治。

（6）胃排空障碍，早饱、餐后上腹部饱胀、恶心、厌食发作性干呕或呕吐、体重减轻等，检查无明显的上消化道、肝胆胰及其他脏器疾病，无明确的感染、应激、代谢紊乱、服用药物等因素，可能是胃轻瘫综合症，简称胃轻瘫。

（7）功能性消化不良，上腹部或胃部反复发作性或持续性的疼痛或不适，常伴腹胀、反酸、恶心呕吐等症状，病程超过1个月以上。

（8）偶尔发生在吸烟者，饮酒者，摄入咖啡、油腻食物、巧克力后，或女性月经期、妊娠期，可能为生理性反酸。

◎ 反酸常伴有这些症状，您知道吗

（1）烧心，常在进餐后、弯腰、平卧时发生，尤其在进食油腻食物、巧克力、咖啡、酒后，在胸骨后，或自上腹部到咽喉部，甚至向背部放射，烧心在饮水、进食、服用止酸剂后缓解。

（2）吞咽痛，吞咽较热食物、酒时感到胸骨后烧灼样疼痛。吞咽困难，长期反酸可在进食时有胸骨后梗阻感。有时还会出现食管痛，胸骨后紧缩样、刀割样疼痛，常可向腹背颈部及臂部放射。

（3）呼吸道症状，反酸损伤咽喉部或吸入肺部后，可出现间歇性声嘶、咽痛、慢性咳嗽、哮喘、婴幼儿吸入性肺炎等。

（4）以上症状在睡觉时容易加重，因为躺下休息或弯腰时，胃酸更容易反流至食管，导致烧心。进食后采取半卧位睡眠是预防反流的有效方法。

◎ 如果您符合以下几点，就需注意反酸烧心的发生

（1）精神紧张，工作压力较大。

（2）过度肥胖，由于腹压过大，使胃液反流的可能性增加。

（3）吸烟、饮酒、喝咖啡，平素喜食辛辣食物。抽烟喝酒，特别是酗

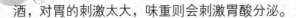

酒，对胃的刺激太大，味重则会刺激胃酸分泌。

（4）服用了某些药物，如抗胆碱能药物、茶碱、安定类、钙拮抗剂等。抗胆碱能药能降低下端食管括约肌（贲门）的压力，长期使用会使反胃的症状加重。

◉ 偶然出现反酸症状不一定是生病

当胃酸过多时，酸性分泌物会刺激胃黏膜，引起反酸，让人有烧心的感觉，烧心是消化系统最常见的症状之一。当精神紧张、过度疲劳、情绪不佳时，大脑皮质功能紊乱，不能很好地管理胃酸的分泌，会使胃酸分泌增多；饮食不当，如进食过甜、过咸、过辣、过酸、过冷、过烫的食物，会刺激胃酸分泌；粗粮、红薯、马铃薯等食物含大量的淀粉、糖、植物纤维，食用后会刺激胃产生大量胃酸；不易消化的食物剩余的糖分在胃肠道里发酵，也会导致胃酸过多。这些都属于生理性的反酸。

此外，服用某些药物，如阿司匹林、利血平、保泰松等，也会刺激胃从而导致胃酸分泌增多。生理性反酸不需要特殊治疗，只要消除诱发的因素即可解决。而本小节前面提到的病理性反酸还是要寻找病因进行治疗，同时可服用制酸的药物。

但如果确定为病理性的反酸，及时诊断并治疗是非常重要的。胃酸倒流是现代文明病（生活方式病）的其中一种，对此病最重要的认识是如何正确诊断及适当地进行药物治疗，因为该病可能引发一些后遗症如食管溃疡、肿瘤等，须密切追踪观察。

◉ 反酸烧心要做哪些检查

（1）内窥镜检查是诊断消化道疾病最有价值的方法之一，可以观察到黏膜病变的情况，必要时可结合活检。检查前的准备工作对检查能否顺利进行很重要，准备不好可导致检查失败，接受检查应注意以下事项。

①接受检查前，患者禁食 8 小时、禁烟 12 小时（有胃排空延缓者应

适当延长禁食时间）。上午检查者，前一天晚餐后禁食、免早餐（包括禁饮水）。

②对有高血压、冠心病的患者，以及心率失常的患者，术前应测量血压，并做心电图检查，若发现有禁忌证，则应暂缓检查。

③有严重幽门梗阻的患者，术前2~3天宜食流质饮食，检查前需充分洗胃。

④做过上消化道钡剂检查的患者应在3天后再行内窥镜检查。

⑤检查前应取出义齿。

另外，应注意检查结束后经过2小时才可进食、进水，以免食物吸入肺部。要注意饮食护理、咽部护理、腹部护理，并进行并发症观察。

（2）24小时食管pH监测。该检查提供食管是否存在过度酸反流的客观证据。

◎ 经常反酸烧心当心胃食管反流病

出现反酸烧心，多数人可能下意识认为是发生在胃部的疾病，但其实也可以发生在食管，如胃食管反流病。根据以下描述，不妨比对一下，你的反酸烧心是由胃食管反流病引起的吗？

胃食管反流病的主要临床表现为胃灼热和反酸。胃灼热是指胸骨后和剑突下烧灼感，多在餐后1小时出现，平卧、弯腰或腹压增高时易发生。反流入口腔的胃内容物常呈酸性称为反酸，反酸常伴胃灼热，是本病最常见的症状。其他少见或不典型症状包括以下一种或多种。

（1）吞咽疼痛和吞咽困难。有严重食管炎或食管溃疡时可出现吞咽疼痛，是由于酸性反流物刺激食管上皮下的感觉神经末梢引起的。反流物也可刺激机械感受器引起食管痉挛性疼痛，严重时可为剧烈刺痛，向背、腰、肩、颈部放射，胸骨后疼痛可酷似心绞痛，称为非心源性胸痛。由于食管痉挛或功能紊乱，又可导致出现吞咽困难的症状，且发生食管狭窄时，吞咽困难可持续加重。

（2）食道外症状，如反流至肺部可引起慢性咳嗽、哮喘发作；如反流至咽部刺激咽部黏膜可引起咽喉炎，出现声嘶，咽部不适或异物感；如反流至呼吸道可发生咳嗽、哮喘，这种哮喘无季节性，常在夜间发生阵发性咳嗽和气喘，个别患者反复发生吸入性肺炎，甚至出现肺间质纤维化；如反流至耳道，可引起慢性中耳炎等症状。

◎ 改变生活方式，有助于症状的控制

生活方式的改变有助于胃食管反流病症状的控制。

（1）饮食。应该以高蛋白、低纤维、低脂肪为主，如能做到少量多餐则更好。避免食用可能诱发反流症状的食物，如咖啡、巧克力、辛辣或酸性食物、脂肪含量高的食物等。这些食物可以降低食管下括约肌静息压，使得胃膨胀，从而增加了反流的概率。

（2）饮料。应该尽量少喝咖啡、浓茶、可乐、柑橘类饮料，这些饮料可以刺激胃酸分泌。

（3）严格控制体重。肥胖者易发生胃食管反流，有实践证明体重下降 4.5 ~ 7kg 可明显减轻症状。控制体重除了要坚持体力活动外，还要控制饮食的量。

（4）体位及衣着要求。胃食管反流病患者宜餐后保持直立，特别要注意餐后不要弯腰，不要用力提起重物，尽量避免这些会使腹压增高加重反流的活动。睡觉时抬高床头，或者垫高上半身、抬高床头 15 ~ 20cm。不要穿紧身衣服。

◎ 预防反酸烧心应做到以下几点

（1）改变生活习惯。生活规律，定时用餐。吃饭时不要狼吞虎咽，切忌暴饮暴食、时饥时饱。

（2）注意饮食。尽量不抽烟、不喝酒，减少进食刺激食道黏膜的食物如辛辣食物、肥腻食物、咖啡等。

（3）调整心态。不要长时间处于紧张、高压的状态。中医五行有木克土，太过生气或郁闷，会造成肝克脾胃，就易患溃疡。因此，要善于调节心理，缓解压力，适当放松心情，保持乐观向上的生活态度。

◉ 反酸烧心的饮食调理

首先总原则是要养成良好的生活饮食习惯（参见上两则内容）。

（1）积极食疗，多吃养胃制酸的食物。

①小米粥：暖胃，养心安神。

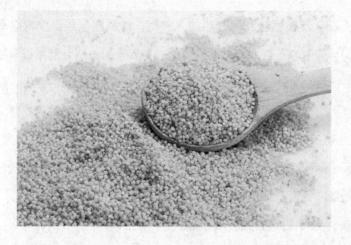

②南瓜：南瓜性温，味甘，有补中益气、消炎止痛的功效。南瓜所含的果胶可以保护胃肠道黏膜，使其免受粗糙食品的刺激，还能促进溃疡的愈合，适合胃病患者食用。此外，南瓜所含的有效成分也能促进胆汁分泌，加强胃肠蠕动，帮助食物消化。

③羊肉：羊肉性温热，有养胃治疗腹疼、寒疝、反胃的效果，适合胃寒病症。

④香蕉：有研究发现，香蕉对强制性不动所诱发的大鼠胃溃疡有保护作用。这种保护作用可能是由于香蕉中所含的 5- 羟色胺使胃酸降低，以及香蕉肉缓和刺激的原故。香蕉本身也有润肠的功效，所以饭后（不宜过饱）吃一根香蕉，有养胃的效果。

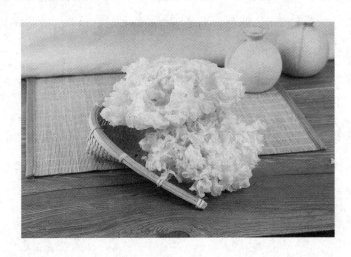

⑤芦荟：芦荟适合肠胃燥热的人食用，体质虚弱或者脾胃虚寒者应谨慎服用。芦荟中的芦荟大黄素甙、芦荟大黄素等有效成分有增进食欲，加强胃功能的作用。另外芦荟丰富的黏液可以黏附在破损的溃疡面上，促进溃疡部位以及周围组织的再生和修复。所以，适当食用芦荟可健胃养身。

⑥生姜：生姜有和胃止呕的功效，对胃寒呕吐的治疗效果尤其明显。风寒感冒或淋雨后有胃寒的人可适量食用生姜汁，有助于防治反酸烧心，但要注意用量，每天吃 2g 左右的生姜即可。阴虚内热者忌服。

⑦碱性食物：如苏打饼干、焦面包、牛奶等。

另外，养胃的枸杞、银耳、大枣、核桃都可以作为食疗药膳的材料，煲汤煮粥都很合适。

（2）饭后进行按摩保健。饭后、睡前可以搓热双手以肚脐为中心顺时针按摩 64 圈，最后搓热双手按摩小腹。

◉ 反酸烧心不妨试试针灸治疗

主穴为内关、足三里。

内关穴宁心安神、理气止痛。主治孕吐、晕车、手臂疼痛、头痛、眼睛充血、恶心想吐、胸胁痛、上腹痛、心绞痛、痛经、呃逆、腹泻、精神异常等。

足三里可治疗胃痛、呕吐、腹胀、肠鸣、消化不良、下肢痿痹、泄泻、便秘，是一个常用的保健穴。按摩足三里有调节机体免疫力、调理脾胃、补中益气、通经活络、扶正祛邪的作用。

备用穴为肝俞、胃俞、上脘、公孙等。

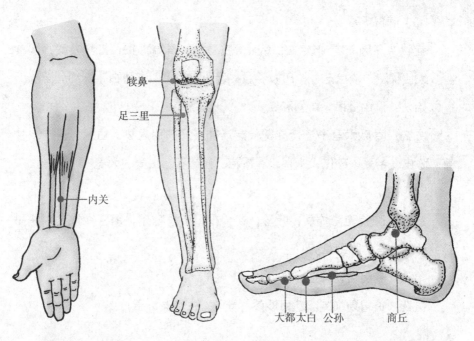

◉ 反酸中医怎么治

从中医的角度看，根据症状不同，分别可从中医"吞酸""吐酸""噎膈"

"胸痹"等认识。现将反酸并见烧心简要分为以下几种证型进行辨证治疗。

（1）肝胃不和

症状：反酸嗳气，两肋胀痛，胃脘胀满，胸骨后疼痛，痛连两胁，食欲不振，大便不畅，心烦易怒；舌苔薄黄，脉弦。

治法：疏肝理气，和胃降逆。

方药：柴胡疏肝散加减。方用陈皮、柴胡、川芎、香附、枳壳、芍药、甘草。

（2）脾胃湿热

症状：胃脘灼热，反酸或泛吐清水，胃脘胀满，食欲减退，大便不调，小便黄赤；舌质红，苔黄腻，脉濡数。

治法：清热化湿，和胃降逆。

方药：竹茹汤加减。方用竹茹、生姜、半夏、茯苓、橘皮。

（3）脾胃虚寒

症状：多因受凉或饮食生冷而胃脘隐痛，喜温喜按，打嗝吐酸，饮食少，大便稀溏，倦怠乏力，四肢不温；舌边有齿痕，苔薄白，脉细。

治法：温中健脾，降胃和逆。

方药：香砂六君子汤合旋覆代赭汤加减。药用人参、白术、茯苓、甘草、陈皮、半夏、砂仁、木香、旋覆花、代赭石、生姜、大枣。

（4）胃阴不足

症状：胸脘隐隐灼痛，吐酸，饮食少，心烦咽干，渴喜冷饮，大便秘结；舌红少苔，脉细弦。

治法：养阴益胃降逆。

方药：益胃汤加减。药用沙参、麦冬、生地黄、玉竹。

◉ 反酸烧心家庭常备小药箱

（1）胃可宁

组成：珍珠层粉、浙贝母。

功效：收敛，制酸，止痛。用于胃痛反酸。

用法用量：口服。一次 3～5 片，一日 3～4 次，饭前半小时、睡前或反酸时服用。

注意事项：

①忌食辛辣刺激性食物；②不适用于脾胃阴虚者（主要表现为口干，舌红少津，大便干）；③孕妇慎用；④按照用法用量服用，小儿、年老体弱者应在医师指导下服用；⑤对本品过敏者禁用，过敏体质者慎用；⑥如正在使用其他药品，使用本品前请咨询医师或药师。

（2）左金丸

组成：黄连、吴茱萸。

功效：疏肝泻火，和胃止痛。常用于肝火犯胃，脘胁疼痛，口苦嘈杂，呕吐酸水，不喜热饮。

用法用量：口服。一次 3～6g，一日 2 次，温开水送服（同种药品可由于不同的包装规格有不同的用法或用量）。

（3）吗丁啉（多潘立酮）

组成：多潘立酮。

功效：增强胃蠕动，加快胃排空。需要注意的是止呕作用较弱。

用法用量：口服。成人一次 10～20mg，一日 3 次，饭前半小时服用，必要时睡前加服一次。

（4）法莫替丁

组成：法莫替丁。

功效：对胃酸的分泌有明显的抑制作用，也可抑制胃蛋白酶的分泌。

用法用量：口服。一次 20mg，一日 2 次（同种药品可由于不同的包装规格有不同的用法或用量）。

（5）奥美拉唑（洛赛克）

组成：奥美拉唑钠。

功效：有更强的抑酸作用，明显降低 24 小时胃内酸度。

用法用量：口服。成人一日 20 ~ 40mg，一日 1 次，必要时可加服 1 片，用温开水送服。本品必须整片吞服，至少用半杯液体送服。

第四节　呕　吐

◉ 教您了解呕吐

对于呕吐人们最容易想到的就是孕妇的妊娠呕吐，但事实上，很多疾病都可以引起呕吐，譬如常见的感冒、胃病等。呕吐是胃甚至小肠内容物经食管和口腔排出体外的一种反射动作。呕吐分为恶心、干呕、呕吐三个阶段。不伴有恶心和膈肌、肋间肌及腹肌强烈收缩等协调动作发生的食物由胃逆流入口腔称为反食。呕吐可将进入胃内的有害物质吐出，是机体的一种防御反射，有一定的保护作用，但大多数呕吐的现象并非由此引起，且频繁而剧烈的呕吐可引起脱水、电解质紊乱等并发症。中医认为呕吐是由于胃失和降、气逆于上，迫使胃内容物从口而出的病证。古代文献将呕与吐进行了区别：有物有声谓之呕，有物无声谓之吐，无物有声谓之干呕。临床呕与吐常同时发生，很难截然分开，故统称为"呕吐"。

◉ 准妈妈们如何正确认识孕吐

妊娠呕吐是准妈妈怀孕期间最常见的现象，也是最让准妈妈们苦恼的症状。若呕吐频繁不能进食，以致发生脱水、营养障碍，则称为妊娠剧吐，这时准妈妈们就常担心这样会不会导致胎儿营养不良。那么如何减轻怀孕时的呕吐症状呢？要想控制孕吐，首先就得了解孕吐，并采取各种方法缓解孕吐，让我们一起来了解一下吧。

（1）妊娠呕吐产生的原因

早孕呕吐的主要原因可为孕早期胎盘分泌的绒毛膜促性腺激素量急剧

上升有关。中医认为孕期呕吐主要是由胃失和降、冲脉之气上逆所致。

（2）莫忽视妊娠剧吐

有少数孕妇妊娠反应严重，恶心呕吐频繁，不能进食，以至于影响其身体健康，威胁生命，则称为妊娠剧吐。此病的发生可能与多胎妊娠、激素分泌、精神紧张有关，也可由某些疾病引起，应予注意。

①肾上腺皮质机能降低、维生素 B_6 缺乏可为该病发病原因，发病过程中剧吐又可导致维生素进一步缺乏，从而加重妊娠反应。

②还可能会引起叶酸、锌、碘等微量元素的缺乏，增加胎儿畸形发生的风险。

③呕吐严重者还可引起体内水及电解质丢失和紊乱，血液中过高的酮体将通过胎盘进入胎儿体内，影响胎儿发育。

④葡萄胎：妊娠呕吐较正常妊娠发生早、症状重、持续时间长，呕吐频繁甚至呕吐物中有胆汁或咖啡渣样物，逐日加重。子痫前期，可在妊娠20周前出现高血压、水肿和蛋白尿，并且症状严重。停经 2 ～ 4 个月后发生不规则阴道流血，开始量少（易被误诊为先兆流产），之后逐渐增多，且常反复大量流血，有时可自然排出水泡样组织，应考虑为葡萄胎。

葡萄胎引起的剧吐与血中绒毛膜促性腺激素水平急剧上升有关。若不能及时地系统治疗葡萄胎，有可能发展成为侵蚀性葡萄胎或者绒毛膜癌，危及生命。因此，孕妇在发现有上述症状的情况下应尽早到医院进行检查和治疗。

⑤妊娠合并肝炎：在妊娠早期患病，可加重妊娠反应，恶心、呕吐症状较重，甚至出现脱水、酸中毒。在妊娠晚期得病，则妊娠高血压综合征的发病率高，出现高血压、浮肿、蛋白尿，甚至抽搐，可严重威胁母婴生命。因为在妊娠期间肝脏负担加重，又容易感染病毒性肝炎，或促使原来存在的肝病恶化。

据统计，孕妇肝炎的发病率约为非孕妇的 6 倍，而急性重型肝炎则为非孕妇的 66 倍。重症肝炎尤以妊娠晚期多见，常在发病 7 ～ 10 天后病情突然加剧，黄疸进行性加深，伴有高度乏力及持续性呕吐，患者往往来不及抢救就迅速陷入昏迷。因此，在妊娠期间如果出现较长时期的反复呕吐，且一般的治疗无效时，应及时进行肝功能检查，发现问题及早进行治疗。

⑥其他疾病：此外，妊娠合并胃肠炎、胆道疾病、胰腺炎、肠梗阻或脑瘤等均可出现呕吐，应仔细鉴别，不能一概都当作是妊娠反应，以免延误病情。

◉ 妊娠呕吐应该如何预防

预防妊娠呕吐的发生，应从以下几个方面着手。

（1）对妊娠后的早孕反应有正确的认识。妊娠是一个正常的生理过程，在妊娠早期出现的轻微恶心呕吐属于正常反应，不久即可消失，不应有过重的思想负担，保持情志的安定与舒畅。

（2）减少诱发因素。居室尽量布置得清洁、安静、舒适，远离烟、酒、厨房油烟的刺激；避免接触油漆、涂料、杀虫剂等化学制品；呕吐后应立即清除呕吐物，以避免恶性刺激，并用温开水漱口，保持口腔清洁。

（3）注意饮食卫生。饮食应以营养丰富且易消化的食物为主，还应避免进食不洁、腐败、过期的食物，以免损伤肠胃。

（4）保持大便的通畅。妊娠后容易出现大便秘结的症状，应多饮水，或用凉开水冲调蜂蜜，还可以多食新鲜的蔬菜、水果。

◉ 宝宝怎么呕吐了

（1）食物中毒

发芽的马铃薯、含有毒素的鱼、过期的食物等都可能会引起宝宝食物中毒。宝宝在妈妈没有注意时，吞下了某些药物、化妆品等，也可能会引起呕吐的症状。

宝宝发生食物中毒后，除了呕吐外，还可能有腹痛、腹泻、恶心、发热等现象。如果是重度食物中毒，还可能出现四肢发冷、面色苍白、出汗、痉挛等症状，甚至危及生命。

（2）消化道感染性疾病

宝宝的消化道受到病毒、细菌、支原体和真菌感染也是引起呕吐的常见病因。宝宝的小手随便乱抓，再把脏手放进嘴里吃，大人把病菌传染给宝宝，都可能会造成宝宝患上急性胃肠炎、感染性腹泻、病毒性肝炎等病，也会引起宝宝呕吐。

（3）晕车或疲劳

宝宝在长途旅行中，不论是坐火车、船还是飞机，都有可能出现眩晕、面色苍白、大汗淋漓甚至呕吐的现象。尤其是在宝宝空腹、过饱、疲劳或者精神紧张的状态下特别容易出现。所以，要有效避免宝宝晕车或者疲劳引起的呕吐，父母要注意以下问题。

①乘车、船、飞机前，不要给宝宝吃得太饱，也不要让宝宝挨饿。少给宝宝吃油腻的食物和甜食，吃一些容易消化的食物。

②乘车、船、飞机前，宝宝要有充足的睡眠，在途中尽量让宝宝保持愉快的情绪。

③打开车窗，让空气流通，但不要让宝宝看车窗外迅速移动的景物。

④途中不要给宝宝吃太多东西，如果一定有需要，尽量给宝宝吃固体食物。

⑤如果宝宝肠胃不舒服或有恶心的症状，也可以给宝宝吃少量的饼干以缓和肠胃。

（4）喂养方式不当

由于喂养方式不当可导致宝宝呕吐或者消化不良，对母乳或配方奶里的蛋白质过敏等，也会引起宝宝呕吐。

◎ 中医认为小儿呕吐的原因有哪些

（1）伤乳吐、伤食吐：小儿因乳食过饱，停蓄胃中，以致运化不及，或因饮食不节，过食肥甘油腻、生冷及难以消化之物，以致壅塞中脘而吐。

母乳喂养时，妈妈姿势不正确、奶量过多、奶头内陷，婴儿吮吸或吞咽过快、吸吮困难；人工喂养时，奶温偏低、奶头孔径过小，或者宝宝吸入的空气过多，未能及时排出；宝宝吃完奶后，马上就给宝宝换尿布、洗澡、喂药等，都可以引起宝宝呕吐。

（2）热吐：因小儿过食煎炸之物，或因乳母过食肥甘厚味，以致热积胃中，遂令食入即吐；感受夏秋湿热，蕴于中焦，也可致脾胃升降失职，导致胃气上逆而发生呕吐。

（3）寒吐：乳母当风取凉，使寒气入乳，小儿饮之，则成寒吐；亦可因先天禀赋不足，脾胃虚寒，易受客寒；或小儿过食瓜果生冷，因冷生寒；或病程中过服苦寒攻伐之剂；或感受风寒之邪，均可使寒凝中脘，中阳不运，胃失和降，寒邪上逆，发为呕吐。

（4）实吐：小儿平素壮实，由于肝气偏亢，过于疏泄，影响脾胃，以致消化机能紊乱；亦有情志活动，如环境不适或所欲不遂，或遭受打骂等，均可使情志不郁，导致肝气不畅，横逆犯胃，气随上逆而致呕吐。

（5）惊吐：小儿发育未完善，神气怯弱，易受感触，如目睹异物，耳闻异声，突然跌仆，忽受惊恐，惊则气乱，恐则气下，以致气机逆乱，扰动肝气，肝胆不宁，致肝气横逆犯胃，气随上逆，肝胃不和，而致呕吐。

◉ 居家必备的几款治小儿呕吐食疗

（1）伤食吐

①焦山楂 10 ~ 15g，水煎少量频服，治油腻所伤及奶品所伤。

②鸡内金 10g，炒麦芽 15g，水煎服，治疗饮食所伤之呕吐。

③生萝卜捣汁或莱菔子（萝卜子）30g 微炒，水煎服。少量多次服用，治面食及豆类所伤。

（2）热吐

①绿豆粥：绿豆适量，白米 50g，加适量水，文火煮成粥，分次温服。

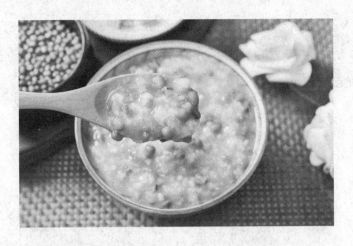

②荸荠适量，洗净去皮，用水煎煮，少量多次服用。

③西瓜榨汁，每次兑入温水，少量多次服。

（3）寒吐

①鲜生姜捣汁，加少量开水冲服。

②茴香粥：小茴香 3～5g，红糖适量。待白米粥煮稠后，调入小茴香至沸腾数次，加入红糖，早晚温服。

（4）肝气犯胃型呕吐

合欢花粥：干合欢花 20g（鲜合欢花 40g），粳米 50g，红糖适量。水煎煮成粥，加入红糖，分次内服。

（5）养生茶

①西瓜皮竹茹茶：取西瓜 1 个，姜竹茹 10g，白糖适量。将西瓜洗净，取西瓜翠衣部分并切碎，加姜竹茹及水 500mL，煎汤去渣，加白糖饮用。西瓜皮清热消食，姜竹茹和胃止吐。该方适合给 4 个月以上的宝宝使用。

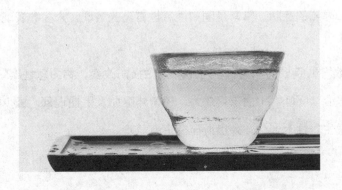

②木香菊花茶：菊花 10g，广木香 3g，白糖适量。将菊花及广木香加水煮 20 分钟，去渣加白糖饮用。菊花清热，广木香降气止吐。适合给 5 个月以上的宝宝使用。

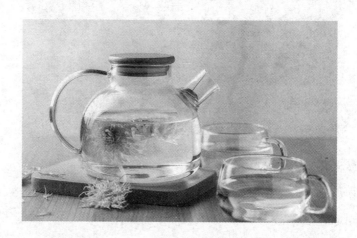

🏵 酒后呕吐谨防胃炎

有的人喝醉后身体就会出现很多的不适症状，比如胃部不适，特别是大量饮酒后会出现恶心呕吐。对此，大多数人并未将其与胃炎联系起来，只认为是喝得太多了，胃受不了刺激而产生了恶心、呕吐。而实际上饮酒后产生明显或强烈的恶心、呕吐，正是由于酒精造成了胃黏膜的损伤，已经引起了急性胃炎的发生。因此，饮酒后恶心呕吐剧烈的时候，切不可掉以轻心。

临床上将因过量饮酒引起的胃黏膜损伤称为酒精性胃炎，包括急性胃炎和慢性胃炎。一般在一次大量饮酒后可致急性胃炎发生，而如果长期饮酒，即使量不大也可致慢性胃炎的发生。酒后出现恶心、呕吐，并伴随上腹部不适和隐痛的症状，常常是酒精性急性胃炎的表现，大多数表现为急性单纯性胃炎。

少数胃黏膜损伤严重者，可出现糜烂损伤改变，称为急性糜烂性胃炎，患者除恶心、呕吐、上腹部疼痛外，还常伴呕血及黑便现象，极少数可因损伤严重发生急性上消化道大出血而有生命危险。

（1）外邪犯胃

症状：突然呕吐，频频泛恶，胸脘痞闷，或心中懊憹，伴有恶寒发热，头身疼痛；舌苔白腻，脉濡。

治法：疏邪解表，化浊和中，降逆止呕。

方药：藿香正气散。

本方由藿香、厚朴、苏叶、陈皮、大腹皮、白芷、茯苓、白术、半夏曲、桔梗、甘草、生姜、大枣组成。若暑湿犯胃者，可用新加香薷饮。秽浊犯胃者，可用玉枢丹吞服。若见壮热口渴，便秘尿赤者，可加黄芩、黄连、栀子。

（2）饮食停滞

症状：呕吐酸腐量多，或吐出未消化的食物，嗳气厌食，脘腹胀满，得食更甚，吐后反快，大便秘结或溏泄，气味臭秽；舌苔厚腻，脉滑实有力。

治法：消食化滞，和胃降逆。

方药：保和丸。

本方由山楂、神曲、半夏、茯苓、陈皮、连翘、莱菔子组成。若因肉食而吐者，重用山楂；因米食而吐者，加谷芽；因面食而吐者，重用莱菔子，加麦芽；因酒食而吐者，加蔻仁、葛花，重用神曲；因食鱼、蟹而吐者，加苏叶、生姜；因豆制品而吐者，加生萝卜汁。

（3）痰饮内阻

症状：呕吐物多为清水痰涎，或胃部如囊裹水，胸脘痞闷，纳食不佳，头眩，心悸，或逐渐消瘦，或呕而肠鸣；舌苔白滑而腻，脉沉弦滑。

治法：温化痰饮，和胃降逆。

方药：小半夏汤合苓桂术甘汤。

小半夏汤由半夏、生姜组成；苓桂术甘汤由茯苓、白术、桂枝、甘草组成。前方以和胃降逆为主；后方则以温阳化饮为主。脘腹胀满，舌苔厚腻者，可加苍术、厚朴；脘闷不食者，加白蔻仁、砂仁；胸膈烦闷、口苦、失眠、恶心、呕吐者，可去桂枝，加黄连、陈皮。

（4）肝气犯胃

症状：呕吐吞酸，或干呕泛恶，脘胁胀痛，烦闷不舒，嗳气频频，每因情志不遂而发作或加重；舌边红，苔薄腻或微黄，脉弦。

治法：疏肝和胃，降逆止呕。

方药：四七汤。

本方由半夏、厚朴、茯苓、苏叶、生姜、大枣组成。若胸胁胀满疼痛较甚，加川楝子、郁金、香附、柴胡；若呕吐酸水，心烦口渴，可加栀子、黄连等；若兼见胸胁刺痛，或呕吐不止，诸药无效，舌有瘀斑者，可酌加桃仁、红花。

（5）脾胃虚寒

症状：饮食稍多即欲呕吐，时发时止，食入难化，胸脘痞闷，不思饮食，面色㿠白，倦怠乏力，四肢不温，口干不欲饮或喜热饮，大便稀溏；舌质淡，苔薄白，脉濡弱或沉。

治法：温中健脾，和胃降逆。

方药：理中丸。

本方由人参、白术、干姜、甘草组成。若呕吐较甚，加砂仁、半夏；若呕吐清水不止，可加吴茱萸、生姜；若久呕不止，呕吐之物完谷不化，汗出肢冷，腰膝酸软，舌质淡胖，可加制附子、肉桂等。

（6）胃阴亏虚

症状：呕吐反复发作，或时作干呕，恶心，胃中嘈杂，似饥而不欲食，口燥咽干；舌红少津，苔少，脉细数。

治法：滋养胃阴，和胃降逆。

方药：麦门冬汤。

本方由人参、麦冬、半夏、粳米、大枣、甘草组成。若呕吐较剧者，可加竹茹、枇杷叶；若口干、舌红，热甚者，可加黄连；大便干结者，加瓜蒌仁、郁李仁、火麻仁；伴倦怠乏力，纳差舌淡，加太子参、山药、薏苡仁。

第五节　恶　心

◉ 教您了解恶心

恶心是一种让人想呕吐的胃部不适感，常为呕吐的前驱感觉，常常伴有呕吐，但也可单独出现。恶心主要表现为上腹部的特殊不适感，常伴有头晕、流涎、脉搏缓慢、血压降低等迷走神经兴奋症状。

恶心是人体一种精神活动，多种因素均可引起恶心。恶心的诊断必须结合病史、其他临床症状，必要时需要辅助检查来找出引起恶心的确切病因，然后针对病因治疗，才能彻底解决问题。比较轻微的如晕动症的患者在乘坐车、船时可出现恶心或伴呕吐；暴饮暴食导致的消化不良引起恶心；精神紧张或情绪不良引起恶心等。同时一些疾病的存在也可导致恶心，消化系统的疾病如反流性食管炎、胃肠炎、胆石症、功能性消化不良、急性阑尾炎、十二指肠溃疡、胃溃疡等；其他系统的疾病如颅内高压、巨幼红细胞性贫血、糖尿病、颈椎病、早孕反应等。此外，恶心也见于使用化疗药物、洋地黄类药物、抗生素时出现的药物反应。

中医认为恶心为胃气上逆，泛恶欲吐之证。《罗氏会约医镜》："恶心者，胃口作逆，兀兀欲吐欲呕之状，或又不能呕吐，觉难刻过，此曰恶心，而实胃口之病也。"其病因复杂多样，有寒、有食、有痰、有宿水、有火邪等，均可引起恶心这一症状的发生。

◎辅助检查早知道，不让小病酿大祸

有明显诱因（如暴饮暴食、晕车晕船等）且偶尔才出现的恶心反胃，大多数可自行缓解，无须特殊的检查和治疗。但若恶心这一症状出现的频率较高，时间较长，并且伴有其他不适症状，则需及时就医检查治疗。下面为您介绍一下常用的检查方法。

（1）排除内脏器官疼痛疾病：腹部X线、B型超声等。

（2）排除中枢神经病变：头部CT、核磁共振、脑电图等。

（3）排除消化系统病变：腹部X线、B型超声、胃肠造影，必要时做腹部CT、肝功能检查、胰功能检查。

（4）排除中毒与代谢性疾病：临床生化检查。

（5）育龄期妇女应做相应检查排除妊娠可能。

（6）急性闭角型青光眼急性发作时，伴有剧烈头痛、恶心、呕吐等症状，有时会忽略了眼部症状，而误诊为急性胃肠炎或神经系统疾病，故必要时需要进行相关检查排除青光眼的可能。

以上检查项目仅供参考，具体以专业医生针对个体安排检查方案为准。

◎这些因素会引起或加重恶心，您知道吗

（1）饮食不良。暴饮暴食，过饥过饱，过食生冷油腻之品刺激胃肠，加重其负担。

（2）情绪不佳。生气、抑郁等不良情绪可通过神经系统引发恶心这一症状，反之该症状又可以影响情绪，形成恶性循环。

（3）感受外邪。食用变质食物或药物、外部撞击、感受寒邪或暑湿均可引起恶心的症状。

◎引起恶心的常见疾病鉴别，您学会了吗

恶心是一种主观感受，往往代表着机体出现不适，有时甚至是一些严重疾病发出的信号，如心脏病、中风前兆等。那么，各类疾病所出现的恶心症状有何不同？我们在生活中如何练就一双"火眼金睛"来保护自己和家人的健康呢？

（1）急性胃炎

多数急性起病，症状轻重不一。主要表现为上腹饱胀、隐痛，食欲减退，恶心，呕吐，嗳气，重者可有呕血和黑便，细菌感染者常伴有腹泻。严重者可有发热、呕血和（或）便血、脱水、休克和酸中毒等症状。体征主要为上腹压痛或脐周压痛，肠鸣音亢进。

（2）肝硬化

肝硬化起病隐匿，病程发展缓慢。临床上将肝硬化分为肝功能代偿期和失代偿期，代偿期大部分患者无症状或症状较轻，有症状者可见倦怠乏力，食欲不振，厌食油腻，恶心呕吐，右上腹不适或隐痛，腹胀，轻微腹泻等症状。

（3）高血压病

高血压起病隐匿，进展缓慢，早期可无症状。不少患者在体格检查时才发现血压升高。少数患者在出现心、脑、肾并发症时才发现血压升高。早期在精神紧张、情绪激动、劳累时血压升高，休息后降至正常，随着病情进展，血压持续升高。

（4）心力衰竭（右心衰竭）

主要由慢性持续淤血引起各脏器功能改变所致，如长期胃肠道淤血引起食欲不振、腹胀、恶心、呕吐等；肝淤血引起上腹饱胀，甚至腹痛；肾脏淤血引起肾功能减退，白天少尿，夜尿增多，蛋白尿等。

（5）阑尾炎

常有转移性右下腹痛，压痛限于麦氏点，恶心、呕吐、食欲不振。

（6）慢性胆囊炎

慢性胆囊炎表现为反复发作右上腹隐痛或胀痛，常伴有口苦及右肩背部胀满不适，进食油腻食物常加重。

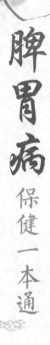

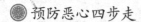

◉ **预防恶心四步走**

（1）饮食调摄

恶心与脾胃的健康与否息息相关，脾胃的正常运行对于预防恶心有着至关重要的作用。因此，对于一些会加重脾胃负担甚至对脾胃功能造成损伤的食物，我们应当要提高警惕。油腻、辛辣、甜腻之品，或过冷过烫的食物都尽量少吃。最重要的是绝对不要吃过期、变质的食物，饮酒等行为要量力而行。吃饭要定时定量，切不可过饱过饥。

（2）起居有常

保证足够的休息，避免过度劳累造成抵抗力下降。同时注意避御外邪，及时加衣，做好胃肠保暖工作以防寒邪侵袭。避免外来撞击等因素造成损伤。

（3）保持情绪愉快

紧张等不良情绪也可以引起恶心的症状。情绪保持稳定，精神保持舒畅，避免让自己长期处于紧张焦虑等不良情绪下。保持乐观开朗的个性并注意劳逸结合。

（4）及时治疗原发疾病

对于已经确诊的会引起恶心的疾病，要及时按照医嘱进行治疗，避免病情恶化。

◉ **几个生活中的小方法帮您缓解症状**

（1）缓饮温水法

如果是因为感受寒邪而导致的恶心，可以适量饮用温热水以期缓解，也可以在温水中加入少许食醋。

（2）芳香疗法

将新鲜的橘子皮或生姜放在鼻下，反复摇晃，利用其芳香辛辣的气味来帮助抑制恶心反胃。此法对于晕动症（晕车、晕船）较为有效。

（3）催吐法

如果明确是因为食用了不当的食物造成的恶心，那么催吐法是首选。用洗干净的手指按压舌根或扁桃体，同时挤压胃部使机体发生呕吐反应。如不能有效催吐，则需要求助医生使用专业手法进行催吐。

◎ 验方虽小，功效确好

（1）用丁香、木香各50g混合，每取20g，水煎服。用于气滞恶心反胃。

（2）用胡椒在醋中泡过，取出晒干，反复7次，研为末，加酒、糊做成丸子，如梧子大。每服三四十丸，醋汤送下。用于虚寒反胃呕吐。

（3）用茅根、芦根各100g，加水4000mL，煮至2000mL，一次服下。用于反胃，食肉即吐。

◎ 小小穴位功效大，治疗恶心效果佳

（1）内关穴：手厥阴心包经的常用腧穴之一。

定位：在前臂掌侧，曲泽与大陵的连线上，腕横纹上2寸，掌长肌腱与桡侧腕屈肌腱之间。

主治：心痛，惊悸，胃痛，呕吐，呃逆，健忘，失眠，胸胁痛，癫狂等。

操作：用手指揉按2～3分钟，可反复操作。

（2）足三里：属于足阳明胃经上的常用穴，有"肚腹三里留"的美称。

定位：在小腿前外侧，犊鼻穴下3寸，距胫骨前缘一横指。

主治：胃痛，恶心，呕吐，呃逆，噎膈，纳呆，消化不良，腹痛，腹胀，肠鸣，泄泻，痢疾，便秘，肠痈等。

操作：手指点按，可反复操作。

（3）中脘穴：属任脉上的常用穴。

定位：位于人体上腹部，前正中线上，当脐中上4寸。

主治：胃痛，呕吐，呃逆，反胃，腹痛，腹胀，泄泻，痢疾，疟疾，黄疸，水肿等。

操作：用手指揉按 2 ～ 3 分钟，可反复操作。

（4）巨阙穴：属任脉上的常用穴。

定位：前正中线上，当脐中上 6 寸。

主治：心胸痛，胃脘痛，呃逆，反胃，吞酸，噎膈，呕吐等。

操作：用手指揉按 2 ～ 3 分钟，可反复操作。

◉ 食疗功效很重要

（1）陈皮蜂蜜水

做法：将陈皮冲洗干净，切成细丝，放入茶壶并用开水冲泡 10 分钟，待水温降至 60℃ 左右时，加入适量蜂蜜调匀即可。用于腹胀恶心者。

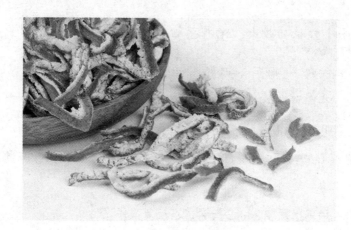

（2）姜橘茶

做法：生姜 6g，橘皮 3g。水煎服，每日 1 ～ 2 次。适用于腹中寒冷恶心。

（3）葡萄橙汁

做法：橙子去皮，剥瓣备用。葡萄洗净，可依据个人喜好去皮或去籽。将两种水果放入榨汁机，在果汁中加入适量蜂蜜。补充维生素，适合各种恶心。

◎ 西医怎么治恶心

（1）吗丁啉（多潘立酮）

组成：多潘立酮。

功效：增强胃蠕动，加快胃排空。需要注意的是止呕作用较弱。

用法用量：口服。成人一次 10 ~ 20mg，一日 3 次，饭前半小时服用，必要时睡前加服一次。

（2）胃复安

组成：甲氧氯普胺。

功效：中枢性镇吐药，主要用于多种原因引起的恶心、呕吐、食欲不振、消化不良、胃部胀满、嗳气等消化功能障碍。

用法用量：口服。每次 5 ~ 10mg，每日 3 次，饭前 30 分钟服用。5 ~ 14 岁儿童每次用 2.5 ~ 5mg，每日 3 次，餐前 30 分钟服用。

（3）乘晕宁

组成：茶本海明。

功效：用于因晕车、船引起的恶心，也可用于妊娠、放疗及术后等引起的恶心、呕吐。

用法用量：口服。每次 1 片，于乘车、船前半 30 分钟服。

（4）维生素 B_6

组成：维生素 B_6。

功效：有助于维持人体内激素的相对比例平衡，用于妊娠呕吐。

用法用量：口服。每次 10 ~ 20mg，每日 3 次。

需要注意的是，上述药物的使用具有严格的要求与规范，要事先征询医师的意见和同意，切莫自作主张，以免发生意外。

◎ 中医怎么治恶心

朱丹溪在其所著《丹溪心法》中写道："恶心有痰、有热、有虚，皆用生姜，随证佐药。"又言："恶心证多是胃中有火、有痰、有虚，宜六君子汤加姜汁、黄连之类。亦有胃受寒而恶心者，宜用丁香、理中之属。"明代龚信在《古今医鉴》中写道："虚者补之，热者清之，寒者温之；食与痰者，消之化之。皆用生姜及姜汁，随症佐药，其效最速。"

（1）有痰：大半夏汤治胃中痰火恶心。导痰汤（二陈汤加南星、枳壳）加竹茹、砂仁、姜炒黄连，治痰热呕吐，恶心气盛者。

（2）有热：二陈汤加黄芩（姜汁炒）、黄连（姜汁炒）、栀子治胃热恶心。

（3）有虚：六君子汤治脾胃微虚生痰；金水六君煎、理阴煎、温胃饮治脾肾虚寒；温胃饮或理中汤、圣术煎治脾胃虚寒。

（4）有寒：大半夏汤（即二陈汤去甘草加生姜）或理中汤治胃寒恶心。

◉ 家庭常备小药箱治恶心

（1）良附丸

组成：高良姜、香附（醋制）。

功效：温胃理气。用于寒凝气滞，脘痛吐酸，胸腹胀满。

用法用量：口服。一次3～6g，一日2次。

注：服药期间忌食生冷油腻不易消化的食物。脾胃阴虚、肝肾阴虚忌服。孕妇禁用。

（2）沉香曲

组成：防风、羌活、白芷、藿香、檀香、降香、沉香、厚朴（姜制）、枳壳（麸炒）、郁金、桔梗、甘草等。

功效：疏表化滞，舒肝和胃。用于表邪未尽，肝胃气滞，胸闷脘胀，胁肋作痛，吞酸呕吐。

用法用量：口服。一次9g，一日2次，煎服或供配方用。

注：不适用于脾胃阴虚者。

（3）保和丸

组成：半夏、陈皮、茯苓、莱菔子、连翘、六神曲、麦芽、山楂。

功效：用于食积停滞，脘腹胀满，嗳腐吞酸，不欲饮食。

用法用量：口服。每次 1～2 丸，一日 2 次。小儿酌减。

第六节 打 嗝

◉ 教您了解打嗝

打嗝即呃逆，是指以喉间频发短促呃呃声响、不能自制为主要表现的病证。西医学的单纯性膈肌痉挛，其他如胃炎、胃肠神经官能症、胃扩张，以及胸腹手术后等引起的膈肌痉挛出现呃逆，均可参考本病辨证论治。

健康人也可发生一过性呃逆，其原因多与饮食有关，如饮食过快、过饱，摄入过热或过冷的食物、饮料、酒水等。外界温度变化和过度吸烟亦可引起。这些类型的打嗝常自行消失，不属于疾病范畴。

呃逆的发生多由外邪犯胃、饮食不当、情志不遂、正气亏虚等，导致胃失和降、胃气上逆、动膈冲喉而发病。张介宾在《景岳全书·呃逆》述："呃之大要，亦惟三者而已，一曰寒呃，二曰热呃，三曰虚脱之呃。寒呃可温可散，寒去则气自舒也；热呃可降可清，火静而气自平也；惟虚脱之呃则诚危殆之证。"此为后世寒热虚实辨证分类及治法奠定了基础。李用粹在《证治汇补·呃逆》系统地提出治疗法则："治当降气化痰和胃为主，随其所感而用药。气逆者，疏导之；食停者，消化之；痰滞者，涌吐之；热郁者，清下之；血瘀者，破导之；若汗吐下后，服凉药过多者，当温补；阴火上冲者，当平补；虚而夹热者，当凉补。"此至今仍有参考价值。

◉ 辅助检查早知道，不让小病酿大祸

生理性打嗝一般可自行缓解，无须其他检查与治疗。若呃逆频繁或持续 24 小时以上，称为难治性呃逆，多发生于某些疾病。此时需做进一步检

查。针对上文提出的一系列病因，可选择如下检查。

（1）排除膈神经受刺激的疾病：发作时胸部透视可判断膈肌痉挛为一侧性或两侧性，必要时做胸部 CT 检查。

（2）排除心脏疾病：做心电图判断有无心包炎和心肌梗死等。

（3）排除中枢神经病变：做头部 CT、核磁共振、脑电图等检查。

（4）排除消化系统病变：腹部 X 线检查、B 型超声、胃肠造影，必要时做腹部 CT 和肝功能检查、胰功能检查。

（5）排除中毒与代谢性疾病：临床生化检查。

◎ 这些因素会引起或加重打嗝，您知道吗

（1）情绪不佳。此因素可引发打嗝，打嗝经久不愈又会使患者烦躁不安，从而加重膈肌痉挛，形成恶性循环。

（2）过食生冷食品，过饥过饱。刺激胃肠，加重其负担，可引起膈肌痉挛，导致打嗝的出现。

（3）从外受寒。吹冷风也可以引起膈肌痉挛，出现打嗝的表现。

◎ 认识打嗝常见的误区，您中招了吗

由于打嗝在生活中是一种十分常见的现象，所以民间有许多依靠经验来止打嗝的方法。这些方法是否真的有用，又有哪些禁忌呢？下面为您纠正一些治疗打嗝常见的误区。

（1）惊吓法：趁打嗝者不注意猛拍一下其后背，的确能止嗝。因为惊吓作为一种强烈的情绪刺激，可通过皮层传至皮下中枢，抑制膈肌痉挛。但该方法也会使人的精神突然紧张，可能会导致血压突然升高、心率过快。所以对有高血压、心脏病的患者应慎用，不建议随便使用。

（2）纸袋呼气法：用一个小塑料袋，罩住自己的口鼻，进行 3～5 次的深呼吸。把呼出的二氧化碳重复吸入，增加血液中二氧化碳的浓度，有时可抑制打嗝。但此方法会给心肺带来较大负担，故心肺功能不好的人慎用此法。

（3）屏气法：屏住呼吸30～45秒，或取一根干净的筷子放入口中，轻轻刺激上腭后1/3处，打嗝症状会停止。但心肺功能不好的人慎用此法。

（4）眼球压迫法：闭上眼睛，分别用双手的两根手指按压眼球，按住不动，保持大约1分钟。此法不适用于心脏病及青光眼等眼疾患者。

（5）含化食糖法：白糖能补中缓急，有治疗胃气不和的功效。取白糖50～100g，分2～4次放入口中含化，半小时内不要摄入其他食物和水。糖尿病及糖耐量异常者慎用。

🌀 三点同步防打嗝

打嗝常常难以自制，令患者感受到不适，有时甚至会影响到人们的学习和生活。因此，我们要做到"预防为先"，避免打嗝的出现对我们造成不便。下面为大家提供一些生活中的注意事项，可以从不同的方面帮助我们预防打嗝的发生。

（1）保持情志顺遂

恼怒伤肝，肝失疏泄，横逆犯胃；忧思伤脾或肝郁克脾，脾失健运，聚生痰湿，或素有痰湿，或肝火炼津化痰等，均可形成痰湿夹肝逆之气或肝郁之火致胃失和降，动膈而呃逆。

（2）起居方面

打嗝常因突然受寒或吃得过饱等因素引发，外感寒凉之邪，内客脾胃，寒遏中阳，胃气失和，寒气上逆动膈可导致呃逆之证。因此我们在日常生活中要避免过寒，在夏季也是如此，在空调房内要注意维持好适当温度，不要过分贪凉；进行游泳等活动时也要注意，时间不宜过长；尽量避免洗冷水澡等。只有寒温适宜，顺应自然，才能避免外邪侵袭人体。

（3）饮食方面

对于冰激凌、冰冻饮料一类的寒凉食物要适量。过食生冷，或过用寒凉药物，寒气客于胃，循手太阴肺经犯膈，膈间不利，胃气不降，肺失宣

第二章　常见脾胃病症状及未病先防

肃，气逆上冲咽喉而呃；过食辛热厚味，滥用温补之剂，燥热内盛，或进食太快太饱，致气不顺行，气逆动膈，发生呃逆。

◎ 生活中的小方法也可治打嗝

（1）呼吸调节法

包括深呼吸和屏气，可单独实施或合并使用。深吸气后迅速屏气，然后缓慢吐气，可反复几次。适用于由于精神刺激或进食过快的患者。心肺功能不全的患者慎用此法。

（2）牵舌止呃法

用消毒纱布包裹住舌体前部约 1/3 到 1/2 的部分，轻轻向外牵拉，使患者微有痛感后松手使舌头回缩，反复几次。

（3）喷嚏止呃法

让患者闻一下胡椒粉等刺激性的东西，使其打喷嚏，可有效止呃。

（4）按压眶上神经法

双手拇指按压患者两侧上眼眶（相当于眶上神经处），以患者耐受为限，双手拇指交替旋转 2～4 分钟，并让患者间断性屏气。

◎ 常用穴位巧按压，解决打嗝防尴尬

生活中，总是避免不了打嗝的发生，但如果发生在工作时或会面时，则会带来不小的困扰。这时身边可能没有合适的药物，那么如何解决这个问题呢？下面为大家介绍几个治疗打嗝的常用穴位，在遇到此类情景时，不妨一试。

（1）膈俞穴：足太阳膀胱经腧穴，是八会穴之血会。

定位：在背中，第 7 胸椎棘突下，旁开 1.5 寸。

主治：呕吐、呃逆、噎膈、胸满、胁痛、胃痛、癫狂、咳血、吐血、贫血、脊背痛等。

操作：点压 2～3 分钟，可反复进行。

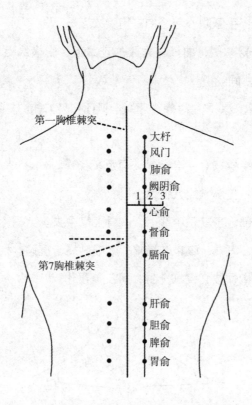

第一胸椎棘突

大杼
风门
肺俞
厥阴俞
1 2 3
心俞
督俞
膈俞

第7胸椎棘突

肝俞
胆俞
脾俞
胃俞

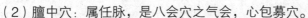

（2）膻中穴：属任脉，是八会穴之气会，心包募穴。

定位：在胸部前正中线上，平第 4 肋间，两乳头连线之中点。

主治：呃逆、咳嗽、胸痹心痛、腹部疼痛、心悸、心烦、呼吸困难。

操作：分揉法和推法，揉用中指端按揉，揉 50 ～ 100 次；推用双手拇指腹自膻中穴向外推动。

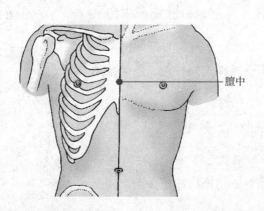

膻中

（3）内关穴：手厥阴心包经的常用腧穴之一。

定位：在前臂掌侧，曲泽与大陵的连线上，腕横纹上2寸，掌长肌腱与桡侧腕屈肌腱之间。

主治：心痛，惊悸，胃痛，呕吐，呃逆，健忘，失眠，胸胁痛，癫狂等。

操作：用手指揉按2～3分钟，可反复操作。

（4）天突穴：任脉常用穴位之一。

定位：在颈部，当前正中线上，胸骨上窝中央。

主治：呕逆、气喘、咳嗽、暴喑、咽喉肿痛、瘿瘤、梅核气。

操作：用手指揉按2～3分钟，可反复操作。

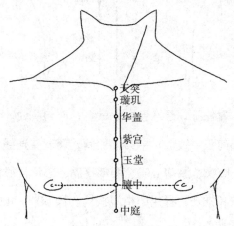

（5）少商穴：是手太阴肺经最末的一个穴。

定位：位于手拇指末端桡侧，指甲根角侧上方0.1寸处。

主治：咽喉肿痛、咳嗽、气喘、鼻衄；发热、中暑呕吐、心下满。

操作：打嗝时，用拇指按压少商，以感觉酸痛为度，持续半分钟。

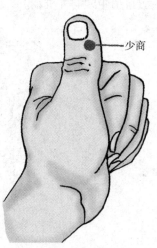

（6）足三里：属于足阳明胃经上的常用穴，有"肚腹三里留"的美称。

定位：在小腿前外侧，犊鼻穴下3寸，距胫骨前缘一横指。

主治：胃痛，恶心，呕吐，呃逆，噎膈，纳呆，消化不良，腹痛，腹胀，肠鸣，泄泻，痢疾，便秘，肠痈等。

操作：手指点按，可反复操作。

◉ 小小验方，辨证用药治打嗝

（1）柿蒂汤：柿蒂、丁香各9g，姜5片，水煎服。用于呃逆不已，舌淡苔白之胃气虚寒、胃失和降者。不适合胃热呃逆者。

（2）枇杷叶汤：生枇杷叶5～10g，水煎服。用于胃胀灼热，口酸或苦之胃热呃逆者。胃寒呃逆慎用。

（3）陈皮枳壳汤：陈皮15g，枳壳10g，水煎服。用于气滞引起的呃逆。

◉ 巧用药膳来施治，美味入口打嗝止

如果打嗝症状较轻，又不方便采用药物，不妨尝试一下从饮食方面作调整。下面为您介绍几款食疗小秘方。

（1）鸡蛋2只搅碎，用开水冲服，每日1次。用于久呃口干者。

（2）核桃仁15g打碎，用生姜汤冲服，每日1次。可用于久呃口干者。

（3）生姜6g，橘皮3g。水煎服，每日1～2次。适用于呃逆不止而致手足厥冷者。

（4）生姜切碎热水冲泡，趁热服下，对于胃部受寒所致的呃逆效果立竿见影。

（5）生姜汁5mL，白萝卜汁30mL，兑服。每日1～2次。

◉ 打嗝西医怎么治

（1）非药物治疗

①体外膈肌起搏器治疗。

②膈神经阻滞疗法。

③颈椎横突旁封闭疗法。

（2）药物治疗

①抗精神病类药物：哌甲酯（利他林）、氯丙嗪、多塞平、阿米替林等。

②抗癫痫、抗过敏、抗惊厥药：巴氯芬、德巴金、苯妥英钠、卡马西平、硫酸镁等。

③一般镇静药：安定（地西泮）、苯巴比妥、水合氯醛等；麻醉、镇痛药：利多卡因、氯胺酮等。

④中枢神经系统兴奋剂：麻黄碱、尼可刹米等。

⑤止吐药：胃复安、吗丁啉等。

需要注意的是，上述药物的使用具有严格的要求与规范，要事先征询医师的意见和同意，切莫自作主张，以免发生意外。

● 打嗝中医怎么治

（1）胃中寒冷

症状：呃声沉而有力，胃脘部及膈间不舒，得热则减，遇寒则甚，进食减少，喜食热饮，口淡不渴；舌淡苔薄而润，脉迟缓。

治法：温中散寒，降逆止呃。

方药：丁香散。

本方由丁香、柿蒂、高良姜、炙甘草组成。若寒气较重者，加吴茱萸、肉桂；若寒凝气滞，脘腹痞满者，加枳壳、厚朴、香附、陈皮；若寒凝食滞，脘闷嗳腐者，加莱菔子、制半夏、槟榔；若有表寒之邪者，可加紫苏、荆芥、防风、生姜。

（2）胃火上逆

症状：呃声洪亮有力，冲逆而出，口臭烦渴，多喜冷饮，脘腹满闷，大便秘结，小便短黄；舌红苔黄或燥，脉滑数。

治法：清火降逆，和胃止呃。

方药：竹叶石膏汤。

本方由竹叶、石膏、人参、麦冬、半夏、甘草、粳米组成。若呃逆甚，加柿蒂；腑气不通，脘腹痞满者，可加生大黄、厚朴；胸膈烦热，大便秘结者，可用凉膈散。

（3）气机郁滞

症状：呃逆连声，常因情志不畅而诱发或加重，胸胁满闷，脘腹胀满，或有嗳气纳呆，肠鸣矢气；苔薄，脉弦。

治法：理气解郁，降逆止呃。

方药：五磨饮子。

本方由木香、沉香、槟榔、枳实、乌药组成。原方中可加用丁香、代赭石。若肝郁明显者，加川楝子、郁金；若心烦口苦，气郁化火者，加栀子、丹皮；若气逆痰阻，昏眩恶心者，可用旋覆代赭汤加陈皮、茯苓；若痰蕴化热者，加黄连、竹茹、瓜蒌；若气滞日久成瘀，瘀血内结，胸胁刺痛，久呃不止者，可以血府逐瘀汤加减；若脘腹刺痛者宜膈下逐瘀汤。

（4）脾胃阳虚

症状：呃声低长无力，气不得续，泛吐清水，脘腹不舒，喜暖喜按，手足不温，食少乏力，大便溏薄；舌质淡，苔薄白，脉沉细。

治法：温补脾胃，和中止呃。

方药：理中丸。

本方由人参、白术、干姜、炙甘草组成。可加用吴茱萸、丁香、柿蒂等。若食滞，嗳腐吞酸者，加神曲、麦芽、莱菔子；若脘腹胀满，脾虚气滞者，加半夏、陈皮；若呃声难续，气短乏力，中气大亏者，加黄芪，并增加人参用量；若病久及肾，肾阳亏虚，形寒肢冷，腰膝酸软，呃声难续者，可加肉桂、紫石英、补骨脂、山萸肉、刀豆子。

（5）胃阴不足

症状：呃声短促而不连续，口舌干燥，不思饮食，或有烦渴，或食后饱胀，大便干结；舌红苔少，脉细数。

治法：养胃生津，降逆止呃。

方药：益胃汤。

本方由生地黄、麦冬、沙参、玉竹、冰糖组成。可加用橘皮、竹茹、枇杷叶、柿蒂等。若阴虚火旺，胃火上炎者，可加知母、石斛；若神疲乏力，气阴两虚者，可加党参或西洋参、生山药；大便干结者，加当归、蜂蜜。

◎ 家庭常备小药箱治打嗝

（1）良附丸

组成：高良姜、香附（醋制）。

功效：温胃理气。用于寒凝气滞，脘痛吐酸，胸腹胀满。

用法用量：口服。一次 3 ~ 6g，一日 2 次。

注：服药期间忌食生冷油腻不易消化的食物。脾胃阴虚、肝肾阴虚忌服。孕妇禁用。

（2）沉香曲

组成：防风、羌活、白芷、藿香、檀香、降香、沉香、厚朴（姜制）、枳壳（麸炒）、郁金、桔梗、甘草等。

功效：疏表化滞，舒肝和胃。用于表邪未尽，肝胃气滞，胸闷脘胀，胁肋作痛，吞酸呕吐。

用法用量：口服。一次 9g，一日 2 次，煎服或供配方用。

注：用于呃逆兼有食积者。不适用于脾胃阴虚者。

（3）舒肝丸

组成：川楝子、延胡索（醋制）、白芍（酒炒）、片姜黄、木香、沉香、豆蔻仁、厚朴（姜制）、陈皮、枳壳（炒）、朱砂等。

功效：疏肝和胃，理气止痛。用于肝郁气滞，胸胁胀满，胃脘疼痛，嘈杂呕吐，嗳气反酸。用于肝气犯胃引起的呃逆。

用法用量：口服。一次4g（20丸），一日2~3次，开水化服。

注：孕妇慎服。

（4）健胃消食片

组成：太子参、陈皮、山药、麦芽（炒）、山楂。

功效：健胃消食。用于脾胃虚弱所致的食积，不思饮食，嗳腐酸臭，脘腹痞满，消化不良所致的呃逆。

用法用量：口服。一次3片，一日3次。小儿酌减。

第七节　腹　痛

◉ 教您了解腹痛

腹痛是指胃脘以下、耻骨毛际以上部位发生的疼痛。西医中的肠易激综合征、消化不良、胃肠痉挛、不完全性肠梗阻、肠粘连、肠系膜和腹膜病变、腹型过敏性紫癜、泌尿系结石、急慢性胰腺炎、肠道寄生虫等以腹痛为主要表现的疾病均属本病范畴，可参照本节辨证论治。

◉ 肚子痛非小事

肚子痛即腹痛，是临床上常见的症状，而腹痛的病因极为复杂，绝不可掉以轻心，也不可乱服药物。

腹痛可分为急性腹痛和慢性腹痛。急性腹痛可见于腹腔器官急性炎症、空腔脏器阻塞或扩张、脏器扭转或破裂、腹膜炎症、腹腔内血管阻塞、腹壁疾病、胸腔疾病所致的腹部牵涉性痛、全身性疾病所致的腹痛。慢性腹痛可见于腹腔脏器的慢性炎症、空腔脏器的张力变化、腹腔脏器的扭转或梗阻、脏器包膜的牵张、中毒与代谢障碍、肿瘤压迫及浸润、胃肠神经功能紊乱等。

因此，不明原因的肚子痛应尽快到医院就诊，不可私自服用止痛药，以免掩盖病情。

◉ 不同部位的腹痛对应不同的疾病

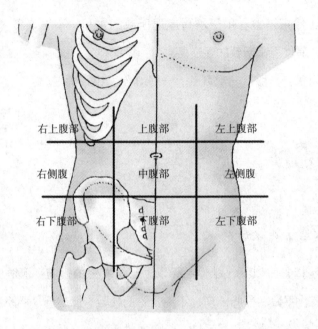

右上腹部	上腹部	左上腹部
右侧腹	中腹部	左侧腹
右下腹部	下腹部	左下腹部

临床上，我们把腹部分成九个部分，用2条水平线和2条垂直线画成一个"九宫格"，这样就有左右上腹部、左右侧腹部、左右下腹部、上腹部、中腹部和下腹部。这里说的左右，是人体自身的左手边和右手边，而上图的左边是我们的右侧，大家看图的时候不要弄反了。

（1）右上腹痛

可能是胆结石、胆囊炎、肝炎、肝癌等。右上腹是肝脏、胆囊所在的地方。如果右上腹痛，主要的病因有胆结石、胆囊炎、肝炎、肝脓肿等。胆囊疾病往往是吃饭后症状加重，痛感可以放射到背部。

（2）上腹部痛

可能是胃病、十二指肠溃疡、心绞痛等。上腹部是胃、十二指肠所在的地方，上腹部疼痛、不适，主要病因有胃、十二指肠溃疡，各种类型的胃炎或消化不良，常伴有反酸、嗳气、饱胀、嘈杂感、恶心等症状，并且常与饮食有关。但是心绞痛、大叶性肺炎等也会表现该部位的疼痛，常伴有胸闷、心前区压迫感、气促、咳嗽、发热等症状。

（3）左上腹痛

可能是胰腺病、胃病等。左上腹有胃、胰脏和脾脏。除各种胃病外，常见有胰腺疾病，胰腺炎往往腹痛剧烈，伴有恶心、呕吐、腹胀，常于酒后、暴饮暴食后发生。胰腺炎还可能由感染和高脂血症引起。值得注意的是，一些胰腺肿瘤患者常有该部位的疼痛，呈持续性，并放射至腰背部。

（4）右侧腹痛

可能是肾脏结石、输尿管结石、升结肠肿瘤等。右侧腹这里主要有升结肠和右侧肾脏。这个部位的疼痛，可能提示升结肠病、肾脏和输尿管结石等。

（5）中腹部痛

可能是急性肠炎、肠梗阻、铅中毒等。中腹部的腹痛主要来源于小肠，如急性肠炎、肠梗阻等，常伴有腹泻或腹部移动性腹块；肠系膜疾病，如肠系膜血栓形成也常表现为脐区疼痛。另外，铅中毒的患者，其中一个症状也是以肚脐周围为主的腹痛。

（6）左侧腹痛

左侧腹有降结肠和左侧肾脏。左侧腹疼痛可能为降结肠疾病、肾脏和输尿管结石等。

（7）右下腹痛

可能是盲肠炎、阑尾炎、尿路结石或炎症等。右下腹有盲肠、阑尾，还有些生殖系统、泌尿系统的脏器也在这个区域。右下腹部疼痛，常源自阑尾、结肠、输尿管、卵巢等，如阑尾炎、升结肠肿瘤、尿路结石、卵巢囊肿蒂扭转等，可根据伴有发热、便血、腹部块物、血尿等症状来做初步判断。

（8）下腹部痛

可能是盆腔炎、前列腺炎、睾丸炎、直肠肿瘤、尿道结石或炎症等。

下腹部的主要脏器有子宫、膀胱和直肠。要注意子宫、膀胱和肠道疾病，比如盆腔炎、男性前列腺炎和睾丸炎、直肠炎、膀胱和尿道结石与炎症等。

（9）左下腹痛

可能是女子附件炎、宫外孕、乙状结肠炎、男子精索炎等。左下腹有乙状结肠、左侧输尿管、卵巢等。该区域不适，可能是乙状结肠炎症、男子精索炎、女子附件炎或宫外孕等。

◎ 腹痛，您知道如何预防吗

（1）做到"三不吃"

①不吃或少吃增加消化道负担的食物

因为这些食物生、冷、硬、黏、油腻，对消化道的刺激较为强烈，需要消化道系统花大工夫才能完成消化任务，给消化道带来了很大的负担。或许这种情况对一个身体健康的青年人来说不算什么，但对于老年人和体质差的人来说，就有可能引起消化功能紊乱而出现消化不良、腹痛等症状。

②不吃变质食物

在自由集市上购买食品时要提高警惕，不要将过期或变质的食品买回家。在家庭的日常生活中，要养成不吃存放过久、霉变、有异样气味、变质食品的习惯。特别在夏季，天气炎热，过夜食品容易变质，应该每日尽量少做些菜品，保证当日所需即可，少吃隔夜饭。

③不吃不洁食品

少在街头路边摊吃饭，特别是不要吃卫生消毒条件差的食品摊的生冷食品。在家中要重视食品的清洗和碗筷餐具的消毒，生吃的瓜果蔬菜务必多洗几遍，需要削皮的一定要削皮，严防传染病和急性胃肠炎的发生。

（2）吃得科学适量

对于一个人每日饮食的数量可不作硬性规定，简单的原则为"吃八分饱"，因为大脑的反应相对胃肠道会慢一些，当你感觉到十分饱的时候其实已经是十二分饱了。另外，一日三餐的合理安排应该是"早上吃好一些，中午吃饱一些，晚上吃少一些"。

（3）讲究饮食规律性

人的消化系统的工作是有一定的时间规律的，这种规律是千百年来人们的生活习性逐渐形成的。我们的饮食应尽量与这一规律保持一致。一般情况下，我们的食物营养大多是由糖、蛋白质、脂肪组成的混合食物，进食后约需4个小时才能完成消化并排空。所以，在白天我们应保持隔4个小时左右的时间再次进食，也就是早饭8点左右，午饭12点左右，晚饭5点左右。这种定时进食可使胃肠功能保持相对稳定，避免紊乱而引起的腹痛性疾病。

◎ 教您一套慢性腹痛保健操

（1）预备式

平卧床上，双目微闭，呼吸调匀，右手掌重叠于左手背上，将左手掌心轻轻放在下腹部，静卧1～3分钟。

（2）团摩脐周

右手掌心叠放在左手背上，将左手掌心放在肚脐下，开始适当用力顺时针绕脐周团摩腹部0.5～1分钟。以腹部发热为佳。

功效：温经散寒，调理气血。

（3）团摩下腹

右手掌心叠放在左手手背上，将左手掌心轻轻放在下腹部，适当用力顺时针、逆时针各环形摩动0.5～1分钟，以皮肤发热为佳。

功效：益气壮阳，交通心肾。

（4）推腹中线

右手掌心叠放在左手手背上，将左手掌根按在剑突下，适当用力从剑突下沿腹中线向下推至脐部，反复操作0.5～1分钟。

功效：健脾和胃，调理气血。

（5）掌揉关元穴

右手掌心叠放在左手背上，将右手掌心紧贴在关元穴，适当用力按揉0.5～1分钟。

功效：益气壮阳，调理气机。

（6）拿提腹肌

以两手拇指与其余四指用力对合，拿捏腹部两侧肌肉，从上腹拿提到下腹部，反复操作0.5～1分钟。

功效：调中和胃，补肾纳气。

（7）推擦腰骶

取坐位，将双手掌根紧贴在同侧腰骶部，用力从腰部推至骶部，反复操作0.5～1分钟，使下腰部发热。

功效：补肾壮腰，理筋通络。

（8）合按内、外关穴

将一手的中指和拇指置于另一只手的外关穴和内关穴上，中指、拇指对合用力按压0.5～1分钟，双手交替进行。

功效：安神镇静，和胃理气。

（9）掐合谷穴

将一手指尖，按于对侧合谷穴，其余四指置于掌心。适当用力由轻渐重掐压0.5～1分钟。双手交替进行。

功效：理气通腑，解痉止痛。

（10）按揉足三里穴

身体前倾，将拇指指腹放在同侧足三里穴上，其余四指附于其后，适当用力按揉0.5～1分钟。以有酸胀感为佳。

功效：补脾健胃，调和气血。

小贴士

①腹中线：腹部正中间经过肚脐画一条线。

②剑突：胸前正中胸骨最下端的薄骨片。

③关元穴：位于腹中线上，肚脐下 3 寸处。

④腰骶部：腰骶部是指臀部上缘水平面的脊椎及以下的所有脊椎骨，包括五块腰椎、一块骶骨和尾骨，是脊柱正中，皮带下部位。

⑤外关穴：位于手背侧腕横纹正中直上 2 寸，尺桡两骨之间。与内关穴相对。

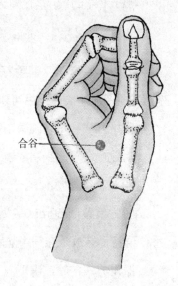

合谷

⑥内关穴：位于手掌侧腕横纹正中直上 2 寸，两筋之间。

⑦合谷穴：位于手虎口间，将一手拇指间关节横纹正对另一手拇、食指之间的指蹼边缘，此时拇指尖所指之处。

◉ 寒性腹痛，自制简易肚脐贴来帮忙

肚脐贴制作方法：取少量食盐放入锅中微微炒热，放入肚脐中，再切一片生姜放在肚脐上，然后贴上创可贴或盖上一层纱布。

功用：温胃散寒。

适用人群：因受寒或者过食生冷食物后腹痛的患者。

◉ 孩子腹痛老不好，家中常备一味中药

白芍——缓急止痛。

小孩子脾胃功能尚未完全发育成熟，很容易因为饮食不当而导致腹痛。其中最常见的是消化不良型腹痛，表现为腹痛拒按、腹部膨胀等。这种情况只需要一味白芍就能使疼痛缓解。白芍是一味非常常见的中药，具有很好的缓急止痛效果。家长可将白芍磨成粉末，加入少量温水让粉末溶解，再将其涂抹于小儿肚脐周围，用手指打圈按摩小儿脐周促进药性渗透，几分钟后腹痛就能缓解。

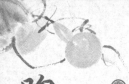

◉ 神奇的腹痛小偏方

（1）暖胃酒

配方：胡椒粒、茴香籽、鲜姜片、大葱须子各6g，白酒1斤（最好是高度白酒），浸泡2天后可以使用。

服用方法：每晚临睡前喝一大口。

功效：缓解因受寒或过食生冷食物引起的肚子胀痛。

（2）丁香酒

配方：黄酒50mL，丁香2粒，山楂6g，将黄酒放入瓷杯中再加入丁香，再将瓷杯放入蒸锅中隔水加热蒸炖10分钟。

服用方法：趁热喝下。

功效：缓解因饮食积滞而导致的腹胀、腹痛和吐泻。

（3）生豆油

配方：生豆油1小茶盅，开水1杯。

服用方法：开水冲服生豆油。

功效：缓解各种原因导致的腹部绞痛。

（4）隔盐灸

配方：食盐少许，艾绒少许。

操作方法：取仰卧位，用食盐填满肚脐，捏一小炷艾绒放到盐上，点燃，注意烧灼感太强烈时要及时取下艾绒，以免烫伤皮肤。连续灸2～3炷壮。

功效：缓解受寒后的腹痛或者虚寒腹痛。

◉ 教您几个腹痛食疗方

（1）生姜粥：生姜15g（打碎），放碗内，加入沸热粥，加盖焖片刻，加盐调味服食。适用于寒邪内阻型腹痛。

（2）大黄蜜糖水：大黄15g，加沸水200mL，泡15分钟，加蜂蜜适量，代茶饮用。适用于湿热壅滞腹痛。

（3）黄芪良姜糯米粥：黄芪 20g，高良姜 6g（研末），糯米 100g，红糖适量。将黄芪与糯米混合煮粥，再加入高良姜末及红糖煮片刻，趁热服食。适用于中虚腹痛。

（4）干姜粥：干姜 3g，高良姜 3g，粳米 60g。先煎干姜、高良姜取汁，去渣，再入粳米，同煮为粥。早晚各 1 碗。适用于脾胃虚寒型腹痛。

◎ 腹痛，看病前准备好回答这九个问题

（1）腹痛的发生有无明显诱因，是逐渐发生还是突然发生？

（2）腹痛发生的部位是整个腹部还是限于一侧，或者限于某个部位？

（3）腹痛的性质是胀痛、跳痛、钻痛、裂开样痛、刀割样痛还是隐痛？

（4）腹痛多发于一天中的哪个时间段，持续多久？

（5）腹痛有无规律性，与打喷嚏、咳嗽、用力排便等有无关系？

（6）腹痛的程度是否影响工作和睡眠？

（7）有无全身性疾病或者腹内疾病如胆结石、胃炎等？

（8）有无腹痛的伴随症状，如腹泻、便秘、反酸等？

（9）以前是否就此接受过治疗，用过的哪些药物有效，哪些药物无效？

◎ 腹痛需要进行哪些辅助检查

（1）腹部 B 型超声：可了解肝、胆、胰、脾、肾、胆总管等是否有肿瘤或其他严重病变，也可了解是否有腹水、腹部包块。

（2）胃镜：可了解食管、胃、十二指肠等部位是否有糜烂出血、溃疡、息肉、癌前病变、肿瘤等。

（3）结肠镜：可了解直肠、乙状结肠、降结肠、横结肠、升结肠、回肠末端等部位是否有溃疡或肿物病变。

（4）CT（适合于B型超声发现腹部病变或可疑腹部病变但B型超声检查效果不好者）：可了解腹腔内是否有腹水、肿瘤，或某些解剖上的异常如肠系膜梗阻等。

（5）胶囊内镜：主要适用粪便潜血阳性或腹痛可疑小肠疾病时，可对全胃肠道特别是数米长的小肠进行检查，发现小肠的病变。

◉ 腹痛西医怎么治

（1）急性腹痛者，在未明确诊断前，不能给予强效镇痛药，更不能给予吗啡或哌替啶（杜冷丁）等麻醉性镇痛药，以免掩盖病情或贻误诊断。只有当诊断初步确立后，始能应用镇痛药或解痉药来缓解患者的痛苦。

（2）已明确腹痛是因胃肠穿孔所致者，应禁食、输液，纠正水、电解质和酸碱平衡的紊乱，并应及时应用广谱抗生素预防和控制感染，为及时手术治疗奠定良好的基础。

（3）若急性腹痛是因肝或脾破裂所致时（如肝癌癌结节破裂或腹外伤致肝脾破裂等），腹腔内常可抽出大量血性液体，患者常伴有失血性休克。此时，除应用镇痛药外，还应积极采取补充血容量等抗休克治疗，为手术治疗创造良好条件。

（4）腹痛是因急性肠梗阻、肠缺血或肠坏死或急性胰腺炎所致者，应禁食并上鼻胃管行胃肠减压术，然后再采取相应的治疗措施。

（5）已明确腹痛是因胆石症或泌尿系结石所致者，可给予解痉药治疗。胆总管结石者可加用哌替啶（杜冷丁）治疗。

◉ 腹痛中医怎么治

（1）寒邪内阻

症状：腹痛拘急，痛势急暴，遇寒痛甚，得温痛减，口淡不渴，形寒肢冷，小便清长，大便清稀或秘结；舌质淡，苔白腻，脉沉紧。

治法：温中散寒，理气止痛。

方药：良附丸合正气天香散。

良附丸由高良姜、香附组成；正气天香散由乌药、香附、陈皮、紫苏、干姜组成。前方温里散寒；后方理气温中。服药后腹痛仍不缓解者加乌药、细辛、荜茇；伴恶心、呕吐者，加陈皮、砂仁；兼风寒感冒者，加紫苏、防风、荆芥穗；兼暑湿感冒者，加藿香、佩兰；大便秘结严重者加大黄。

（2）湿热壅滞

症状：腹痛拒按，烦渴引饮，大便秘结，或溏滞不爽，潮热汗出，小便短黄；舌质红，苔黄燥或黄腻，脉滑数。

治法：泄热通腑，行气导滞。

方药：大承气汤合（或）枳实导滞丸。

大承气汤由大黄、枳实、厚朴、芒硝组成；枳实导滞丸由大黄、枳实、黄芩、黄连、神曲、白术、茯苓、泽泻组成。若燥结不甚，湿热较重，大便不爽者，可去芒硝，加栀子、黄芩、黄柏；若少阳阳明合病，两胁胀痛，大便秘结者，可用大柴胡汤。

（3）饮食积滞

症状：脘腹胀满，疼痛拒按，嗳腐吞酸，厌食呕恶，痛而欲泻，泻后痛减，或大便秘结；舌苔厚腻，脉滑。

治法：消食导滞，理气止痛。

方药：枳实导滞丸。

本方由大黄、枳实、黄芩、黄连、神曲、白术、茯苓、泽泻组成。腹胀甚者加木香、莱菔子、槟榔，轻者可用保和丸。

（4）肝郁气滞

症状：腹痛胀闷，痛无定处，痛引少腹，或兼痛窜两胁，时作时止，得嗳气或矢气则舒，遇忧思恼怒则剧，善太息；舌质红，苔薄白，脉弦。

治法：疏肝解郁，理气止痛。

方药：木香顺气散。

本方由木香、青皮、橘皮、甘草、枳壳、川朴、乌药、香附、苍术、砂仁、桂心、川芎组成。若气滞较重，胁肋胀痛者，加川楝子、郁金；若痛引少腹睾丸者，加橘核、荔枝核、川楝子；若腹痛肠鸣、腹泻者，可用痛泻要方；若少腹绞痛，阴囊寒疝者，可用天台乌药散。

（5）瘀血内停

症状：腹痛较剧，痛如针刺，痛处固定，经久不愈，入夜尤甚；舌质紫暗，脉细涩。

治法：活血化瘀，和络止痛。

方药：少腹逐瘀汤。

本方由小茴香、干姜、延胡索、当归、川芎、官桂、赤芍、蒲黄、五灵脂、没药组成。若腹部术后作痛，可加泽兰、红花、桃仁；若跌仆损伤作痛，可加丹参、王不留行或服三七粉、云南白药、血竭；若下焦蓄血，大便色黑，可用桃核承气汤；若胁下积块，疼痛拒按，可用膈下逐瘀汤。

（6）中虚脏寒

症状：腹痛绵绵，时作时止，喜暖喜按，畏寒怯冷，神疲乏力，气短懒言，纳食不佳，面色萎黄，大便溏薄；舌质淡，苔白，脉弱或沉缓。

治法：温中补虚，缓急止痛。

方药：大建中汤或小建中汤。

大建中汤由川椒、干姜、人参、饴糖组成；小建中汤由桂枝、生姜、芍药、饴糖、炙甘草、大枣组成。若腹痛下痢，脉微肢冷，脾肾阳虚者，可用附子理中汤；若大肠虚，积冷便秘者，可用温脾汤；若中气大虚，少气懒言，可用补中益气汤。还可根据辨证选用当归四逆汤、黄芪建中汤等。

◉ 家庭常备小药箱治腹痛

（1）良附丸

组成：高良姜、香附（醋制）。

功效：温胃理气。用于寒凝气滞，脘痛吐酸，胸腹胀满。

用法用量：口服。一次 3 ~ 6g，一日 2 次。

注：服药期间忌食生冷油腻不易消化的食物。脾胃阴虚、肝肾阴虚忌服。孕妇禁用。

（2）枳实导滞丸

组成：大黄、神曲（炒）、枳实（麸炒）、黄芩（酒炒）、黄连（酒炒）、白术（土炒）、茯苓、泽泻。

功效：消积导滞，清利湿热。用于饮食积滞、湿热内阻所致的脘腹胀痛，不思饮食，大便秘结，里急后重。

用法用量：口服。一次6～9g，一日2次。

（3）理中丸

组成：人参、干姜、白术、甘草。

功效：温中散寒，补气健脾。用于脾胃虚寒，呕吐泄泻，胸满腹痛，及消化不良见上述证候者。

用法用量：口服，一次8丸，一日3次。

（4）风油精

组成：薄荷脑、水杨酸甲酯、樟脑、桉油、丁香酚。辅料为香精、叶绿素、液状石蜡。

功效：清凉，止痛，祛风，止痒。用于蚊虫叮咬及伤风感冒引起的头痛，头晕。

用法用量：外用，取适量涂于肚脐周围。

第八节　腹　泻

教您了解腹泻

腹泻又名泄泻，泄泻是以排便次数增多、粪便稀溏，甚至泻出如水样为主要表现的病证。古代将大便溏薄而势缓者称为泄，大便清稀如水而势急者称为泻，现统称为"泄泻"。泄泻是一个病证，西医中器质性疾病，如急性肠炎、炎症性肠病、吸收不良综合征、肠道肿瘤、肠结核等，功能性疾病如肠易激综合征、功能性腹泻等以泄泻为主症的疾病，可以参照本节辨证论治。

泄泻的病因主要为感受外邪，饮食所伤，情志不调，禀赋不足及年老体弱、大病久病之后脏腑虚弱。①感受外邪：外感寒湿暑热之邪伤及脾胃，使脾胃升降失司，脾不升清；或直接损伤脾胃，导致脾失健运，水湿不化，引起泄泻。因湿邪易困脾土，以湿邪最为多见，故有"湿多成五泄""无湿不成泻"之说。②饮食所伤：饮食不洁，使脾胃受伤，或饮食不节，暴饮暴食或恣食生冷辛辣肥甘，使脾失健运，脾不升清，小肠清浊不分，大肠传导失司，发生泄泻。③情志失调：抑郁恼怒，易致肝失条达，肝气郁结，横逆克脾，或忧思伤脾，均可致脾失健运，水湿不化，发生泄泻。④禀赋不足，病后体虚：年老体弱，脏腑虚弱，脾肾亏虚；或大病久病之后，脾胃受损，肾气亏虚；或先天禀赋不足，脾胃虚弱，肾阳不足，均可导致脾胃虚弱或命门火衰。脾胃虚弱，不能腐熟水谷、运化水湿，积谷为滞，湿滞内生，清浊不分，混杂而下，遂成泄泻。⑤肾阳虚衰：年老体衰，阳气不足，或脾胃受损，损及肾阳，或房劳过度，命门火衰，脾失温煦，运化失常，清浊不分，而成泄泻。且肾为胃之关，主司二便，若肾气不足，关门不利，则大便泄泻。

腹泻可分为急性和慢性两类。以中医角度来看则是泄泻病性有虚实之分，实证多因湿盛伤脾，或饮食伤脾，暴泻以实证为主。虚证见于劳倦内伤、大病久病之后，或他脏及脾，如肝木克脾，或肾阳亏虚，不能温煦脾脏，久泻以虚证为主。急性泄泻，经及时治疗，可在短期内痊愈。一些急性泄泻因失治或误治，迁延日久，可由实转虚，转为久泻。

正常的大便应为圆柱形，较软。异常的形状包括太硬、太烂甚至呈黏液或水状。若大便干硬，意味着食物残渣在大肠内停留时间过长；若大便稀烂，有可能是胃肠功能紊乱，肠蠕动过快等原因所致；若大便呈糊状，则多见于胃肠消化不良等原因；而如果大便呈水样等液体状，则有可能是急性肠炎或细菌感染性腹泻等所致。偶尔发生的大便形状改变，可能跟某次进食不当等原因有关，不必过于紧张。但如果大便持续呈现异常性状，最好到医院做相关辅助检查，及时排除患相关肠胃疾病的可能性。正常情况下，人体排便间隔应是每天 1 次或隔天 1 次，排便时间一般不超过 10 分钟。上了年纪的老人由于胃肠蠕动功能不好，在排便时间、间隔、次数上都会稍微长一点，仍属于正常范畴。大便的性状和次数异常，有时候是器质性疾病（某个器官的某个部位出了问题），也可能是功能性问题。因此在日常生活中养成良好的排便习惯，注意留心观察自己的排便习惯和大便状态很重要。一旦排便异常，就要重视起来，因为这很有可能意味着你的肠道出了问题，最好第一时间去找相关专科医生咨询。

西医学定义腹泻是指排便次数明显超过平日习惯的频率，粪质稀薄，水分增加，每日排便量超过 200g，或含未消化食物或脓血、黏液。腹泻常伴有排便急迫感、肛门不适、失禁等症状。急性肠炎、慢性肠炎、胃肠功能紊乱、腹泻型肠易激综合征、肠结核等肠道疾病，均可导致腹泻症状。

◉ 易导致腹泻的五类食物

（1）变质的食物

食用过期变质的食物会引起腹泻，因为过期的食物里面会滋生很多细菌，如大肠杆菌、沙门菌、志贺氏菌。还易感染病毒，如轮状病毒、诺瓦克病毒、柯萨奇病毒等。

（2）没有烧开的水

没有烧开的水中残留有很多未被杀灭的细菌，喝了以后会引起腹泻，有些纯净水长时间不喝，也会滋生细菌，不宜饮用。

（3）巴豆

巴豆，味辛，性热，有毒，入胃、大肠经。全株有毒，种子毒性大；食后引起口腔、咽喉、食道灼烧感，恶心，呕吐，上腹部剧痛，剧烈腹泻，严重者大便带血，头痛、头晕，脱水，呼吸困难，痉挛，昏迷，肾损伤，最后因呼吸及循环衰竭而死。

（4）生冷油腻食物

吃生冷油腻食物，以及不卫生或者未做熟的食物会损伤脾胃运化功能，从而引起拉肚子。

（5）不宜同食的食物

很多食物之间因性味与化学反应的关系，同食容易导致腹泻，如螃蟹与黄瓜同食性味太凉，容易引起腹泻；蒜与何首乌不宜同食，蒜降低何首乌药性，阻碍营养吸收，易导致腹泻。

◉ 预防腹泻应知道

避风寒，慎起居，调饮食，调情志。忌生冷油腻、肥甘厚味。注意保暖。调节情志，勿悲恐忧伤，暴泻者要减少饮食，可给予米粥以养护胃气。若虚寒腹泻，可予姜汤饮之，以振奋脾阳，调和胃气。如有泄泻严重者，甚至一日十余次者，应及时就医，防止发生厥脱重症。暴泻停止后也要注意清淡饮食，调养脾胃至少一周时间。久泻者尤应注意平素避风寒，勿食生冷食物。脾胃素虚患者可食用药食同源的食疗方以健脾补气，如将山药、薏苡仁、莲子、扁豆、芡实、大枣等熬粥，日常服用以调理脾胃，亦可艾灸或隔姜灸足三里、神阙等穴位，以温中健脾。

◉ 民间小偏方，治疗腹泻有奇效

（1）洋葱糖浆：将洋葱100g捣烂，在温水中浸泡2小时，取汁加糖制成洋葱糖浆。用法与用量：每天服3～4次，每次10～15mL。此方有杀菌止痢的功效，适用于肠炎、腹泻。

（2）芡实、百合各60g，粳米适量，煮稀饭共食。

（3）三红治腹泻：红糖30g，山楂30g，红茶10g，共煮饮汤，分2～3次服完。

（4）大蒜瓣2~4个，加白糖适量，捣烂，用开水冲匀，一次服下，一日2次，1~2天即愈。治疗急性肠炎导致的腹泻。

（5）鸡蛋清1个，白酒25mL，混合，每晚睡前服。治疗慢性肠炎导致的腹泻。

（6）盐醋水。吃东西不洁或着凉导致腹泻时，可取食醋20mL加食盐少许，待食盐充分溶解后服下，饭前饭后均可，每天3次。

◉ 两种食物止腹泻

（1）香蕉

有研究发现香蕉对强制性不动所诱发的大鼠胃溃疡有保护作用。这种保护作用可能是由于香蕉中所含的5-羟色胺使胃酸降低，以及香蕉肉缓和刺激的原故。香蕉本身也有润肠的功效，所以饭后（不宜过饱）吃一根香蕉，有养胃的效果。香蕉中含有大量果胶质，能吸收肠腔内的水分使大便成形，减少大便次数。香蕉皮中含有蕉皮素，可抑制真菌和细菌，把生香蕉连皮蒸熟吃能止泻。

（2）石榴

石榴具有杀虫、收敛、涩肠、止痢等功效。石榴的果实维生素C含量丰富。石榴的醇浸出物及果皮水煎剂则具有广谱抗菌作用，其对金黄色葡萄球菌、溶血性链球菌、霍乱弧菌、痢疾杆菌等有明显的抑制作用。中医认为，石榴性温，味甘，具有生津止渴，收敛固涩，止泻止血的功效；主治津亏口燥咽干，烦渴，久泻，久痢，便血，崩漏等病症。

◉ 推拿治腹泻，方便又快捷

（1）寒湿型腹泻

因寒湿侵袭肠胃，致使脾胃运化失常、升降失司所导致。主要表现为泄泻清稀，腹疼肠鸣，脘肚胀满，恶寒发热，头疼身困，肢体酸痛，亦可伴有呕吐。

操作：双手五指并拢，掌根贴在同侧腰骶，从上到下推擦多次，直到腰骶发热。

（2）伤食型腹泻

因饮食不节，或者饮食生冷不洁之物，致使积食不消，传化失常。主要表现为腹疼肠鸣，泻下臭如败卵，泻后痛减，脘腹痞胀，嗳腐酸臭，食欲不佳，舌苔垢浊等。

操作：按摩下脘、天枢、关元、大肠俞、手三里、孔最等穴位。以手掌揉按肚脐周围，帮助消食。

（3）脾胃虚弱型腹泻

因脾胃气虚、运化无权、升降失常、清浊不分所导致，主要表现为大便溏薄，腹泻时好时坏，水谷不化，纳呆肚胀，神疲乏怠，面色萎黄，舌淡苔白等。

操作：按摩中脘、下脘、关元、胃俞、肾俞、大肠俞、手三里、孔最穴，以局部酸胀为宜。掌或者拇指揉压气海，以温中散寒。

（4）命门火衰型腹泻

人体肾阳不振，命门火衰，则阴寒内盛，并且阳气不行于下焦。所以可出现黎明时分脐下作痛，肠鸣泄泻，泻后稍舒，腹部怕寒，偶感发胀，下肢欠温，舌淡苔白，脉象沉细等症状。

操作：按摩命门、肾俞、下脘、气海、关元等穴位，以局部酸胀为好。

（5）肝气乘脾型腹泻

肝郁气逆，克乘脾土，则造成气机失调，脾失健运，清浊相混而下成腹泻。主要表现为一旦心情郁怒，就会发生腹疼泄泻，平常也常常出现精神忧郁，胸胁痞闷，嗳气纳少，舌质淡红，少苔等症状。

操作：按摩肝俞、大肠俞穴，以局部酸胀为好。以手掌逆时针按摩腹部 50 次，每天 3~5 回。

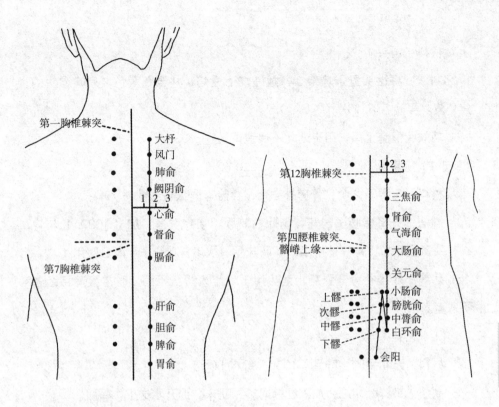

第一胸椎棘突

大杼
风门
肺俞
厥阴俞
心俞
督俞
膈俞

第7胸椎棘突

肝俞
胆俞
脾俞
胃俞

第12胸椎棘突

三焦俞
肾俞
气海俞
大肠俞

第四腰椎棘突
髂嵴上缘

关元俞
小肠俞
膀胱俞
中膂俞
白环俞

上髎
次髎
中髎
下髎

会阳

❀ 美味膳食治腹泻

（1）鲫鱼汤

材料：荜茇 10g，缩砂仁 10g，陈皮 10g，大鲫鱼 1000g，大蒜 2 头，胡椒 10g，泡椒 10g，葱、盐、酱油各适量。

制法：将鲫鱼去鳞和内脏，洗净，在鱼腹内装入陈皮、砂仁、荜茇、蒜、胡椒、泡椒、葱、盐、酱油备用。锅内放入油烧热，将鲫鱼放锅内煎，再加水适量，炖煮成羹即成。空腹食之。

功效：温中祛寒。用于脾胃虚寒型慢性腹泻。

（2）莲薏粥

材料：白莲肉 30g，薏苡仁 30g，粳米 50g。

制法：白莲肉泡去皮，与另两味加水煮成粥。分数次温食。

功效：健脾祛湿。用于脾虚泄泻。

（3）烤馒头

材料：馒头1个。

制法：将馒头置于烤架上，放在炉上慢烤，烤至焦黄色，只吃馒头的焦外皮。早晚各吃1次。

功效：健脾止泻。用于消化不良泄泻。

（4）猪肾汤

材料：猪腰子2个，骨碎补20g，食盐等调味品适量。

制法：先将猪腰子剖开，剔除白筋膜，切片洗净，加水1000mL与骨碎补共煮至熟。将骨碎补捞出，下调味品。饮汤食猪腰子。隔日服用1次。

功效：疗虚补肾，强身止泄。用于老年人肾虚不固，时常腹泻且经久不愈者。

（5）无花果叶

材料：无花果叶（鲜品）100g，红糖50g。

制法：将鲜叶切细，加入红糖同炒，研末。温开水送下，顿服。

功效：固肠止泻，用于经年泄泻不愈。

快速缓解腹泻，教您几招

（1）石榴皮泡茶：把石榴掰开，去掉里面的石榴籽，只要皮，用开水泡30分钟之后服用，对腹泻腹痛有很好的疗效。

（2）多喝水：腹泻患者由于大量排水样便，导致身体严重缺水，电解质紊乱，此时必须补充大量水分。

（3）补充电解质：及时喝一点含有氯化钠、氯化钾、葡萄糖、枸橼酸钠等能够迅速补充体内因腹泻丢失的电解质的饮品。

（4）揉肚子：腹泻伴有腹痛、恶心呕吐等症状，可以将双手搓热之后，按揉肚脐周围，可以马上起到暖胃祛寒的作用，帮助胃肠消化。

（5）节食：可以减少胃肠道压力，起到缓解腹泻的作用，特别是对于消化不良性腹泻。

（6）喝姜汤，吃大蒜：姜汤能祛寒止痛，大蒜油有抗菌消炎的作用，两者均能迅速缓解腹泻。

◉ 腹泻，看病前准备好回答这九个问题

（1）腹泻是急性发作还是持续了几个月的间歇性发作？

（2）腹泻的频率和严重程度是否影响到正常生活？

（3）腹泻一般发生在哪个时间段？

（4）发病之前是否摄入不干净的食物或饮料？

（5）平时性情缓和还是急躁易怒，发病前有无剧烈的情绪波动？

（6）发病前期有无其他疾病，如感冒、胃炎、肠炎、肝胆疾病？

（7）泻下粪便色质清稀如水还是黄褐恶臭？

（8）是否有其他伴随症状如腹痛肠鸣、饮食减少、恶寒发热、鼻塞头痛、烦热口渴、便后肛门灼热、形寒肢冷、腰膝酸软等？

（9）以前是否就此接受过治疗，哪些药物有效，哪些药物无效？

◉ 腹泻需进行哪些辅助检查

（1）超声检查：可了解有无肝胆胰腺疾病。

（2）X线检查：包括腹部平片、钡餐、钡灌肠、CT以及选择性血管造影，有助于观察胃肠道黏膜的形态、胃肠道肿瘤、胃肠动力等。螺旋CT仿真内镜可提高肠道病变的检出率和准确性。

（3）内镜检查：消化道内镜检查对于消化道肿瘤、炎症等病变具有重要的诊断价值。

◉ 腹泻西医怎么治

（1）病因治疗

感染性腹泻需根据病原体进行治疗；乳糖不耐受和麦胶性肠病需分别剔除食物中的乳糖或麦胶类成分；高渗性腹泻应停食引发症状的食物或

药物；治疗胆汁酸缺乏所致的脂肪泻，可用中链脂肪代替日常食用的长链脂肪。

慢性胰腺炎可补充胰酶等消化酶；过敏或药物相关性腹泻应避免接触过敏原，停用有关药物；炎症性肠病可选用氨基水杨酸制剂、糖皮质激素及免疫抑制剂；消化道肿瘤可手术切除或化疗。

（2）对症治疗

纠正腹泻所引起的水、电解质紊乱和酸碱平衡失调；对于严重营养不良者，应给予营养支持；严重的非感染性腹泻可用止泻药。

◉ 腹泻中医怎么治

1.暴泻

（1）寒湿内盛

症状：泄泻清稀，甚则如水样，脘闷食少，腹痛肠鸣，或兼恶寒，发热，头痛，肢体酸痛；舌苔白或白腻，脉濡缓。

治法：芳香化湿，解表散寒。

方药：藿香正气散。

本方由藿香、厚朴、苏叶、陈皮、大腹皮、白芷、茯苓、白术、半夏曲、桔梗、甘草、生姜、大枣组成。若表邪偏重，寒热身痛，可加荆芥、防风，或用荆防败毒散；若湿邪偏重，腹满肠鸣，小便不利，可用胃苓汤；若寒重于湿，腹胀冷痛者，可用理中丸。

（2）湿热中阻

症状：泄泻腹痛，泻下急迫，或泻而不爽，粪色黄褐臭秽，肛门灼热，烦热口渴，小便短黄；舌质红，苔黄腻，脉滑数或濡数。

治法：清热燥湿，分消止泻。

方药：葛根芩连汤。

本方由葛根、炙甘草、黄芩、黄连组成。若偏湿重宜加薏苡仁、厚朴；夹食滞者加神曲、山楂、麦芽；如有发热、头痛、脉浮等风热表证，可加金银花、连翘、薄荷；如在夏暑期间，症见发热头重，烦渴自汗，小便短赤，脉濡数等，是暑湿入侵，表里同病，可用新加香薷饮合六一散。

（3）食滞肠胃

症状：腹痛肠鸣，泻下粪便臭如败卵，泻后痛减，脘腹胀满，嗳腐酸臭，不思饮食；舌苔垢浊或厚腻，脉滑。

治法：消食导滞，和中止泻。

方药：保和丸。

本方由山楂、神曲、半夏、茯苓、陈皮、连翘、莱菔子组成。若食滞较重，脘腹胀满，可因势利导，据"通因通用"的原则，用枳实导滞丸，以大黄、枳实为主。

2. 久泻

（1）肝气乘脾

症状：平时心情抑郁，或急躁易怒，每因抑郁恼怒，或情绪紧张而发泄泻，伴有胸胁胀闷，嗳气食少，腹痛攻窜，肠鸣矢气；舌淡红，脉弦。

治法：抑肝扶脾。

方药：痛泻要方。

本方由白术、白芍、防风、陈皮组成。若肝郁气滞，胸胁脘腹胀痛者，可加枳壳、香附、延胡索、川楝子；若脾虚明显，神疲食少者，加黄芪、党参、扁豆；若久泻不止，可加酸收之品，如乌梅、诃子、石榴皮等。

（2）脾胃虚弱

症状：大便时溏时泻，迁延反复，稍进油腻食物，则大便溏稀，次数增加，或完谷不化，伴食少纳呆，脘闷不舒，面色萎黄，倦怠乏力；舌质淡，苔白，脉细弱。

治法：健脾益气，化湿止泻。

方药：参苓白术散。

本方由人参、白术、茯苓、甘草、山药、莲肉、扁豆、砂仁、薏苡仁、桔梗、大枣组成。若脾阳虚衰，阴寒内盛，亦可用附子理中汤；若久泻不愈，中气下陷，而兼有脱肛者，可用补中益气汤，并重用黄芪、党参；还可以辨证选用升阳益胃汤、黄芪建中汤等。

（3）肾阳虚衰

症状：黎明前腹部作痛，肠鸣即泻，泻后痛减，完谷不化，腹部喜暖喜按，形寒肢冷，腰膝酸软；舌淡苔白，脉沉细。

治法：温肾健脾，固涩止泻。

方药：附子理中丸合四神丸。

附子理中丸由炮附子、人参、白术、炮姜、炙甘草组成；四神丸由补骨脂、肉豆蔻、吴茱萸、五味子、生姜、大枣组成。若年老体弱，久泻不止，中气下陷，加黄芪、升麻、柴胡，亦可合桃花汤。

◎ 家庭常备小药箱治腹泻

（1）藿香正气水

组成：广藿香油、紫苏叶油、白芷、苍术、厚朴（姜制）、生半夏、茯苓、陈皮、大腹皮、甘草浸膏。

功效：疏散风寒，化湿祛邪。主治寒湿入侵人体而致腹泻。

用法用量：口服。每次5mL，每日2次。用时摇匀。

（2）加味保和丸

组成：白术（麸炒），茯苓，陈皮，厚朴（姜炙），枳实，枳壳（麸炒），香附（醋炙），山楂（炒），六神（麸炒），麦芽（炒），法半夏。

功效：消食化积，和中止泻。主治食滞内伤导致的腹泻。

用法用量：口服。一次6g，一日2次。

（3）葛根芩连片

组成：炙甘草、葛根、黄连、黄芩。

功效：清热利湿。主治伴有完谷不化、大便如水样、肛门部灼热的湿热泄泻。

用法用量：口服。每次3~4片，每日3次。

第九节 便 秘

◎ 教您了解便秘

便秘，是以大便排出困难，排便周期延长，或周期不长，但粪质干结，排出艰难，或粪质不硬，虽频有便意，但排便不畅为主要表现的病证。西医学中的功能性便秘、肠易激综合征、肠炎恢复期之便秘、药物性便秘、内分泌及代谢性疾病所致的便秘均属本病范畴，可参照本节辨证论治。

◎ 您知道便秘是由哪些因素导致的吗

便秘以大便秘结，排出困难为主要表现，主要见于习惯性便秘、肠易激综合征、泻药性肠病、大肠癌、巨结肠、肠梗阻等引起的便秘。

（1）习惯性便秘：多有偏食、不吃蔬菜或饮食过于精细的习惯，或自幼未养成按时排便的习惯。体格检查、X线钡剂造影或肠镜检查未发现器质性病变即可诊断为习惯性便秘。

（2）肠易激综合征：慢性腹痛伴便秘，或腹泻便秘交替出现；在乙状结肠区常有间歇性绞痛，排气或排便后缓解；体格检查可在左下腹扪及充满粪便和痉挛的乙状结肠，有轻压痛。X线钡剂造影或肠镜检查无阳性发现，或仅有乙状结肠痉挛；其他原因引起的便秘即可确诊。

（3）泻药性肠病：由于便秘，或直肠、肛门病变，导致排便困难患者，长期应用泻药，造成排便对泻药的依赖称为泻药性肠病。除外内分泌、直肠、肛门等器质性便秘后，可考虑为泻药性肠病。

（4）大肠癌：大肠癌包括结肠癌和直肠癌。大肠癌的早期有大便习惯的改变，如便秘或腹泻，或两者交替出现。大肠癌多见于40岁以上的患者，尚有便血、腹部持续性隐痛、便秘、里急后重等，腹部检查或指肛检查可触及肿块。大便潜血持续阳性，钡剂造影及肠镜检查可确诊。

（5）巨结肠：巨结肠（megacolon）患者常有结肠显著扩张伴有严重便秘或顽固性便秘。可发生于任何年龄，分为先天性和后天获得性。

①先天性巨结肠：是一种肠道的先天性发育异常，由于神经节缺如所致，见于幼婴儿，男性多于女性，有家族史。X线腹平片可见扩张的结肠，钡剂灌肠在直肠、乙状结肠区域有段狭窄带，其上段结肠显著扩张积粪。确诊依赖于结肠活检组织化学染色显示无神经节细胞。②慢性特发性巨结肠：常在年长儿童起病，或发生于60岁以上的老年人，病因不明。患者常由于习惯性便秘，出现性格改变及大便失禁。指肛检查在直肠壶腹部可触及粪便；X线腹部平片，老年患者整个结肠扩张，右半结肠有气体和粪便相混，儿童患者钡剂灌肠整个结肠扩张，充满粪便，无狭窄段。③中毒性巨结肠：是暴发性溃疡性结肠炎的一个严重的并发症。发病急，有高热及严重的中毒症状；有鼓肠及腹部压痛；白细胞计数增高，可有低蛋白血症和电解质紊乱；X线腹平片显示结肠增宽、胀气。

🌀 关于便秘的两个误区

（1）误区：便秘是小问题无须重视

由于便秘是一种较为普遍的症状，症状轻重不一，大部分人常常不去特别理会，认为便秘不是病，不用治疗，但实际上便秘的危害很大。便秘的"报警"症状包括便血、贫血、消瘦、发热、黑便、腹痛等。如果出现了这些"报警"，且自身有肿瘤家族史，应马上去医院就诊，接受进一步检查。老年人便秘更要引起注意，谨防引起心绞痛、脑出血、肺气肿、痔疮和肛裂等。

（2）误区：排便次数减少就诊断为便秘

排便的次数和习惯因人因环境不同而改变，一般每天1～2次，也有少部分人间隔3～5日排便1次，却不感排便困难，这种情况下不认为存在异常。因此，不能仅因为排便次数的减少来确定是否存在便秘，而应该根据每人的排便习惯来确定。工作或外出时，因环境特殊有时需忍耐便意，但这种方式从长期来讲是不可取的。长期如此可使直肠对粪便的压力刺激逐渐失去敏感性，使排便感减退，加之粪便在肠内停留时间过久，水分重吸收过多，导致粪便干硬，造成排便困难。

◎便秘患者的七类饮食禁忌

俗话说"病从口入"，说明饮食对疾病的影响巨大。看住了嘴，病就好治了，防患于未然，这是中医治未病思想的集中体现。以便秘来说，具体的食物禁忌就有很多。

（1）不宜食用糯米

糯米味甘，性温，有令人多热、大便坚硬的作用。而便秘者应清热通便，不应温中补益。所以，便秘患者不宜食用糯米。

（2）不宜食用莲子

大便秘结应滋润通肠，不应收敛涩肠。莲子收敛作用较强，食用后可使便秘的症状加重。

（3）不宜食用高粱

对于热结便秘患者，应当清热通便不应温中固涩。高粱性温热，所含的化学成分单宁有收涩的作用，既温中又涩肠，便秘患者服食后很容易加重病情。

（4）不宜食辛辣刺激物

酒、咖啡、浓茶、辣椒、生姜、大蒜、韭菜、狗肉、羊肉、鸡肉、香菜、芹菜等辛辣温热和能起兴奋作用的食物，会使胃肠燥热内积、津液不布、燥屎结滞。因此，这类食物不宜多吃，特别是浓茶含鞣酸和咖啡因等物质，能减少胃肠道的蠕动，有一定的收敛作用。若便秘者大量饮用，会使症状加重。

（5）不宜食用柿子

柿子寒涩收敛，含有鞣酸，食用后可以减少肠液分泌而发生便秘。

（6）不宜食用糖

便秘患者应该不食或少食糖类食物，因为糖能减弱胃肠道的蠕动，加重便秘症状，而便秘又可诱发和加重痔疮等肛肠疾患。

（7）不宜食蛋白质、钙质食物

如果摄入含有大量蛋白质或钙质的食物，如乳类、瘦肉类、鱼类、虾米皮、鸡蛋、动物软骨、豆制品、海带、紫菜等，就会使大便呈碱性，干燥而量少，难以排出。

◎ 便秘患者应怎样吃

（1）首先要改变不良的饮食习惯

食物不可过于精细，主食要多样化，粗细粮搭配，不要忽视豆制品的摄入。冬天不忘红小豆，夏天不忘绿小豆，每天吃一顿麦片粥，经常吃全麦面包。

（2）蔬菜和水果是膳食纤维的良好来源

每天保证摄入 500g 蔬菜，其中芹菜、木耳、海带、蘑菇等应经常出现在餐桌上。白天保证摄入 100~200g 的水果，香蕉、苹果最相宜。牙口不好的老年人，要吃带馅的食物，如包子、蒸饺、水饺等，或把蔬菜切成菜末做熟，水果制成果泥（用豆浆机或食物料理机搅碎成泥）。

（3）每天 1～2 盒酸奶。

（4）要增加饮水量，每天应饮水 2000mL 左右。

◎ 这样按摩可以缓解便秘

（1）按摩腹部：仰卧于床上，用右手或双手交叠按于腹部，按顺时针做环形而有节律的摩腹，力量适度，动作流畅。操作 3～5 分钟。

（2）按揉天枢穴：仰卧于床上，用中指指腹放在同侧的天枢穴上，中指适当用力，顺时针按揉 1 分钟。

提示：天枢穴在中腹部，取穴的时候要仰卧，肚脐左右 2 寸的地方就是天枢穴，简单取穴法：可以并拢三指，肚脐向左右三指宽的地方就为天枢穴。

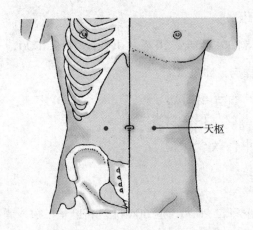

天枢

（3）掌揉中脘穴：仰卧于床上，左手的掌心紧贴于中脘穴上，将右手掌心叠放在左手背上，适当用力揉按1分钟。

提示：中脘穴位于人体上腹部，前正中线上，当脐中上4寸。

（4）推肋部：仰卧于床上，两手掌放在体侧，然后用掌根从上向下推两侧肋部，反复做1分钟。

（5）按揉关元穴：仰卧于床上，用一手中指指腹放在关元穴上，适当用力按揉1分钟。

提示：关元穴位于脐下3寸处。

（6）提拿腹肌：仰卧于床上，两手同时提拿捏腹部肌肉1分钟。

学做缓解便秘的粥品

（1）红薯粥

食物原料及制法：红薯500g，洗干净，连皮切成小块，加粳米250g及适量水煮粥，待粥成时，加适量白糖再煮片刻即可。

功用：滋补脾胃、开胃消食，促进胃肠运动。

（2）柏子仁粥

食物原料及制法：柏子仁15g，去皮捣烂，加粳米100g，放水适量煮

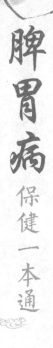

粥。待粥成后，加入适量蜂蜜即可。

功用：老年人及体弱便秘者较为合适。

（3）百合山药粥

食物原料及制法：百合、山药各100g，粳米100g，一起煮成粥，加入适量蜂蜜、白糖后，即可食用。

功用：用于气阴两虚便秘。

◎ 便秘的中医饮食保健

（1）麻子酒

用料制法：麻子仁250g，酒500mL。将麻子仁放入酒坛里，倒入酒密封，浸泡1天，过滤渣即可服饮。

用法用量：每日2次，每次温服10mL。

功用：润肠化燥，通淋活血。适宜于肠燥便秘者饮用，也可用于月经不调者。

（2）牛奶葱白蜜饮

用料制法：牛奶250mL，葱白100g，蜂蜜100g。将葱白洗净捣烂取汁，牛奶与蜂蜜混合煮沸，倒入葱白汁，再煮沸即可。

用法用量：每日早晨空腹服用。

功用：补虚除热通便。适宜于老年习惯性便秘者饮用。

◎ 便秘西医怎么治

（1）容积性泻剂

主要包括可溶性膳食纤维（果胶、车前草、燕麦麸等）和不可溶性膳食纤维（植物纤维、木质素等）。容积性泻剂起效慢但副作用小、安全，故对妊娠便秘或轻症便秘有较好疗效，但不适合作为暂时性便秘的迅速通便治疗。

（2）润滑性泻剂

能润滑肠壁，软化大便，使粪便易于排出，使用方便。如开塞露、矿物油或液状石蜡。

（3）盐类泻剂

如硫酸镁、镁乳，这类药可引起严重的不良反应，临床应慎用。

（4）渗透性泻剂

常用的药物有乳果糖、山梨醇、聚乙二醇－4000等。适用于粪便嵌塞或作为慢性便秘者的临时治疗措施，是对容积性轻泻剂疗效差的便秘患者的较好选择。

（5）刺激性泻剂

包括含蒽醌类的植物性泻药（大黄、弗朗鼠李皮、番泻叶、芦荟）、酚酞、蓖麻油、双酯酚汀等。刺激性泻剂应在容积性泻剂和盐类泻剂无效时才使用，有的较为强烈，不适于长期使用。蒽醌类泻剂长期应用可造成结肠黑便或泻药结肠，引起平滑肌的萎缩，损伤肠肌间神经丛，反而加重便秘。停药后可逆。

（6）促动力剂

对于因胃肠功能弱，无力推动糟粕前行导致的便秘，可根据情况选用适当的促动力剂。莫沙必利、伊托必利有促胃肠动力作用，普卢卡比利可选择性作用于结肠，促进结肠的蠕动。

● 便秘中医怎么治

1. 实秘

（1）热秘

症状：大便干结，腹胀或痛，口干口臭，面红心烦，或有身热，小便短赤；舌质红，苔黄燥，脉滑数。

治法：泻热导滞，润肠通便。

方药：麻子仁丸。

本方由麻子仁、芍药、枳实、大黄、厚朴、杏仁组成。若津液已伤，可加生地黄、玄参、麦冬；若肺热气逆，咳喘便秘者，可加瓜蒌仁、苏子、黄芩；若兼郁怒伤肝，易怒目赤者，加服更衣丸；若燥热不甚，或药后大便不爽者，可用青麟丸；若兼痔疮、便血，可加槐花、地榆；若热势较盛，痞满燥实坚者，可用大承气汤。

（2）气秘

症状：大便干结，或不甚干结，欲便不得出，或便后不爽，肠鸣矢气，嗳气频作，胁腹痞满胀痛；舌苔薄腻，脉弦。

治法：顺气导滞，降逆通便。

方药：六磨汤。

本方由沉香、木香、槟榔、乌药、枳实、大黄组成。若腹部胀痛甚，可加厚朴、柴胡、莱菔子；若便秘腹痛，舌红苔黄，气郁化火，可加黄芩、栀子、龙胆草；若气逆呕吐者，可加半夏、陈皮、代赭石；若七情郁结，忧郁寡言者，加白芍、柴胡、合欢皮；若跌仆损伤，腹部术后，便秘不通，属气滞血瘀者，可加红花、赤芍、桃仁等药。

（3）冷秘

症状：大便艰涩，腹痛拘急，胀满拒按，胁下偏痛，手足不温，呃逆呕吐；苔白腻，脉弦紧。

治法：温里散寒，通便止痛。

方药：温脾汤合半硫丸。

温脾汤由附子、人参、大黄、甘草、干姜组成；半硫丸由半夏、硫黄组成。若便秘腹痛，可加枳实、厚朴、木香；若腹部冷痛，手足不温，加高良姜、小茴香。

2.虚秘

（1）气虚秘

症状：大便干或不干，虽有便意，但排出困难，用力努挣则汗出短气，便后乏力，面白神疲，肢倦懒言；舌淡苔白，脉弱。

治法：补脾益肺，润肠通便。

方药：黄芪汤。

本方由黄芪、陈皮、火麻仁、白蜜组成。若乏力出汗者，可加白术、党参；若排便困难，腹部坠胀者，可合用补中益气汤；若气息低微，懒言少动者，可加用生脉散；若肢倦腰酸者，可用大补元煎；若脘腹痞满，舌苔白腻者，可加白扁豆、生薏苡仁；若脘胀纳少者，可加炒麦芽、砂仁。

（2）血虚秘

症状：大便干结，面色无华，皮肤干燥，头晕目眩，心悸气短，健忘少寐，口唇色淡；舌淡苔少，脉细。

治法：养血滋阴，润燥通便。

方药：润肠丸。

本方由当归、生地黄、麻仁、桃仁、枳壳组成。若面白，眩晕甚，加玄参、何首乌、枸杞子；若手足心热，午后潮热者，可加知母、胡黄连等；若阴血已复，便仍干燥，可用五仁丸。

（3）阴虚秘

症状：大便干结，形体消瘦，头晕耳鸣，两颧红赤，心烦少寐，潮热盗汗，腰膝酸软；舌红少苔，脉细数。

治法：滋阴增液，润肠通便。

方药：增液汤。

本方由玄参、生地黄、麦冬组成。若口干面红，心烦盗汗者，可加芍药、玉竹；便秘干结如羊矢状，加火麻仁、柏子仁、瓜蒌仁；若胃阴不足，口干口渴者，可用益胃汤；若肾阴不足，腰膝酸软者，可用六味地黄丸；若阴亏燥结，热盛伤津者，可用增液承气汤。

（4）阳虚秘

症状：大便干或不干，排出困难，小便清长，面色白，四肢不温，腹中冷痛，腰膝酸冷；舌淡苔白，脉沉迟。

治法：补肾温阳，润肠通便。

方药：济川煎。

本方由肉苁蓉、当归、牛膝、枳壳、泽泻、升麻组成。若寒凝气滞、腹痛较甚，加肉桂、木香；胃气不和，恶心呕吐，可加半夏、砂仁。

◎ 家庭常备小药箱治便秘

（1）木香槟榔丸

组成：木香、槟榔、枳壳（炒）、陈皮、青皮（醋炒）、香附（醋制）、三棱（醋制）、黄连、黄柏（酒炒）、大黄等。

功效：行气导滞，泻热通便。用于湿热内停，赤白痢疾，里急后重，胃肠积滞，脘腹胀痛。

用法用量：口服。一次3～6g，一日2～3次。

（2）苁蓉通便口服液

组成：肉苁蓉、何首乌、枳实（麸炒）、蜂蜜。

功效：润肠通便。用于老年便秘、产后便秘。

用法用量：口服。一次1～2支（10～20mL），一日1次，睡前或清晨服用。

（3）麻仁丸

组成：火麻仁、苦杏仁、大黄、枳实（炒）、厚朴（姜制）、白芍（炒）。

功效：润肠通便。用于肠热津亏所致的便秘及习惯性便秘者。

用法用量：口服。一次9g，一日1～2次。

第十节　便血（黑便）

◎ 教您了解便血（黑便）

便血系胃肠脉络受损，血不循经，溢入胃肠，随大便而下，或大便色黑呈柏油样为主要临床表现的病证。若病位在胃，因其远离肛门，血色变黑，又称远血；若病位在肠，出血色多鲜红，则称近血。黑便呈柏油样，黏稠发亮。如出血量大，可呕吐血块，粪便可呈暗红色或鲜血。呕吐物和粪便隐血试验均为强阳性。便血的原因多样，但以热灼血络和脾虚不摄两类所致者为多。故清热凉血、健脾温中为便血的主要治法。

● 分析引起黑便的原因有哪些

黑便是临床很多消化道疾病病程中比较常见的症状之一，多表示消化道有出血的情况，但也有个别因为饮食、药物的影响出现黑便的。临床症状或轻或重，但不应该轻视，及时地诊断治疗还是很有必要的。

黑便一般是指外观呈乌黑色糊状，少粪臭味而有血腥味，表面有油性光泽的大便。出现黑便可与以下因素有关。

（1）饮食因素：进食了动物血，或大量的牛肉、猪肝，或是一些自身或其代谢产物为黑色的食物，都会出现黑便的情况。

（2）疾病因素：几乎全消化道出血均可引起便血。如上消化道出血，是指 Treitz 韧带以上的消化道包括食道、胃、十二指肠或胰、胆等病变引起的出血，胃－肠吻合术和空肠病变引起的出血也属于此。在短时间内失血超出 1000mL 或循环血容量的 20% 则称为大出血，常表现呕血和（或）黑便，伴有急性周围循环衰竭。上消化道出血为临床常见急症，可危及生命。

（3）药物因素：由于进食含铁剂药物和铋剂引起了黑便。

● 便血原因知多少

便血的原因较多，常见的原因有如下几条。

（1）上消化道出血（可兼见呕血），如胃溃疡，十二指肠溃疡等。

（2）小肠出血，如肠结核、局限性肠炎、急性出血性坏死性肠炎、小肠肿瘤等。

（3）结肠出血，如溃疡性结肠炎、局限性肠炎、结肠癌等。

（4）直肠出血，如直肠癌、直肠损害、痔、肛裂等。

（5）其他疾病，如各种血液病、流行性出血热、伤寒与副伤寒、钩虫病、维生素缺乏症等。

多种肛门直肠疾病都会出现便血，应根据发病年龄、便血的方式、颜色及是否伴有疼痛等症状综合分析加以判断。如果大便呈柏油状或呈黑色，出血部位多在上消化道，胃和十二指肠出血的可能性居多。如果血色紫红，混有黏液，并伴有恶臭，应考虑肠道肿瘤，特别是直肠癌的可能性。如果便血呈鲜红色，且成滴状附于大便的表面，那么出血部位大多在肛门或距肛门不远的部位，应考虑痔疮、肛裂、直肠癌的出血。

◉ 提醒：慎防"假黑便"掩盖"真出血"

有的患者日常比较嗜好吃猪血，对经常排黑便的反应已经是司空见惯了，就算日常生活中开始伴随出现身体疲乏、贫血等症状也只考虑是饮食方面的问题。这种情况下患者始终都没有意识到，自己黑便的症状除了是由进食猪血引起的之外，还可能存在溃疡合并出血的情况。直到医生对"摔倒在地，拉出稀稀糊糊的一片黑色大便"的患者做出"十二指肠溃疡、溃疡出血、严重贫血、失血性休克"的诊断时，患者才震惊不已。

像这种"假黑便"掩盖了"真出血"的情况临床还是较为多见的。医生表示，如果因为有"假黑便"的情况就放松对出血的警惕，以致患者因为出血过多，出现严重的失血性症状和体征时才慌忙送医院，往往会贻误最佳的治疗时机，给患者造成额外的损失。所以如果出现一段时间内排出黑便的情况，还望能引起广大患者们的高度重视。出现症状最好及时到正规医院检查，确诊后积极地治疗。

当出现黑便或呕血时，不论是患者还是家属，都要尽可能保持镇静。若仅为黑便，应在家属陪同下尽快到医院就诊，尽早做胃镜检查以明确出血的原因，及时治疗。如有呕血、头晕、心慌、出冷汗、全身软弱无力等，应暂时禁食，立即卧床休息；保持头低脚高位，以保证大脑的血液供给；将患者的头部偏向一侧，以免使呕吐物吸入气管内导致窒息。同时尽快拨打

"120"电话，请医务人员前来救治。

◉ 预防便血的小妙招

（1）养成定时大便的习惯，保持大便通畅，大便以稠糊状为佳。

（2）减少增加腹压的姿态，如下蹲、屏气。忌久坐、久立、久行和劳累过度。

（3）忌食辛辣、油腻、粗糙、多渣的食品，忌烟酒、咖啡。多吃蔬菜，多喝温水。

（4）多食具有清肠热、滋润营养、通便止血功效的食品，如生梨、藕、荸荠、芹菜、胡萝卜、白萝卜（熟食）、苦瓜、茄子、黄瓜、菠菜、卷心菜、苹果、无花果、香蕉、黑芝麻等。

（5）要心情开朗，切勿郁怒动火。心情不舒畅，烦躁忧郁会使肠黏膜收缩，导致血行不畅。

（6）控制房事频率，房事过频会使肠黏膜充血，加重出血。

（7）预防肛门感染，加强锻炼。可以自己跪在床上，取胸膝位，练习提肛运动。

◉ 便血（黑便）患者饮食

（1）宜吃

①碱性的食物（碱性食品的划分不是根据口感，而是根据食物在人体内最终的代谢产物来划分的。如果代谢产物内含钙、镁、钾、钠等阳离子，即为碱性食物）。包括马齿苋、鱼腥草、哈密瓜、海带等。

②保护胃黏膜的食物。包括鲜牛奶、豆浆、小米粥等。

③止血的食物。多食具有清肠热、滋润营养、通便止血作用的食品，包括胡萝卜、白萝卜（熟食）、茄子、菠菜、苹果、无花果、香蕉、黑芝麻、胡桃肉等。

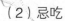

（2）忌吃

①活血的食物，如红枣。

②不容易消化的食物，如青豆、粽子、糯米饭。

③辛辣刺激的食物，如生姜、大蒜、花椒。

◎ 产生黑便的特殊人群有哪些

（1）新生儿。因哺乳时母亲乳头出血，血液进入消化道可产生新生儿黑便。较大儿童出现黑便则可因消化性溃疡、胃炎所致。

（2）老年患者。没有明确病因出现反复周期性胃肠道出血及黑便。

◎ 不同类型的便血到哪些科室治疗呢

大便出血分为鲜血便、脓血便、柏油样便三种类型。那么大便出血问题一定是挂肛肠科的号吗？其实未必。到肛肠科就诊者以鲜血便最多，脓血便次之，柏油样便较少。这是因为鲜血便多由肛门直肠疾病引起。

脓血便患者常伴有里急后重或肛门下坠的症状，可到肛肠科就诊，也可到内科就诊。而柏油样便患者除柏油样便外，少有肛门直肠或里急后重的症状，柏油样便出血位置多位于较高肠段或上消化道，一般到内科或消化科就诊。

◎ 便血西医怎么治

（1）一般治疗：绝对卧床休息，保持呼吸道通畅，必要时给氧。活动性出血期间禁食。密切观察生命体征变化和呕血、黑便情况。定期监测血红蛋白浓度、红细胞计数、红细胞比容和血尿素氮。

（2）积极补充血容量：立即查血型和配血，尽快建立有效输液通路，补充血容量。在入院途中或配血过程中可先输平衡盐液或 5% 葡萄糖氯化钠注射液，尽可能快地输足量全血，以改善急性失血性周围循环衰竭。当改变体位出现晕厥、血压下降和心率加快，或心率大于 120 次 / 分，或收缩压低于

90mmHg，或较基础血压下降 25%，或血红蛋白低于 70g/L 时，应紧急输血。

（3）止血

①药物止血：垂体后叶素通过收缩内脏血管，减少门静脉血流量，降低门脉压和曲张静脉压，减少食管胃血流而控制食管胃底静脉出血，但有升高血压、诱发心绞痛等副作用，临床常与硝酸甘油合用以减轻副作用，加强降低门脉压力的作用。②气囊压迫止血：当药物治疗失败，或因大量出血内镜下治疗难以实施时，可暂时使用以控制出血。经口或鼻腔插入三腔二囊管压迫止血，进入胃腔后先抽出积血再充气。③内镜治疗：经过抗休克和药物治疗后血流动力学稳定者，应立即行急诊胃镜检查，以明确出血原因和部位。通过内镜注射硬化剂栓塞、皮套结扎曲张静脉或人体组织胶注射等，是治疗静脉曲张破裂出血的重要手段。④手术治疗：在药物治疗和内镜治疗仍未能控制出血时，经颈静脉肝内门腔分流术是一种挽救生命的方法，但易发生肝性脑病、溶血等。⑤预防再出血：食管胃底静脉曲张破裂出血易复发，一年内再出血发生率高达 70%，因此预防再出血十分重要。常用药物为普萘洛尔，通过阻滞 β 受体收缩内脏血管、降低门静脉血流量而减低门静脉压力，初始剂量 10mg/d，一日加 10mg，直至静息心率下降至基础心率 75% 作为维持量，长期服用。心动过缓、支气管哮喘、心衰、房室传导阻滞等为禁忌证。

● 便血中医怎么治

（1）肠道湿热

症状：血色红黏稠，伴大便不畅或稀溏，或有腹痛，口苦；舌质红，苔黄腻，脉濡数。

治法：清化湿热，凉血止血。

方药：地榆散合槐角丸。

地榆散由地榆、黄连、犀角屑（用水牛角代）、茜根、黄芩、栀子仁组成；槐角丸由黄芩、槐角、地榆、当归、防风、枳壳组成。前方清化湿热之力较强；后方则兼能理气活血。可根据临床需要酌情选用或合用。

（2）热灼胃络

症状：便色如柏油，或稀或稠，常有饮食伤胃史，伴胃脘疼痛，口干；舌淡红，苔薄黄，脉弦细。

治法：清胃止血。

方药：泻心汤合十灰散。

泻心汤由大黄、黄连、黄芩组成；十灰散由大蓟、小蓟、侧柏叶、荷叶、茜根、栀子、白茅根、大黄、牡丹皮、棕榈皮组成。前方清胃泻火；后方清热凉血，收涩止血。也可以选用生大黄粉调蜂蜜口服。若出血较多，增加大小蓟的用量，酌加仙鹤草、白及、地榆炭、紫草等。

（3）气虚不摄

症状：便血淡红或紫暗不稠，伴倦怠食少，面色萎黄，心悸少寐；舌淡，脉细。

治法：益气摄血。

方药：归脾汤。

本方由黄芪、党参、白术、茯苓、当归、酸枣仁、远志、龙眼肉、木香、甘草组成。若中气下陷，神疲气短、肛坠，加柴胡、升麻、黄芪。

（4）脾胃虚寒

症状：便血紫暗，甚则色黑，伴脘腹隐痛，素喜热饮，面色不华，神倦懒言，便溏；舌淡，脉细。

治法：健脾温中，养血止血。

方药：黄土汤。

本方由灶心黄土、白术、炮附子、干地黄、阿胶、黄芩、甘草组成。若阳虚较甚，畏寒肢冷者，去黄芩、地黄，加鹿角霜、炮姜、艾叶。

轻症便血应注意休息；重症者则应卧床。应注意观察便血的颜色、性状及次数，若出现头昏、心慌、烦躁不安、面色苍白、脉细数等症状，常为大出血的征兆，应积极救治。

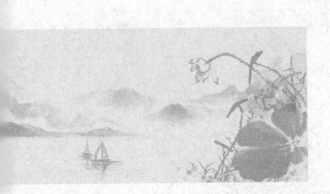

第三章

常见脾胃疾病防治

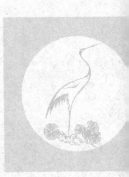

第一节 急性胃炎

【教您了解急性胃炎】

急性胃炎（acute gastritis）是由不同病因引起的急性广泛性或局限性的胃黏膜炎症。急性发病，可有明显腹胀、腹痛等上腹部症状，多数患者有较明确的发病原因。胃镜检查可见胃黏膜充血、水肿、出血、糜烂等一过性改变，临床上据此可分为急性单纯性胃炎、急性糜烂性胃炎、急性腐蚀性胃炎和急性化脓性胃炎四型。

急性胃炎与中医学的"胃瘅"相类似，可归属于"胃痛""血证""呕吐"等范畴。

一、未病期

◉急性胃炎早期表现有哪些

多数急性起病，症状轻重不一。主要表现为上腹饱胀、隐痛，食欲减退，恶心，呕吐，嗳气等。

（1）胃痛。胃痛的时间和程度因人而异，有人在饭前饭后疼痛，有人会在半夜三更疼痛；有人觉得是钝痛、闷痛，也有人出现明显而持续的胃部痉挛，疼痛剧烈。

（2）胃胀。胃炎患者会有胀气、难以吞咽、消化不良或食欲不振的感觉。

（3）反酸甚至烧心。出现胃炎时，胃部功能出现异常，可能会产生过量的胃酸，从而出现反酸现象，严重时还会有烧心的感觉（自觉胃部灼热感）。

（4）胃寒。胃炎导致肠胃系统功能下降，如果这时患者还吃生冷食物，

155

就会出现胃痛和腹泻的症状。很多胃炎患者都不敢吃冷凉的食物。

◎急性胃炎与慢性胃炎的区别

（1）急性胃炎。引起急性胃炎的病因有很多，但归纳起来主要有急性应激、化学性损伤和细菌感染几类，临床上以急性应激为最主要原因。急性应激包括严重创伤、大手术、严重感染、大面积烧伤、脑血管意外、休克和过度紧张等，其所致损害主要是胃黏膜糜烂和出血。一般认为应激引起交感神经和迷走神经兴奋，导致血管痉挛、收缩，造成胃黏膜的缺血缺氧。化学性损伤包括误服强酸强碱、烈酒、过冷或过热辛辣等刺激性食物或药物。其中引起急性胃炎最常见的药物主要是非甾体类抗炎药，如阿司匹林，吲哚美辛、保泰松等药物，药物通过抑制环氧合酶导致前列腺素的产生减少而削弱其对胃黏膜的保护作用。幽门螺旋杆菌是造成急性胃炎的主要细菌，除幽门螺杆菌可引起急性胃炎外，还包括沙门菌、大肠杆菌、金黄色葡萄球菌等。急性胃炎通常因进食被细菌或毒素污染的食物所致。急性胃炎经正确治疗后可痊愈，少部分也会转变为慢性萎缩性胃炎，病程较长，治疗也比较困难。

（2）慢性胃炎。慢性胃炎主要是因急性胃炎未得到及时治疗而反复发作所导致。慢性胃炎发病原因尚未完全明确，一般认为与幽门螺杆菌感染、理化因素和自身免疫有关。①幽门螺杆菌感染：幽门螺杆菌感染与消化系疾病关系的明确是近年来研究的成果。业界已证实幽门螺杆菌感染是慢性胃炎的重要原因。在一些动物模型中，将从患者胃内分离的幽门螺杆菌接种到动物体内可以复制出慢性浅表性胃炎；健康志愿者吞食幽门螺杆菌可引起胃黏膜的损伤。②免疫因素：是慢性胃体炎的主要原因。患者血清中含壁细胞抗体和内因子抗体，壁细胞抗体与抗原形成抗原抗体复合物，在补体参与下，使壁细胞数目减少，导致胃酸分泌不足，严重者可出现泌酸腺完全萎缩，使胃酸缺乏。③理化因素：长期饮用烈酒，进食过冷过热、过于粗糙食物，直接损伤胃黏膜；长期服用非甾体抗炎类药，抑制前列腺素合成，破坏胃黏膜屏障。④其他：幽门括约肌功能不全可导致大量十二指肠液反流，胃黏膜受到酶的消化而产生炎症、糜烂、出血；慢性右心衰竭、肝硬化门脉高压引起胃黏膜充血缺氧导致黏膜损伤。

◉ 急性胃炎的饮食保健

努力避免或去除可能导致胃黏膜慢性炎症的不利因素。如有效地防治急性胃炎；饮食有规律，寒温得当，饥饱适度，少食辛辣刺激和过于粗糙食物，戒酒戒烟；调畅情志，保持愉快的心情，不要过分紧张和劳累。

（1）多进食含维生素丰富的食物。摄入大量的维生素 C 除了能预防急性胃炎，还能增强机体的全身免疫功能，从而达到控制和治疗癌症的目的。含维生素 C 丰富的食物有油菜、雪里蕻、西红柿、小白菜、荠菜、柑橘、鲜枣、猕猴桃、沙棘等。维生素 A 可刺激机体免疫系统，调动机体抗癌的积极性，抵抗致病物侵入机体。富含维生素 A 的食物有胡萝卜、南瓜、苜蓿、柿子椒以及菠菜等。

（2）多摄入含铁质丰富的食物，如豌豆、黑豆、大枣、黑木耳、鸡蛋黄等。

（3）少食多餐，或在三餐之外加餐食用一些体积小、热量高、营养丰富的食品，如糕点、巧克力、面包、猕猴桃等。

◉ 草本茶饮预防急性胃炎

【古方养胃茶】

原料：甘草、丁香、山楂、麦芽、陈皮、茯苓等。

做法：所有材料混合，研末分装在小茶袋中。饮用时每次取 1 ~ 2 袋放入杯中，用开水冲泡，3 ~ 10 分钟后趁热饮用，每日 2 次，可反复冲泡至色淡为止。可根据个人爱好适量加入蜂蜜。

功效：山楂和麦芽的绝佳搭配可帮助肠胃消化积食，甘草缓和诸药能缓解胃酸过多及多种胃部不适的症状。养胃引古法，常饮谓崧茶。该茶饮可以解除油腻、帮助消化、缓解胃酸过多。

二、既病期

【急性胃炎会有哪些临床表现您知道吗】

多数急性起病，症状轻重不一。主要表现为上腹饱胀、隐痛，食欲减退，恶心，呕吐，嗳气，重者可有呕血和黑便，细菌感染者常伴有腹泻。严重者可有发热、呕血和（或）便血、脱水、休克和酸中毒等症状。体征主要为上腹压痛或脐周压痛，肠鸣音亢进。

（1）因酗酒、摄入刺激性食物引起的，多有上腹部不适、疼痛、食欲减退、恶心、呕吐等症状，一般不算很严重。

（2）由致病微生物及其毒素引起者，常于进食数小时或24小时内发病，多伴有腹泻、发热和稀水样便，称急性胃肠炎。重者有脱水、酸中毒和休克等表现。体检有上腹压痛、肠鸣音亢进等。

（3）药物及应激状态引起者，常以消化道出血为主要表现，患者多有呕血和黑便，出血也可呈间歇发作，出血量大者可发生低血容量性休克。

◉ 常见的几种急性胃炎

（1）急性单纯性胃炎

临床表现有上腹痛、不适、伴有严重恶心呕吐等。由细菌或毒素引起发病者，常于进食后数小时内起病，伴发腹泻等肠道症状者又称急性胃肠炎，后者常有发热。呕吐、腹泻严重者可有水盐代谢及（或）酸碱平衡紊乱。急性单纯性胃炎病程较短，多于数日内自愈。胃黏膜的病变主要为充血、水肿、黏液分泌增多，表面有白色、黄色渗出物，可伴点状出血和轻度糜烂。

（2）急性腐蚀性胃炎

患者服入腐蚀剂后，会引起口腔、食管、胃等的灼伤，轻者出现胃黏膜充血、水肿、糜烂；重者发生溃疡、胃坏死及穿孔，有的可伴随呼吸困难、发热、休克等现象，处理不当则很快死亡；即使抢救及时，后期常可出现瘢痕和狭窄引起上消化道梗阻。急诊诊断时需要注意：要有口服腐蚀剂病史；服后口腔、胸骨后、上腹有剧痛，吞咽时疼痛、频频呕吐并呕出血样坏死性腐败物；严重者引起胃穿孔，表现为弥漫性腹膜炎及休克；口腔黏膜可见烧灼的不同颜色的痂片，如硫酸为黑痂，醋酸为白痂等。

（3）急性化脓性胃炎

胃黏膜急性红肿充血、坏死、糜烂及脓性分泌物。

（4）急性糜烂性胃炎

临床上是以胃黏膜多发性糜烂为特征的急性胃炎，又称急性胃黏膜病变或急性糜烂出血性胃炎，已成为上消化道出血的重要病因之一，约占上消化道出血的20%。临床症状多为上腹部的隐痛或剧痛，伴恶心等症状。少数患者由于原发病症状较重，表现为呕血和（或）柏油样便，出血常为间歇性，部分患者表现为急性大量出血，病情较重，可出现失血性休克。

◉ 急性胃炎的诊断

1. 实验室检查

（1）胃镜检查

内镜检查可见胃黏膜明显充血、水肿，有时见糜烂及出血点，黏膜表面覆盖黏稠的炎性渗出物和黏液。内镜可明确病变的性质与程度，但内镜不必作为常规检查。

（2）其他

感染原因导致的急性胃炎末梢血白细胞计数一般轻度增高，中性粒细胞比例增高；伴肠炎者大便常规检查可见少量黏液及红、白细胞，大便常规可见潜血，大便培养可检出病原菌。

2. 诊断

依据病史、临床表现，诊断并不难，确诊有赖于内镜检查。近期严重疾病状态或大量饮酒患者，如发生呕血和（或）黑便，应考虑急性糜烂出血性胃炎的可能，确诊有赖于急诊胃镜检查（出血发生后24～48小时内）。

3. 鉴别诊断

应注意与早期胆囊炎、胰腺炎相鉴别。

◎ 腹部痛不一定是胃炎

急性胃炎症状者应与急性胆囊炎、胰腺炎、胆石症等疾病相鉴别。

（1）急性胆囊炎

本病的特点是右上腹持续性疼痛或绞痛，阵发性加重，可放射到右肩部，墨菲（Murphy）征阳性。血常规、腹部B超、CT或MRI等影像学检查可确立诊断。

（2）急性胰腺炎

该病常有暴饮暴食史或胆道结石病史，突发性上腹部疼痛，伴持续性腹胀和恶心、呕吐；血尿淀粉酶升高。B超、CT等辅助检查可发现胰腺呈弥漫性或局限性肿大。

◎ 急性胃炎西医怎么治

（1）基本治疗方法

本病西医治疗原则是祛除病因，保护胃黏膜和对症处理。对严重疾病有可能引起胃黏膜损伤者，在积极治疗原发病的同时，可预防性使用 H_2 受体拮抗剂或质子泵抑制剂或胃黏膜保护剂；以呕吐、恶心或腹痛为主者，可对症使用胃复安、东莨菪碱；脱水者补充水和纠正电解质紊乱；细菌感染引起者可根据病情选用敏感的抗生素。

（2）药物治疗

①抑制胃酸分泌药物

常用的药物有奥美拉唑、埃索美拉唑20mg，雷贝拉唑10mg，兰索拉唑30mg，以上药物均为每日2次，口服。西咪替丁400mg，雷尼替丁150mg或法莫替丁20mg，以上药物均为每日3次，口服，或相应剂量静脉滴注。

②治疗幽门螺旋杆菌感染

某些急性胃炎，尤其是反复发作的急性胃炎，幽门螺旋杆菌感染是发病的主要因素。选择能杀灭细菌的药物可改善症状，减轻胃黏膜炎症。对幽门螺旋杆菌有杀灭作用的抗生素有阿莫西林、甲硝唑、呋喃唑酮、四环素、克拉霉素等。

③适当应用抗生素

由细菌引起者，无肝肾及其他全身性疾病者，可以口服庆大霉素或喹诺酮类抗生素和（或）小檗碱。

④对症治疗

腹痛明显者，可选用解痉剂山莨菪碱5mg，每日3次，口服；或溴丙胺太林（普鲁本辛）15mg，每日3次，口服。呕吐者可用甲氧氯普胺10mg，每日3次，口服；或吗丁啉（多潘立酮片）10mg，每日3次，口服。亦可针刺足三里和内关，有镇痛、止吐的效果。

◎ 急性胃炎中医怎么治

（1）外邪犯胃

症状：发热恶寒，胸脘满闷，甚则疼痛，恶心呕吐，或大便泄泻；苔白腻，脉濡缓。

治法：疏邪解表，化浊和中。

方药：藿香正气胶囊。

（2）饮食停滞

症状：脘腹胀满拒按，嗳腐吞酸，得食愈甚，吐后症减，泻下臭秽；舌苔厚腻，脉滑实。

治法：消食导滞。

方药：加味保和丸。

（3）痰热内阻

症状：脘痞恶心，吐泻频作，其气臭秽，心烦口渴，可伴发热；舌苔黄腻，脉滑数。

治法：清热利湿，和中止泻。

方药：加味香连丸。

（4）瘀血阻络

症状：胃脘疼痛频作，持续不减，或痛如针刺，痛有定处，呕血黑便；舌质紫暗或有瘀斑，脉弦涩。

治法：活血化瘀，理气止痛。

方药：云南白药。

◉ 急性胃炎患者吃什么食物好呢

急性胃炎是由多种病因引起的急性胃黏膜炎症。临床上急性发病，常表现为上腹部症状。内镜检查可见胃黏膜充血、水肿、出血、糜烂（可伴有浅表溃疡）等一过性病变，应静脉补充水分和电解质。急性期病情较重时，患者排便次数多，常伴呕吐，严重者会出现脱水和电解质紊乱。此时应禁食，让胃肠道彻底休息，依靠静脉输液以补充水分和电解质。病情较轻者可采用清流或流食，如米汤、藕粉、果汁、清汤等，注意少量多餐，以每日6～7餐为宜。在急性过渡期病情缓解后，可给予易消化的低脂少渣半流食，接着过渡到少渣饮食和普通饮食。

急性胃炎患者具体吃什么食物好？下面就为您介绍一下。

（1）初期

此时肠蠕动活跃或处于痉挛状态，其消化吸收功能都比较弱，所以在起病后8～12小时内，患者可吃流质食物，如大米粥、藕粉、鸡蛋面糊、细挂面、烩薄面片等。

如腹泻严重或出汗较多，还应适当多喝一些汤水，如米汁、菜汤、果汁、淡盐水等，以补充体内水、维生素和电解质的不足。

（2）好转期

可以吃些容易消化及营养丰富的流质或半流质食物，如大米粥、细面条、蒸蛋羹、咸饼干等。宜采用少食多餐的方法，每日进食 4 ~ 5 次。

需要注意的是，此时不宜喝牛奶和吃大量的糖，因为这些食物进入肠道后容易发酵产生大量气体，引起腹胀腹痛，增加患者痛苦。另外，牛奶中含有较多的脂肪，脂肪有润滑肠道、增强肠蠕动的作用，可加重肠道负担，对病情不利。

（3）恢复期

为避免胃肠道发酵、胀气，急性期应忌食牛肉等易产气食物，并尽量减少蔗糖的摄入。应注意饮食卫生。忌食高脂肪、油炸的、腊熏的鱼肉、含纤维素较多的蔬菜水果等。

◉ 急性胃炎患者千万不能吃的东西

（1）辛辣刺激的食物

辣椒、胡椒、咖喱、芥末、过浓的香料、香精等辛辣刺激的食物，对胃黏膜有刺激作用，会加重炎性改变，故应忌之。

（2）过烫过冷的食物

过烫的食物及汤水，会刺激或烫伤胃黏膜；过冷的食物如冰淇淋、冰镇饮料、冰咖啡，以及刚从冰箱中取出的食物，食入后会导致胃黏膜血管收缩而缺血，不利于炎症的消退。

（3）暴饮暴食，摄入烈酒、浓茶等刺激性食物

大饥大饱，或饮用过多的烈酒、浓茶及咖啡等，或摄入大量含浓郁调味香料（如芥末、辣椒、胡椒、醋、蒜等）的食物，或食用大量生冷瓜果，或进食过冷过热，或食物过于粗糙，均可损伤胃黏膜引起炎性改变，或使胃肠功能紊乱，导致胃脘疼痛、恶心、呕吐甚至腹泻，加重病情。

（4）对胃黏膜有刺激作用的药物

许多内服药物如阿司匹林、保泰松、洋地黄、可的松等均有刺激胃黏膜的作用，甚至会引起胃黏膜糜烂出血，故忌用。酸性药物可使胃酸增多，刺激胃黏膜，故患者应慎用维生素 C 等酸性药物。

（5）严格限制进食对胃黏膜有机械性、化学性刺激的食物

急性期忌食牛奶，减少蔗糖；禁用纤维高的蔬菜和水果。禁用辛辣和酒类，不用油煎、炸、熏、腌的大块鱼肉。要注意少量多餐，防止增加胃肠道负担而引起消化不良、腹胀等。

急性胃炎主要通过外源及内源性刺激因素损伤胃黏膜导致引发急性胃炎。因此在日常生活中尽可能避免这两种因素的作用，必须注意饮食卫生，不得暴饮暴食、进食不洁食物、酗酒、服用刺激性药物等。另外，对于可产生内源性刺激因素的原发病应给予足够的重视，进行彻底治疗。

◎ 如何预防急性胃炎

注意清淡饮食，避免食用刺激性或污染食物，避免口服非甾体类抗炎药物或损伤胃黏膜药物的摄入；调畅情志，减少不良情绪因素的影响。

◎ 急性胃炎患者该如何护理

（1）急性胃肠炎患者应卧床休息，注意保暖。

（2）急性期患者常有呕吐、腹泻等症状，失水较多，因此需补充液体，可提供鲜果汁、米汤、蛋汤等流质食物，酌情多饮开水、淡盐水。

（3）为避免胃肠道发酵、胀气，急性期应忌食牛肉等易产气食物，并尽量减少蔗糖的摄入。应注意饮食卫生，忌食高脂肪的油煎、炸及熏腊的鱼肉，含纤维素较多的蔬菜、水果、刺激性强的饮料、食物和调味品等。

①忌饮食无规律：胃炎的饮食原则上应以清淡、对胃黏膜刺激小的为主，但并非清淡饮食就能缓解患者的症状。应以饮食规律、勿过饥过饱、少食多餐为原则。尤其是年老体弱、胃肠功能减退者，每日以4～5餐为佳，每次以六七成饱为好。食物中注意糖、脂肪、蛋白质的比例，注意维生素等身体必需营养素的含量。

②忌烟酒辛辣刺激食物：乙醇能溶解胃黏膜上皮的脂蛋白层，对胃黏膜有较大的损害，人们在吸烟时，烟雾中的有害物质，溶解并附着在口腔、

咽喉部，随吞咽进入胃内，这些有害物质对胃黏膜也有很大损害。因此胃炎患者一定要戒除烟酒，以免加重病情，甚至造成恶性病变。辣椒、芥末、胡椒、浓茶、咖啡、可可等食品或饮料，对胃黏膜有刺激作用，能使黏膜充血，加重炎症，也应戒除。

③忌过冷、过热、过硬的食物：过凉的食物和饮料被食入后可以导致胃痉挛，胃内黏膜血管收缩，不利于炎症消退；过热的食品和饮料，食入后会直接烫伤或刺激胃内黏膜。胃炎患者的食物应软硬适度，过于坚硬粗糙的食品、粗纤维的蔬菜、用油煎炸或烧烤的食品，食用后可加重胃的机械消化负担，使胃黏膜受到摩擦而损伤，加重黏膜的炎性病变。

◎ **急性胃炎食疗方**

（1）桂花心粥：粳米 50g，桂花心 2g，茯苓 2g。粳米淘净，桂花心、茯苓放入锅内，加清水适量，用武火烧沸后，转用文火煮 20 分钟，滤渣，留汁。粳米、汤汁放入锅内，加适量清水，用武火烧沸后，转用文火煮，至米烂成粥即可。每日 1 次，早晚餐服用。

（2）鲜藕粥：鲜藕适量，粳米 100g，红糖少许。将鲜藕洗净，切成薄片，粳米淘净。将粳米、藕片、红糖放入锅内，加清水适量，用武火烧沸后，转用文火煮至米烂成粥。每日 2 次，早晚餐食用。

（3）橙子蜂蜜饮：橙子 1 只，蜂蜜 50g。将橙子洗净用水浸泡去酸味，然后带皮切成 4 瓣。橙子、蜂蜜放入锅内，加清水适量，用武火烧沸后，转用文火煮 20 ~ 25 分钟，捞出橙子，留汁即成。代茶饮。

（4）枸杞藕粉汤：枸杞子 25g，藕粉 50g。先将藕粉加适量水，小火煮沸后，再加入枸杞子，再煮片刻即可食用。每日 2 次，每次 100 ~ 150g。

（5）橘皮粥：鲜橘皮 25g，粳米 50g。先将鲜橘皮洗净后，切成块，与粳米共同煮熬，待粳米熟后食用。每日 1 次，早餐食用。

（6）蜂蜜桃汁饮：蜂蜜 20g，鲜桃 1 个。先将鲜桃去皮，去核后压成汁，再加入蜂蜜和适量温开水即成。每日 1 ~ 2 次，每次 100mL。

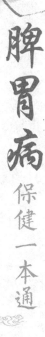

第二节 慢性胃炎

【教您了解慢性胃炎】

慢性胃炎（chronic gastritis）是指不同病因引起的慢性胃黏膜炎症病变。本病临床十分常见，但由于多数患者无明显症状，故本病的确切患病率尚不清楚，约占胃镜检查患者的80%，且随年龄增长患病率逐渐增高。慢性胃炎的分类方法较多，2013年在上海召开的全国慢性胃炎诊治共识会议将慢性胃炎分为非萎缩性（以往称浅表性）、萎缩性和特殊类型三类。慢性非萎缩性胃炎根据炎症分布的部位，可再分为胃窦胃炎、胃体胃炎和全胃炎；慢性萎缩性胃炎可再分为多灶萎缩性胃炎和自身免疫性胃炎两大类。

慢性胃炎临床表现缺乏特异性，主要有上腹胀满、嘈杂、反酸、纳呆和上腹隐痛等症状。非萎缩性和萎缩性胃炎分别与"胃络痛"和"胃痞"相类似，可归属于中医学"胃痛""痞满""嘈杂""呕吐"等范畴。

一、未病期

◉ 这些症状要小心

慢性胃炎进展缓慢，常反复发作，好发于中年以上群体，并有随年龄增长而发病率增加的倾向。部分患者可无任何症状，多数患者可有不同程度的消化不良症状，体征不明显。各型胃炎表现症状不尽相同。

（1）浅表性胃炎：可有慢性不规则的上腹隐痛、腹胀、嗳气等，尤以饮食不当时明显，部分患者可有反酸，上消化道出血。

（2）萎缩性胃炎：不同类型、不同部位其症状亦不相同。胃体胃炎一般消化道症状较少，有时可出现明显厌食、体重减轻、舌炎、舌乳头萎缩，可伴有贫血。萎缩性胃炎影响胃窦时胃肠道症状较明显，特别有胆汁反流时，常表现为持续性上中腹部疼痛，于进食后缓解，可伴有含胆汁的呕吐物和胸骨后疼痛及烧灼感，有时可有反复小量上消化道出血，甚至出现呕血，此为胃黏膜屏障遭受破坏而发生急性胃黏膜糜烂所致。

慢性胃炎大多无明显体征，有时可有上腹部轻压痛。

◉ 分清病因很重要

本病的发生多与饮食相关，饮食生冷、油腻、辛辣或过食、少食、饮食不规律等均可引起本病。外感邪气、情志不遂、体质虚弱等亦能引起本病。中医认为慢性胃炎多由于脾胃虚弱，加之内外之邪乘袭所致，主要与饮食所伤、七情失和等有关。

（1）饮食所伤：饮食不节，食滞内生；或寒温失宜，损伤脾胃；或进食不洁之物，邪从口入；或偏食辛辣肥甘厚味，湿热内生，均可引起脾胃运化失职，胃失和降。

（2）情志内伤：长期焦虑忧思，肝失疏泄，气机阻滞，脾失健运，胃失和降，导致肝胃不和或肝郁脾虚。肝气郁久化火，可致肝胃郁热。

（3）脾胃虚弱：素体禀赋不足，或久病累及脾胃，或误治滥用药物，损伤脾胃，致脾胃虚弱。脾气不足则运化无力，湿浊内生，阻遏气机；胃阴不足则濡养失职。

本病初起多实，病在气分；久病以虚为主，或虚实相兼，寒热错杂，病可入血分。病位在胃，与肝脾关系密切，其病机总为"不通则痛"或"不荣则痛"。

◉ 现代医学怎么看慢性胃炎

慢性胃炎发病原因尚未完全明确，一般认为与 H.pylori 感染、理化因素和自身免疫有关。

（1）幽门螺杆菌感染：感染与消化系疾病关系的明确是近年来研究的成果。业界已证实幽门螺杆菌感染是慢性胃炎的重要原因，研究表明所有幽门螺杆菌阳性者都存在胃窦炎；幽门螺杆菌感染者根除病菌后胃炎可以消除；在一些动物模型中，将从患者胃内分离的幽门螺杆菌接种动物体内可以复制出慢性浅表性胃炎；健康志愿者吞食幽门螺杆菌可引起胃黏膜的损伤。

（2）免疫因素：是慢性胃体炎的主要原因。患者血清中含壁细胞抗体和内因子抗体，壁细胞抗体与抗原形成抗原抗体复合物，在补体参与下，使壁细胞数目减少，导致胃酸分泌不足，严重者可出现泌酸腺完全萎缩，使胃酸缺乏。内因子是壁细胞分泌的一种糖蛋白，食物中的维生素 B_{12} 必须与内因子结合才能被吸收，内因子抗体与内因子结合可导致维生素 B_{12} 吸收障碍，通常伴有其他自身免疫疾病。

（3）理化因素：长期饮用烈酒，进食过冷过热、过于粗糙食物，直接损伤胃黏膜；长期服用非甾体抗炎类药，抑制前列腺素合成，破坏胃黏膜屏障。

（4）其他：幽门括约肌功能不全可导致大量十二指肠液反流，胃黏膜受到酶的消化而产生炎症、糜烂、出血；慢性右心衰竭、肝硬化门脉高压引起胃黏膜淤血缺氧导致黏膜损伤。

◎ 给您一份一日健康餐

早餐：面包 50g，大米粥（大米 50g），瓜片鸡蛋（黄瓜 50g，鸡蛋 40g）。

加餐：豆浆 300mL，加白糖 5g，饼干 25g。

午餐：大米饭（大米 50g），面片汤（面粉 50g，苋菜 20g，瘦猪肉 10g），清蒸鱼（草鱼 100g）。

加餐：麦乳精 200mL，蛋糕 25g。

晚餐：肉卷（面粉 100g，瘦猪肉 20g），紫菜汤（紫菜 10g，细粉丝 10g，虾仁 5g），素炒三丝（胡萝卜 50g，土豆 50g，大青椒 50g）。

全日烹调用油 20g。

全日热能 9030 千焦（2150 千卡）左右。

◉ 食物选择要点

（1）主食可选用软米饭、面包、馒头、包子、馄饨等。

（2）牛奶、奶油、淀粉、蔬菜、煮熟瘦肉等不刺激胃酸分泌的食物适合高酸性胃炎患者。

（3）浓肉汤、鸡汤、鱼汤等含氮浸出物较高的食物能强烈刺激胃酸分泌，适于低酸性胃炎患者，而不适于高酸性胃炎患者。

（4）新鲜而含纤维少的蔬菜及水果，如冬瓜、黄瓜、西红柿、土豆、菠菜叶、小白菜、苹果、梨、香蕉、橘子等比较适合胃炎患者食用，而芹菜、韭菜、黄豆芽、金针菜等含纤维多的食品宜少食。

（5）为防止便秘发生，宜经常选食一些有润肠通便功能的食物，如琼脂（洋菜）制品、果子冻、蜂蜜、果汁、菜汁等。

（6）酒精对胃黏膜有刺激作用，并能损伤胃黏膜防御机制，故应忌酒。

◉ 生活细节要注意

（1）保持精神愉快。精神抑郁或过度紧张和疲劳，容易造成幽门括约肌功能紊乱，胆汁反流而发生慢性胃炎。

（2）应戒烟忌酒。烟草中的有害成分能促使胃酸分泌增加，对胃黏膜产生有害的刺激作用，过量吸烟会引起胆汁反流。过量饮酒或长期饮用烈性酒能使胃黏膜充血、水肿，甚至糜烂，慢性胃炎发生率明显增高。

（3）慎用、忌用对胃黏膜有损伤的药物。此类药物长期滥用会使胃黏膜受到损伤，从而引起慢性胃炎及溃疡。

（4）忌过酸、过辣等刺激性食物及生冷不易消化的食物。饮食时要细嚼慢咽，使食物充分与唾液混合，有利于消化和减少胃部的刺激。饮食要按时定量，多吃营养丰富、含维生素多的食物。忌服浓茶、浓咖啡等有刺激性的饮料。

第三章 常见脾胃疾病防治

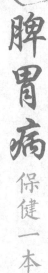

◎ 给您三款食疗汤

（1）橘皮鲫鱼汤

取鲫鱼1条（重约250g），生姜30g，橘皮10g，胡椒3g，精盐少许。将鲫鱼去鳞、鳃及肠杂，洗净。生姜、橘皮等洗净切碎，与胡椒一同装布袋，填入鱼肚内，加适量水，小火煨熟。空腹吃鱼喝汤。

（2）猪肚汤

取猪肚150g，生姜15g，肉桂3g，精盐适量。将猪肚洗净，放于碗内或陶瓷器皿中。加入生姜、肉桂、精盐和水适量，隔水炖熟。佐餐食用，饮汤吃肚，分2次吃完。

（3）山药乳鸽汤

取乳鸽1只，山药30g，砂仁15g，生姜5g，胡椒10g，精盐适量。将乳鸽宰杀去毛及内脏，洗净，下油锅用姜爆至微黄；山药、胡椒洗净，与乳鸽一同放入砂锅中，加适量水，先用旺火煮沸，再转用小火炖2小时。加入打碎的砂仁，再炖15～20分钟，加精盐调味。佐餐食用。

◎ 中医艾灸来帮忙

（1）中脘穴：属任脉上的常用穴。

定位：位于人体上腹部，前正中线上，当脐中上4寸。

主治：胃痛，呕吐，呃逆，反胃，腹痛，腹胀，泄泻，痢疾，疳疾，黄疸，水肿等。

操作：中脘可用隔盐灸。

（2）足三里：属于足阳明胃经上的常用穴，有"肚腹三里留"的美称。

定位：在小腿前外侧，犊鼻穴下3寸，距胫骨前缘一横指。

主治：胃痛，恶心，呕吐，呃逆，噎膈，纳呆，消化不良，腹痛，腹胀，肠鸣，泄泻，痢疾，便秘，肠痈等。

操作：针灸足三里（双），每日1次。

◉ 家庭按摩很方便

（1）两手沿肋弓角边缘或自中脘至脐，向两旁分推，称分推腹阴阳；掌或四指摩称摩腹。分推 100 ~ 200 次；摩腹 5 分钟。有健脾和胃、理气消食的作用。

（2）患者仰卧位，按压中脘、气海、天枢穴，每穴 1 ~ 2 分钟。掌摩胃脘部 5 分钟，使热量渗透于胃腑。中指揉中脘、气海、天枢穴，每穴 1 分钟，按揉足三里 1 ~ 2 分钟。

（3）患者俯卧位。施术者以一指禅推法作用于背部脊柱两旁膀胱经第 1 侧线，从肝俞至三焦俞，往返 3 遍。按揉肝俞、脾俞、胃俞、三焦俞穴，每穴 1 ~ 2 分钟；拇指弹拨脾俞、胃俞穴，以左侧为主，以患者能忍受为度，每穴 1 分钟。

二、既病期

◉ 及时检查最明智

胃镜是检查诊断慢性胃炎的主要手段之一，不但可对病变部位、炎症程度、胃内伴发病等进行直视观察并进行某些治疗措施外，更重要的是能在直视下进行多部位定位活体组织检查。对钳取的组织，可以用来进行病理确诊和分型，同时还可以进行组织培养等研究工作。

（1）幽门螺杆菌检查：该检查已成为消化性溃疡的常规项目，其方法可分为侵入性和非侵入性两类。常用的侵入性检测方法包括快速尿素酶试验、胃黏膜组织学检查等，其中快速尿素酶试验操作简单，费用低，为首选方法。非侵入性检测包括 ^{13}C 或 ^{14}C 尿素呼气试验，其敏感性和特异性高，无须胃镜检查，已普遍应用于临床。

（2）胃液分析：慢性非萎缩性胃炎者胃酸分泌不受影响，基础分泌量与最大分泌量一般正常。B 型萎缩性胃炎者胃酸正常或降低。

（3）血清学检查：胃体胃炎血清胃泌素水平明显升高，壁细胞抗体呈阳性，内因子抗体阳性率低于壁细胞抗体，如胃液中检测到内因子抗体对恶性贫血有很高的诊断价值；胃窦胃炎胃泌素水平常降低。

（4）胃镜及组织学检查：是慢性胃炎诊断的最可靠方法。慢性非萎缩性胃炎胃镜下表现为黏膜充血，色泽较红，边缘模糊，多为局限性，水肿与充血区共存，形成红白相间征象，黏膜粗糙不平，有出血点，可有小的糜烂灶。萎缩性胃炎则见黏膜失去正常颜色，呈淡红、灰色，呈弥散性，黏膜变薄，皱襞变细平坦，黏膜血管暴露，有上皮细胞增生或明显的肠化生。组织学检查慢性非萎缩性胃炎以慢性炎症改变为主，萎缩性胃炎则在此基础上有不同程度的萎缩与化生。

◎ 慢性胃炎西医怎么治

1. 一般治疗

消除与发病有关的病因和不利因素。戒除烟酒和注意饮食，少吃刺激性食物，如酸辣食物、过多的调料、浓茶以及不易消化的食物等。

2. 减轻和消除损伤因子

（1）根除幽门螺杆菌治疗：根除幽门螺杆菌是治疗本病和防止复发的关键。详见本章"胃溃疡"一节。

（2）抑酸护胃：H_2 受体拮抗剂或质子泵抑制剂可使胃腔内 H^+ 浓度降低，减轻 H^+ 反弥散程度，有利于胃黏膜的修复，适用于有黏膜糜烂或以烧心、反酸为主要表现者。可选用西咪替丁、雷尼替丁、奥美拉唑、雷贝拉唑、埃索美拉唑等。

（3）其他：存在胆汁反流者，可选用胃动力剂促进蠕动以减少肠液反流，如莫沙必利，或应用氢氧化铝凝胶吸附胆盐。如服用非甾体类消炎药者则应停用，如病情必须使用可联合使用胃黏膜保护剂。

3. 增强胃黏膜屏障

任何一种胃炎都与胃黏膜屏障破坏导致胃黏膜上皮损伤有关，因此增强胃黏膜保护对胃炎治疗相当重要。胶体果胶铋在酸性环境能形成铋盐，能和黏液组成的凝结物覆盖在黏膜上，并能杀灭幽门螺杆菌，是理想的黏膜保护剂。另外常用的药物还有硫糖铝、氢氧化铝凝胶等。

4. 对症处理

有上腹饱胀、食欲差等明显胃动力下降症状者，可服用促胃功能药物；精神症状明显者可使用镇静剂；有痉挛性腹痛者可用解痉剂，如普鲁苯辛、东莨菪碱等；有恶性贫血时可使用维生素 B_{12}、叶酸等。

◉慢性胃炎中医怎么治

（1）肝胃不和证

症状：胃脘胀痛或痛窜两胁，每因情志不舒而病情加重，得嗳气或矢气后稍缓，嗳气频频，口苦，口中黏腻不爽，嘈杂泛酸；舌质淡红，苔薄白，脉弦。

治法：疏肝理气，和胃止痛。

方药：柴胡疏肝散加减。气郁痛甚者，可加延胡索、川楝子理气止痛；气郁化热者，加郁金、川楝子、黄连疏泄肝胃郁热。

（2）脾胃虚弱证

症状：胃脘隐痛，喜温喜按，食后胀满痞闷，纳呆，便溏，神疲乏力；舌质淡红，苔薄白，脉沉细。

治法：健脾利湿，温中和胃。

方药：四君子汤加减。气虚甚者，加用黄芪；虚寒甚者可合用理中丸，或改用黄芪建中汤。

（3）脾胃湿热证

症状：胃脘灼热胀痛，嘈杂，脘腹痞闷，口干口苦，渴不欲饮，身重肢倦，尿黄；舌质红，苔黄腻，脉滑。

治法：清利湿热，醒脾化浊。

方药：三仁汤加减。湿重者，加藿香、佩兰芳香化浊；热甚者，加川黄连、栀子清热；寒热互结，干噫食臭，心下痞硬，改用半夏泻心汤。

（4）胃阴不足证

症状：胃脘隐隐作痛，嘈杂，口干咽燥，五心烦热，大便干结；舌红少津，脉细。

治法：养阴益胃，和中止痛。

方药：益胃汤加减。胃热甚者，加生石膏、知母以清胃火；阴亏明显者，加生地黄、白芍、石斛以养胃阴。

（5）瘀血阻络证

症状：胃脘疼痛如针刺，痛有定处，拒按，入夜尤甚，或有便血；舌暗红或紫暗，脉弦涩。

治法：化瘀通络，和胃止痛。

方药：失笑散合丹参饮加减。兼气郁痛甚者，加延胡索、郁金、木香；兼有便血者，加用白及、三七活血止血。

⊙ 看名老中医田德禄怎么治胃病

田德禄教授从事消化内科的临床、教学、科研 30 余载，精研中医经典及各家著述，既娴熟于中医传统辨证，又能结合西医对病的研究；厚古不薄今，集思广益，博采众长，学术上既继承前人，又不囿于成说，颇具特色；用药不尚矜奇炫异，看似平淡，寓意深刻，层次分明，配伍精当；治疗胃病不仅经验丰富，且独成体系。现总结探讨如下。

1. 治胃三法，和降为先

胃病病位在胃，治应以胃为本。胃为阳明燥土，多气多血，生理上以和降为顺，病理上以胃气壅滞为主。田老治胃以清、润、降三法括之，而三法中，尤重和降。

2. 肝脾并调，重在气血

田老指出，胃病在胃而与肝脾二脏关系最为密切。脾胃同居中焦，一主腐熟，一主运化，共司后天，调理气机。"见肝之病知肝传脾"，亦应知肝传胃。故胃病日久，多及肝脾，而胃病之由亦可因于肝脾。此时不仅治胃，还当调理肝脾。或从肝论治，或从脾论治，或肝胃同治，或脾胃同治，或肝脾胃同治。而调理肝脾重在气血二字。经云"实在阳明，虚在太阴"，故胃病多实，脾病多虚。脾病或责之中气不足，或责之中气下陷，或责之脾阳不振，故治之多健脾、升阳、温中，而不离乎气。

3. 微观辨证，用药精当

辨证论治是中医治疗的核心。田老指出，辨证的核心在于通过传统的和现代的诊查手段，收集尽可能多的资料，宏观辨证与微观辨证相结合，综合分析，以辨明病因、病位、病性和病机的转化。

4. 辨病治疗，同中求异

田老指出，现代中医治疗学应注意辨证施治与专方专药相结合。

慢性浅表性胃炎与慢性萎缩性胃炎均以胃脘胀满痞闷，时或疼痛为主证，属中医"痞证"范畴，但一实一虚，一在胃一在脾。前者治宜和胃通降，用香苏饮化裁。后者则视轻、中、重不同，分别治以甘寒益胃、甘平养胃、甘温健胃。甘寒益胃以益胃汤化裁；甘平养胃以百合乌药汤加味；甘温健胃以香砂六君子合当归补血汤化裁。

［1］毛效军.田德禄教授治疗胃病经验及学术思想探讨［J］.中医教育，1996（05）：43-44.

🌀 家庭常备小药箱治慢性胃炎

治疗慢性浅表性胃炎的中药配方。

（1）保和丸

组成：半夏、陈皮、茯苓、莱菔子、连翘、六神曲、麦芽、山楂。

功效：用于食积停滞，脘腹胀满，嗳腐吞酸，不欲饮食。

用法用量：口服。每次1～2丸，一日2次。小儿酌减。

（2）越鞠丸

组成：香附、川芎、栀子、苍术、神曲。

功效：理气宽中，解郁消胀。主治胸脘痞闷、腹中胀满、嗳气吞酸。

用法用量：口服。每次6~9g，一日3次，用温水分次送服。

（3）六君子丸

组成：党参、白术（麸炒）、茯苓、炙甘草、制半夏、陈皮。辅料为生姜、大枣。

功效：健脾止泻。用于脾胃虚弱，消化不良，腹痛便溏。

用法用量：口服。每次9g，一日2次，温开水送服。

（4）香砂养胃丸

组成：木香、砂仁、白术、陈皮、茯苓、半夏（制）、醋香附、枳实（炒）、豆蔻（去壳）、姜厚朴、广藿香、甘草。

功效：温中和胃。用于不思饮食，呕吐酸水，胃脘满闷，四肢倦怠。

用法用量：口服。一次9g，一日2次。

（5）胃苏冲剂

组成：紫苏梗、香附、陈皮、香橼、佛手、枳壳。

功效：理气消胀，和胃止痛。适用于气滞型胃脘痛。

用法用量：口服。每次1袋，一日3次，温水冲服。

◎ 小小偏方很神奇

（1）取焦山楂15g，延胡索9g，香附子12g，水煎服。每日1剂，分2次服。

（2）取北沙参30g，怀山药30g。将北沙参、怀山药分别洗净切碎，一同入锅，加适量水，先浸渍2小时，再煎煮40分钟，取汁。药渣加适量水再煎煮30分钟，去渣取汁，合并两次药汁。日服1剂，分早晚2次温服。

第三节　胃下垂

【教您了解胃下垂】

胃下垂在中医又称胃缓，是指因脾气不足、中气下陷、脾胃不和等，从而出现脘腹胀坠作痛、嗳气不舒、辘辘有声等以脾胃虚弱为特征的病证。西医认为胃下垂是指站立时，胃的下缘达盆腔，胃小弯弧线最低点降至髂嵴连线以下。轻度胃下垂多无症状，中度及以上者常出现胃肠动力差，消化不良的症状。临床诊断以X线、钡餐透视、B型超声检查为主，可以帮助确诊。正常人的胃位于腹腔的左上方，直立时的最低点不超过脐下2横指，位置相对固定。

【为什么会得胃下垂】

中医认为，胃下垂属于中气下陷，指脾气虚弱，升举无力，气机趋下，内脏位置维系无力所导致。中气下陷属于气陷的范围，而气陷多由气虚病变发展而来，尤其与脾气的关系最为密切。若素体虚弱，或病久耗伤，致脾气虚损、中气下陷，从而形成气虚下陷的病变。西医认为凡能造成膈肌位置下降的因素，如膈肌活动力降低，腹腔压力降低，腹肌收缩力减弱，胃膈韧带、胃肝韧带、胃脾韧带、胃结肠韧带过于松弛等，均可导致下垂。

一、未病期

◉ 胃下垂的表现您知道吗

胃下垂的患者，轻度下垂者一般无症状，下垂明显者可以出现如下症状。

（1）腹胀及上腹部不适：多有胀满感、沉重感、压迫感。

（2）腹痛：多为持续性隐痛。常在餐后发生，与食量有关。进食量越大，则疼痛时间越长，疼痛越重。同时疼痛与活动有关，饭后活动往往使疼痛加重。

（3）恶心、呕吐：常于饭后活动时发生，尤其在进食过多时容易出现。这是因为一次性摄入较大量的食物，加重了胃壁韧带之牵引力而致疼痛，随之出现恶心、呕吐。

（4）顽固性便秘：可能由于同时有横结肠下垂，使结肠肝曲与脾曲呈锐角，粪便通过缓慢所导致。

（5）神经精神症状：部分胃下垂的患者因长期存在多种症状，精神负担过重，易产生失眠、头痛、头昏、迟钝、抑郁等症状。在解决这些问题的时候，首先要解决胃下垂的问题，消除原始疾病。

◎ 怎样防止胃下垂？以下几点来帮您

（1）做俯卧撑

做俯卧撑锻炼，一方面可以增强腹肌的收缩力，另一方面可以改变胃的悬垂状态，有刺激胃蠕动、改善胃肠功能的作用。

（2）细嚼慢咽

细嚼慢咽，将食物磨碎的同时，还能在口腔中让食物和唾液中的消化酶充分接触，增加消化过程。这样能减轻胃的负担，预防胃下垂。

（3）饮食注意

平时不宜一次性喝大量汤水或吃体积大、难消化的食物。过多的汤水、难消化的食物、体积大的食物会使胃内容物体积和重量增加，使胃承受压迫而加重下垂的程度。所以平时应当忌暴饮暴食，以减少腹腔的胀满不适感，减少胃下垂发生的可能性。

（4）适当锻炼

不管是否出现胃下垂，我们都应积极参加体育锻炼，如散步、练气功、打太极拳等。适当的锻炼不仅能够预防胃下垂的发生，对很多疾病都有很好的预防作用。

◉ 一天三杯茶，健康养颜又防病

（1）糖枣荔圆

配方：大枣、桂圆、荔枝各 50g，三七粉 5g，食糖适量。

制法：将大枣放砂锅中，加水适量，烧开后小火煨 5 分钟，再加入其他各物煮沸，继续用小火煨 10 分钟，加食糖调匀即可。

功效：补气健脾，活血补血。

用法用量：每日 1 剂，代茶饮。

（2）消胀开胃茶

配方：桃核 10g，紫苏 6g，雨前茶 6g，建神曲 6g，炒麦芽 10g。

制法：将上药先煎好，于汤中加老姜、砂糖调味。

功效：行气和胃消食。

用法用量：每日 1 剂，代茶饮。

（3）茉莉玫瑰茶

配方：茉莉花 6g，玫瑰花 6g，青茶 6g，陈皮 9g。

制法：上物以沸水冲泡 10 分钟，代茶饮。

功效：疏肝理脾。

用法用量：每日 1 剂，代茶饮。

◉ 常食健康养生菜，美味可口又防病

（1）猪肚黄芪汤

做法：猪肚 1 只，黄芪 60g，陈皮 30g。将猪肚去脂膜，洗净，黄芪、陈皮用纱布包好放入猪肚中，麻线扎紧。材料放入锅中，加水，文火炖至猪肚熟，再加适量调味品，趁热食肚饮汤，一日 2 次，2 日食完。5 只猪肚为一疗程。

功效：黄芪为补气要药，陈皮理气健脾，和中消滞；猪肚补胃益气。猪肚黄芪汤可补中气、健脾胃、行气滞、止疼痛，对于中气不足、脾胃虚弱

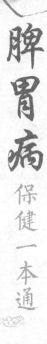

之胃下垂颇有效。

（2）黄芪炖带鱼

做法：带鱼1000g，炒枳壳15g，黄芪50g，盐、姜、葱、味精、食油、料酒各适量。将黄芪、炒枳壳洗净，研细，用白纱布包好，扎紧；将带鱼去头，除内脏，切成5指长的段，洗净，放入油锅中略煎片刻，再放入药包及佐料，注入清水适量。用中火炖30分钟后，拣去药包、葱节、姜，加入味精调好味即成。佐餐食之。

功效：有补五脏、开胃、温养脾胃、固护卫阳、补气生血、升举脾阳清气之功效。适用于胃下垂、久泻、脱肛等中气下陷病患者食用。

（3）猪肚山药粥

做法：猪肚1个，莲肉、山药各50g，糯米100g，猪肚去筋膜后洗净切碎，莲肉、山药捣碎，和猪肚、糯米共同入锅，加水用文火煮粥，早、晚食用。2日1剂，10天为一个疗程。

功效：治胃下垂。猪肚性微温，味甘，有补中益气、止渴消积、益脾胃、助消化、止泄泻等功效，可治虚劳瘦弱、消渴、小儿疳积、尿频等症。

二、既病期

◎ 确诊胃下垂，我们要做哪些检查

（1）体格检查

因为上腹压痛不固定，可随体位改变，所以临床体格检查时，有时用冲击触诊法，在存在胃下垂时，可听到脐下振水声，有时在急速变换体位时也可听到。同时上腹部易扪及腹主动脉搏动，也有少数下垂明显者同时有肝、右肾及结肠下垂的体征。

（2）胃肠钡餐造影

通过钡餐造影结果，依据站立位胃小弯弧线最低点与两侧髂嵴连线的位置可将胃下垂分为三度：

①轻度：指胃小弯弧线最低点的位置位于髂嵴连线下 1.0 ~ 5.0cm。

②中度：指胃小弯弧线最低点的位置位于髂嵴连线下 5.0 ~ 10cm。

③重度：指胃小弯弧线最低点的位置位于髂嵴连线下 10cm 以上。

（3）饮水超声波检查

饮水后进行超声检查，当存在胃下垂时可见胃下缘移入盆腔内。

◉ **怎样鉴别胃下垂与其他疾病**

（1）急性胃扩张

急性胃扩张常发生于创伤、麻醉和外科手术后数小时至一两天内或饱餐后不久出现，患者感上腹胀满或持续性胀痛，继而出现呕吐，主要为胃内容物，量小，但发作频繁，虽吐而腹胀不减。X 线腹部平片可见扩大的胃饱和致密的食物残渣阴影，服少量的钡剂可见扩张的胃型。

（2）胃潴留

功能性胃潴留多由于胃张力缺乏所致。此外，胃部或其他腹部手术引起的胃运动障碍，中枢神经系疾病，糖尿病所致的神经病变，以及迷走神经切断术等均可引起本病。尿毒症、酸中毒、低钾血症、低钠血症、全身或腹腔内感染、剧烈疼痛、严重贫血以及抗精神病药物和抗胆碱能药物的应用也可致本病。呕吐为本病的主要表现。日夜均可发生。呕吐物常为宿食，一般不含胆汁，上腹饱胀和疼痛亦多见。如有呕吐宿食，空腹时腹部有振水音，即提示胃潴留。进食 4 小时后，仍可从胃反出或自胃腔内抽出食物则可获证实。

◉ **已经出现胃下垂，您就真的要注意饮食了**

这里的部分饮食注意与未病期相重复，在此并不予以删减。因为胃下垂的发生与饮食习惯有很大的关系，胃下垂的治疗与治疗后疗效的巩固都要依靠注意饮食来保证效果。所以，请尽可能地保证您的生活中可以做到以下几点。

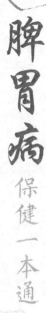

（1）少食多餐

由于胃下垂患者消化功能减弱，过多的食物入胃，必然会滞留于胃内引起消化不良。所以，饮食调理的第一要求便是每次用餐量宜少，但次数可以增加，每日 4～6 餐为宜。

（2）细嚼慢咽

胃下垂患者的胃壁张力减低，细嚼慢咽有利于消化吸收及增强胃蠕动和促进排空速度，缓解腹胀不适。

（3）食物细软

平时所吃的食物应细软、清淡、易消化。主食应以软饭为佳，如面条要煮透煮软，副食要剁碎炒熟。少吃生冷蔬菜。

（4）营养均衡

胃下垂患者大多体力和肌力都很弱，加之消化吸收不好，容易产生机体营养失衡，故较正常人更容易感到疲劳和精神不振。因此，患者要注意在少量多餐的基础上力求使膳食营养均衡，糖、脂肪、蛋白质三大营养物质比例适宜。其中脂肪比例偏低些。

（5）减少刺激

刺激性强的食物如辣椒、姜、酒精、咖啡、可乐及浓茶等，可使胃下垂患者的反酸、烧心症状加重，影响病情改善，故而这些食物应尽量少吃少喝，有所限制。但少量饮些果酒和淡茶有利于减缓胃下垂的发生与发展。

（6）防止便秘

日常饮食中多调配些水果蔬菜，因为水果蔬菜中含有较多维生素和纤维素，尤其是后者可促进胃肠蠕动，使粪便变得松软润滑，防止便秘发生。清晨喝杯淡盐水或睡前喝杯蜂蜜麻油水，可以缓解和消除便秘。

◉ 胃下垂西医怎么治

胃下垂在西医中并无特别的疗法，上腹不适、隐痛、消化不良等可参照慢性胃炎治疗。腹胀、胃排空缓慢者，可供给吗丁啉 19mg，每日 3

次；或胃复安5~10mg，每天3次。合并便秘者首选莫沙必利片，一次5mg，每日3次。可应用三磷酸腺苷（ATP）与补中益气汤治疗胃下垂，取ATP 20mg，于早、午饭前各肌注1次，20日为一疗程，间歇5日行第二疗程。

必要时放置胃托。

胃下垂中医怎么治

1. 中药汤剂、中成药治疗

（1）脾虚气陷证

治法：补气升陷。

方药：补中益气汤合升陷汤加减。黄芪、党参、白术、当归、炙甘草、柴胡、升麻、枳壳、陈皮、桔梗等。

中成药：补中益气颗粒、香砂六君子丸等。

（2）脾虚阴损证

治法：补脾益胃。

方药：参苓白术散合益胃汤加减。太子参、生黄芪、山药、玉竹、麦冬、石斛、佛手、桔梗、炙甘草等。

中成药：阴虚胃痛颗粒、养胃舒等。

（3）脾肾阳虚证

治法：温补脾肾。

方药：附子理中汤合苓桂术甘汤加减。党参、白术、炙甘草、茯苓、干姜、桂枝、附子等。

中成药：温胃舒胶囊、虚寒胃痛颗粒等。

本病除上述证型外，常兼有肝郁、气滞、血瘀、食积、湿热等。肝郁气滞加柴胡、绿萼梅、厚朴、紫苏梗；血瘀加丹参、赤芍、桃仁；食积加焦山楂、麦芽、谷芽、莱菔子、神曲；湿热加茵陈、豆蔻、黄连。

2. 针灸治疗

（1）主证

①脾虚气陷证

取穴：百会、气海、关元、中脘、脾俞、胃俞、足三里、神阙等。

方法：多用补法，可针灸并用或隔姜灸。

②脾虚阴损证

取穴：中脘、气海、关元、百会、足三里、神阙、三阴交等。

方法：多用补法，多针少灸。

③脾肾阳虚证

取穴：脾俞、肾俞、中脘、气海、关元、百会、足三里等。

方法：多用补法，可针灸并用或隔附子饼、姜灸。

（2）兼证

①肝郁证

配肝俞、太冲、三阴交等，宜平补平泻，多针少灸。

②血瘀证

配血海、膈俞等，宜平补平泻，针灸并用。

③食积证

配天枢、梁门、大横等，宜平补平泻，针灸并用。

④气滞证

配行间、章门、期门等，宜平补平泻，多针少灸。

⑤湿热证

配阴陵泉、曲池、合谷等，宜多用泻法，只针不灸。

◉ **国医大师徐景藩论治胃下垂**

历代医家多认为，胃下系"中气下陷"所致，宗《黄帝内经》"下者举之"之训，常以"补中益气""升阳举陷"法治之。徐老师在临床中发现，用补中升提法或有不效，甚至反见脘腹胀满加重者。因此，临床治疗胃下垂，强调以辨证为主，总结以下三法。

1. 调中理气法

适用于一般胃下垂疾患，症见脘腹坠胀，饮食不多，饥时胃中不适，稍多饮食则觉胀，神倦，脉细或濡，舌苔薄白等症。治以补益脾胃，兼以理气，补气与理气共用，寓补于通，常用药黄芪、党参、白术、炙升麻、山药、炙甘草、炒枳壳、木香、炒陈皮、大枣等。若遇寒则症状尤甚者，加入高良姜；若胃脘隐痛喜暖喜按，酌加桂枝或甘松以温中，并配加白芍。

2. 疏肝和胃法

适用于胃下垂疾患，自觉胃脘痞胀，甚则胀及胸胁，嗳气较多，得暖则舒，食后尤甚，常须走动或用手按揉，否则消化不良，脉象小弦或细弦，舌苔薄白。上述症状发生及加重，往往与情志因素有一定的关系。治以疏肝和胃，常用药紫苏梗、炙柴胡、炒白芍、炒枳壳、香附、佛手（或佛手花）、檀香、当归等。若性情抑郁，胸闷不畅，加合欢花、郁金、百合；若腹胀甚及于小腹者，加乌药、炒小茴香、防风；若神倦乏力、口干欲饮，舌苔薄净，病久肝胃阴虚者，配加石斛、乌梅、麦冬、木瓜、枸杞子，去檀香，其他如麦芽、鸡内金、神曲等和胃消滞药物，均可随症酌用，特别是麦芽，兼有良好的疏肝作用。

3. 温肾化饮法

适用于胃下垂而胃中辘辘有声，泛涎清冷或呕痰涎，食少脘腹胀满，畏寒怕冷，甚则腰背部有冷感，舌淡白，脉细或沉细等症。治以温肾化饮，常用药制附子、肉桂（后下或研粉另吞）、益智仁、法半夏、白术、泽泻、茯苓、猪苓、干姜、炙甘草等。如脘腹鸣响甚者，配加防风、藿香；若呕吐甚者，酌加煅赭石、旋覆花、通草、蜣螂等以通利走窜，有利于使胃的"下管"通畅，胃中痰饮下行。

在临床实践中，徐老师发现，胃下垂者中虚气滞者最多见，其次为肝胃不和，病理因素如痰湿、水饮、瘀血多由中虚而生，可加重胃下，上述因素均易致气行不畅，强调治疗须从"气"字入手，贵在调升降之机。《临证指南医案》云："脾胃之病，虚实寒热，宜燥宜润，固当详辨，其于升降二字，尤为重用"，宗叶氏之说，徐老师善用升降法调气机，升法为补气升阳和升阳举陷，常用药如黄芪、党参、白术、升麻等；降法乃降气，常选用枳实、枳壳、青皮、陈皮、佛手等理气之品。

[1] 刘子丹，郭尧嘉，何璠，陆为民. 徐景藩诊治胃下垂经验 [J]. 中医杂志，2013，54（13）：1091-1093.

◉ 六种保健按摩，助您解除病痛

（1）腹式呼吸

吸气时腹部隆起，呼气时腹部下陷，反复进行多次。

（2）腹肌锻炼

仰卧，双腿伸直抬高，放下，反复进行数次，稍作休息后再重复做数次。也可以模拟蹬自行车的动作。

（3）按摩腹部

在体育锻炼后进行 10 分钟左右。可屈膝仰卧，然后以右手按揉腹部。

（4）饭后卧床

时间为 20 ~ 30 分钟，取头部低位、骨盆垫高的姿势，使胃向上移。

（5）气功疗法

卧位，全身放松，吸气，意守丹田（思想集中在下腹部丹田穴），呼气。如此反复进行，速度宜缓慢，每次 10 ~ 20 分钟，每天 1 ~ 2 次。一般在锻炼前做。

（6）全身锻炼

体操、太极拳、八段锦、五禽戏、散步等。

第四节 胃溃疡

【教您了解胃溃疡】

胃溃疡是消化性溃疡中的一种，指位于贲门至幽门之间的胃黏膜被胃酸和胃蛋白酶消化而形成的慢性溃疡。消化性溃疡的发生部位主要分胃溃疡和十二指肠溃疡两类，还包括胃－空肠吻合口附近和胃黏膜 Meckel 憩室的溃疡。

胃溃疡临床表现为节律性上腹痛，周期性发作，伴有吞酸、反酸等症，其中上腹部疼痛是胃溃疡的主要症状。胃溃疡的疼痛多在餐后 1 小时内出现，经 1 ~ 2 小时后逐渐缓解，直至下餐进食后再复现上述节律。部分患者可无症状，或以出血、穿孔等并发症作为首发症状。胃溃疡与"胃疡"相类似，可归属于中医学"胃脘痛""反酸"等范畴。

【教你了解胃溃疡和十二指肠溃疡之间的关系】

临床上十二指肠溃疡较胃溃疡更为多见，两者比例可达到 4：1。

（1）共同点：病因和发病机制上均为胃酸和胃蛋白酶消化黏膜作为直接因素，病理形态学上二者相似；在少数患者当中二者还可同时出现，即复合型溃疡。

（2）区别和差异：二者的好发年龄段不同，胃溃疡好发于 40 ~ 60 岁中老年人群体，而十二指肠溃疡好发于青壮年，胃溃疡的平均发病年龄较十二指肠溃疡约推迟 10 年。十二指溃疡的起病与精神神经因素关系相对比较密切。"O"型血型者、唾液中无血型抗原者、肝硬化、甲旁亢患者也易患十二指肠溃疡。药物如阿司匹林、皮质类固醇激素、酒精等所引起的多是胃溃疡。发病机制上，十二指肠溃疡的胃酸和基础胃酸分泌量均高于正常，而胃溃疡患者胃酸分泌量和正常人相似，甚至低于正常人。胃溃疡有癌变的可能，而十二指肠溃疡几乎无癌变。临床表现上二者也不尽相同，十二指肠溃疡多为饥饿痛和夜间痛，而胃溃疡多为餐后痛。外科手术治疗上，十二指肠溃疡对迷走神经切断术效果远较胃溃疡为好。因此二者是不同的疾病。

一、未病期

胃溃疡主要是指各种病因导致的胃黏膜破损，致使胃酸腐蚀胃部组织造成的溃疡。临床上常见的有应激性溃疡、复合性溃疡、多发性溃疡和吻合口溃疡，它们对胃部生理机能的伤害都是不可轻视的。

◉ 易得胃溃疡的四类人

（1）家族中有胃溃疡患者

幽门螺杆菌感染是消化性溃疡的主要原因。幽门螺杆菌能定植在胃黏膜，一方面通过产生的尿素酶水解尿素成为氨和二氧化碳，另一方面能诱发局部炎症和直接损伤黏膜。而幽门螺旋杆菌的传染力很强，可通过手、不洁食物、不洁餐具、粪便等途径传染。对于一起生活的家族来说，一人患胃溃疡，则全家患胃溃疡的几率会大很多。建议家中如果有感染胃溃疡的患者，家中可实行分餐制，减少病菌的感染几率。

（2）长期过度脑力劳动，精神紧张者

急性应激引起应激性溃疡已是不争的事实。慢性应激的致病作用尚存在争议，但临床发现长期精神紧张者易患消化性溃疡，DU 愈合后在精神刺激下，溃疡易复发。尤其是大城市的白领精英们，因为生活节奏快，工作和生活压力大，缺乏应有的调养和休息，容易诱发和加重胃溃疡。

（3）长期服用致胃溃疡药物者

长期服用非甾体类抗炎药（NSAIDS），糖皮质激素，化疗药物等药物的患者可以发生溃疡。我国长期服用非甾体类抗炎药比例较低，其在消化性溃疡致病作用相对较小。非甾体类抗炎药的致病与药物种类、剂量和疗程有关。其作用机制除直接损伤黏膜外，还通过抑制环氧合酶，使胃肠黏膜中具有细胞保护作用的内源性前列腺素合成减少，从而削弱防御因素有关。其中阿司匹林是最主要的致溃疡药物，许多解热镇痛药及治疗感冒的药物中均含有阿司匹林，长期大量服用，可以引起胃溃疡。

（4）长期吸烟和过度喝酒者

吸烟不仅可影响溃疡愈合，促进溃疡复发，还可能促进溃疡的发生，其可能机制与影响幽门括约肌运动、增加胃酸分泌、抑制前列腺素合成有关。此外长期饮用烈酒、浓茶、咖啡也可能促进溃疡发生。长期或一次性大量饮用烈性酒，会直接破坏胃黏膜屏障，引起充血、水肿、糜烂，甚至出血。

◉ 对胃溃疡的预防必须注意的五个方面

注意精神与饮食调摄，避免情绪激动和过度劳累，保证足够的休息和睡眠，生活有规律，劳逸结合。少食烟熏、油炸、辛辣、酸甜、粗糙多渣食物。按时进餐，进食不可过急、过快，养成细嚼慢咽的良好习惯，以减少对胃黏膜的机械性刺激。不食过冷、过热、过咸的食物。坚持合理用药，巩固治疗。

（1）必须戒烟

吸烟者比不吸烟者患病率高2倍，吸烟影响溃疡愈合，可促使溃疡复发。其机制为吸烟可以促使胃酸和胃蛋白酶原分泌增多；吸烟可能抑制胰腺分泌 HCO_3^- 盐，从而削弱中和球部内酸性液体的能力；吸烟可影响幽门括约肌关闭功能而导致胆汁反流，破坏胃黏膜屏障；吸烟可使胃排空延缓，影响胃、十二指肠运动功能；吸烟可影响胃、十二指肠黏膜内前列腺素合成，减少黏液量和黏膜血流量，从而降低黏膜的防御功能。

（2）注意饮食

酒、咖啡、浓茶、可乐等饮料能刺激胃酸分泌增多，易诱发溃疡病。少吃精制低纤维素食物。

（3）避免精神紧张焦虑

长期精神紧张、焦虑或情绪波动的人易患溃疡。人在应激状态时，可能促进胃的分泌和运动功能增强，胃酸分泌增多和加速胃的排空，同时由于交感神经兴奋使胃、十二指肠血管收缩，黏膜血流量下降，削弱了黏膜自身防御功能。

（4）避免药物损伤

有些药物，如阿司匹林、地塞米松、强的松、吲哚美辛等，对胃黏膜有刺激作用，可加重胃溃疡的病情，应尽量避免服用。若因疾病需要服用，或向医生说明，可改用他药，或遵医嘱配合些其他辅助药物，或放在饭后服用，减少对胃的不良反应。

（5）避免细菌感染

以前认为胃溃疡与胃液消化作用有关，与神经内分泌机能失调有关。现在业界公知，有些胃溃疡是由细菌感染引起的，最常见的是幽门螺杆菌。

◉ 辅助治疗胃溃疡的食品

（1）蜂蜜：富含葡萄糖、果糖、有机酸、酵母及多种维生素和微量元素等营养成分，能对胃黏膜的溃疡面起到保护作用。

（2）莲藕：富含淀粉，可以促进胃肠蠕动，能加速胃溃疡的愈合，还有解酒的功能。

（3）鸡蛋：蛋黄含有大量磷脂酰胆碱和脑磷脂，对胃黏膜有很强的保护作用。

（4）大枣：有补脾益胃的功能，常吃大枣或用大枣、糯米做成的粥，对胃溃疡有一定防治作用。

（5）南瓜：《本草纲目》记载"南瓜性温，味甘无毒，入脾、胃经"，能补中益气、消炎杀菌、止痛。其所含的丰富果胶可保护胃部免受刺激，减少溃疡发生的可能。可用南瓜煮粥或汤，滋养肠胃。

◉ 胃溃疡患者应该远离哪些食物

（1）限制多渣食物，应避免吃油煎、油炸食物，不吃含粗纤维较多的芹菜、韭菜、豆芽，以及各种粗粮。这些食物不仅粗糙不易消化，而且还会引起胃液大量分泌，加重胃的负担。但经过加工制成的菜泥等易消化的食物则可以食用。

（2）不吃刺激性大的食物，如生葱、生蒜、浓缩果汁、咖啡、酒、浓茶等，以及过甜、过酸、过咸、过热、生冷硬等食物。甜食可增加胃酸分泌，刺激溃疡面加重病情；过热食物刺激溃疡面，引起疼痛，使溃疡面血管扩张而引起出血；辛辣食物刺激溃疡面，使胃酸分泌增加；过冷、过硬食物不易消化，可加重病情。

◉ 教您做防治胃溃疡的美味菜肴

（1）木瓜草鱼尾汤

食物原料：木瓜 1 个，草鱼尾 100g。

制法：木瓜削皮切片，草鱼尾入油锅煎片刻，加木瓜及生姜片少许，放适量水，共煮 1 小时左右。

功用：滋养、消食。对食积不化、胸腹胀满有辅助疗效。

食物功效：木瓜的木瓜蛋白酶有助于食物的消化吸收，对胃痛、胃溃疡等均有疗效；木瓜的脂肪酶可分解脂肪成脂肪酸，有利于对食物中的脂肪消化吸收；木瓜蛋白酶还能促进和调节胰液的分泌，对胰腺功能不全引起的消化不良有治疗作用。草鱼，味甘性温，功能暖胃和中、消食化滞。

（2）砂仁黄芪猪肚汤

食物原料：砂仁 6g，黄芪 20g，猪肚 1 个。

制法：猪肚洗净，将砂仁、黄芪装入猪肚内，加水炖熟，调味食用。

功用：益气健脾，消食开胃。适用于胃脘疼痛，可用于胃溃疡的患者。

食物功效：砂仁能行气，和胃、醒脾；猪肚能健脾胃、补虚损；黄芪

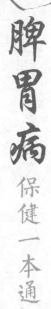

能补气固表，敛疮生肌。

（3）怀山蜂蜜煎

食物原料：怀山药 30g，鸡内金粉 9g，蜂蜜 15g。

制法：怀山药、鸡内金水煎取汁，调入蜂蜜，搅匀。每日 1 剂，分两次温服。

功用：健脾消食。用于脾胃虚弱、运化不健之食积不化、食欲不振等。

食物功效：怀山药能健脾补肺、固肾益精，用于消化不良、小儿厌食症。怀山药所含消化酶能促进蛋白质和淀粉的分解，故有增进食欲的作用。蜂蜜能补中益气、润肠通便，对创面有收敛作用。

（4）参芪猴头炖鸡

食物原料：猴头菌 100g，母鸡 1 只（约 750g），黄芪、党参、大枣各 10g，姜片、葱白、料酒、清汤、淀粉各适量。

制法：将猴头菌洗净去蒂，发胀后将菌内残水挤压干净，以除苦味，再切成 2mm 厚片待用。把母鸡去头脚，剁方块，放入炖盅内，加入姜片、葱结、料酒、清汤，放入猴头菌片和浸软洗净的黄芪、党参、大枣置于上部，用文火慢慢炖，直至肉熟烂为止，调味即成。

功用：补气，健脾，养胃。

食物功效：猴头菌又名猴头菇，有助消化及利五脏的功能，适用于胃溃疡、慢性胃炎、胃窦炎、胃痛、胃胀及神经衰弱；母鸡益气养血，健脾胃，疗虚损，善补五脏；黄芪能补气固表，敛疮生肌，促进造血，抗溃疡等；党参补中益气，养血生津；大枣健胃补血，滋养强身。

（5）仙人掌炒牛肉

食物原料：仙人掌（可食用的种类）50g，嫩牛肉 100g，调料适量。

制法：将仙人掌去皮刺，洗净，切细；牛肉洗净，切片。二者置热油锅中炒熟后，调味服食。

功用：可活血化瘀，行气止痛。

食物功效：仙人掌行气活血，清热解毒，治心胃气痛、痞块、痢疾、痔血等；牛肉补脾胃，强筋骨，治虚损、消渴、脾弱不运、痞积、水肿、腰膝酸软等。

◉ **教您熬五款养胃药膳粥**

（1）桃仁猪肚粥

食物原料：桃仁（去皮尖）、生地黄各 10g，熟猪肚片、大米各 50g，调料适量。

制法：将猪肚片切细；取 2 倍水煎桃仁、生地黄取汁，加猪肚、大米煮为稀粥，待熟时调味服食，每日 1 剂。

功效：益气活血，化瘀止痛。

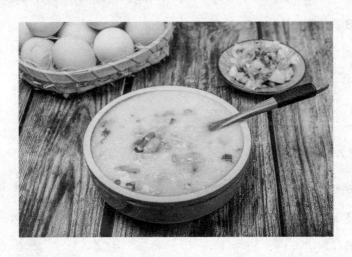

（2）黄芪内金粥

食物原料：生黄芪 12g，生薏苡仁、赤小豆各 10g，鸡内金粉 7g，金橘饼 1 个，糯米 80g。

制法：将生黄芪加水煮 20 分钟，取汁，加入薏苡仁、赤小豆、糯米煮成粥，再加入鸡内金粉即可。

功效：消食和胃。

（3）佛手扁苡粥

食物原料：佛手 10g，白扁豆、薏苡仁、山药各 30g，猪肚汤及食盐适量。

制法：将佛手水煎取汁，去渣，纳入扁豆、薏苡仁、山药及猪肚汤，煮为稀粥，略放食盐调味服食，每日 1 剂。

功效：泻热和胃，适用于胃脘灼热疼痛，口干口苦，心烦易怒，便秘等。

（4）银耳大枣粥

原料和制法：银耳 20g，大枣 10 枚，糯米 150g。按常法煮粥。

功用：适用于脾胃虚弱型溃疡病患者。

（5）怀山粥

原料和制法：怀山药 100g，粳米 100g。一起加水煮成稀粥。每天 1 剂，分 3 次饮服。

功用：适用于脾胃虚弱型胃溃疡、十二指肠溃疡。

二、既病期

◉ 胃溃疡西医怎么治

胃溃疡是一种慢性病，易复发，病程长，可并发出血、穿孔、幽门梗阻、癌变等并发症。治疗目的在于消除病因，缓解症状，愈合溃疡，防止复发和防治并发症。

1. 抑制胃酸分泌

（1）H_2 受体拮抗剂：通过竞争性与 H_2 受体结合，使壁细胞内 cAMP 产生和胃酸分泌减少。常用有西咪替丁、雷尼替丁、法莫替丁等，其抑酸效能递增而副作用渐减。常用剂量分别为 400mg，每日 2 次；150mg，每日 2 次；20mg，每日 2 次。

（2）质子泵抑制剂：质子泵抑制剂通过作用于壁细胞胃酸分泌终末步骤中的关键酶 H^+–K^+–ATP 酶，使其不可逆地失活而抑制胃酸分泌，故其制酸作用强于 H_2 受体拮抗剂，且更持久。目前应用于临床的药物有奥美拉唑、兰索拉唑、泮托拉唑等，常用剂量分别为 20mg、30mg、40mg，每日 1 次。短期服用无明显副作用。

2. 根除幽门螺杆菌

目前推荐方案有三联疗法和四联疗法。三联疗法常为一种质子泵抑制剂或铋剂，加上两种抗生素，疗程 7~14 天。四联疗法为一种质子泵抑制剂和一种铋剂，加上两种抗生素。

3. 保护胃黏膜

（1）硫糖铝：在酸性胃液中能凝聚成糊状黏稠物，直接与溃疡面黏附，阻止胃酸、胃蛋白酶继续侵蚀创面，有利于上皮细胞再生，促进溃疡愈合。每日用量 2g。副作用主要为便秘。

（2）枸橼酸铋钾：一方面具有与硫糖铝相似的直接保护作用，尚有较强抗幽门螺杆菌作用，很少有明显的不良反应。为防止铋在体内蓄积，不宜长期服用，疗程一般不超过 14 天，每日剂量 480mg。

（3）前列腺素类药物：目前主要是米索前列醇，能抑制胃酸分泌，促进胃黏膜细胞修复和再生，增加胃黏膜血液供应，从而对黏膜具有保护作用。每日剂量 800μg。腹泻是其主要副作用，因其能引起子宫收缩，孕妇忌用。

（4）弱碱性抗酸剂：常用有氢氧化铝凝胶，碳酸镁等。这些药物可以中和胃酸短暂缓解疼痛。

4. 非甾体类抗炎药相关溃疡的治疗

首先应暂停或减少非甾体类抗炎药的剂量，然后给予常规量 H_2 受体拮抗剂或质子泵抑制剂治疗。若病情需要继续服用非甾体类抗炎药，尽可能选用对胃肠黏膜损害较少的药物，或合用质子泵抑制剂或米索前列醇，有较好的防治效果。常规剂量的 H_2 受体拮抗剂对其预防效果则不理想。

5. 消化性溃疡的维持治疗

由于消化性溃疡反复发作，病程较长，维持治疗相当重要。一种是半量维持治疗法，雷尼替丁 150mg，或法莫替丁 20mg，睡前 1 次服，服用

1~2年或更长时间，适用于反复发作、症状明显或伴有并发症者。研究表明睡前1次服用与传统服法疗效相当。一种是间歇治疗法，在患者症状严重或内镜证明溃疡复发时，给予一疗程全剂量治疗。

6. 外科治疗

当出现下列情形之一时应考虑手术治疗：①大出血经内科紧急处理无效；②急性穿孔；③器质性幽门梗阻；④胃溃疡怀疑有癌变。

◉ 胃溃疡中医怎么治

（1）寒邪客胃证

症状：胃痛暴作，拘急冷痛，恶寒喜暖，得温痛减，口不渴，喜热饮；舌苔薄白，脉弦紧。

治法：温胃散寒，理气止痛。

方药：良附丸加减。

（2）饮食伤胃证

症状：胃胀痛，嗳腐吞酸，或呕吐不消化食物，其味腐臭，吐后痛减，不思饮食，大便不爽，得矢气及便后稍舒；舌苔厚腻，脉滑。

治法：消食导滞，和胃止痛。

方药：保和丸加减。

（3）肝胃不和证

症状：胃胀痛，或攻撑窜动，牵引背胁，每因情志刺激发作或加重，嗳气、矢气则痛舒，善太息，大便不畅；舌苔薄白，脉弦。

治法：疏肝理气，和胃止痛。

方药：柴胡疏肝散加减。

（4）湿热中阻证

症状：胃脘灼痛，吐酸嘈杂，脘痞腹胀，纳呆恶心，口渴不欲饮水，小便黄，大便不畅；舌红，苔黄腻，脉滑数。

治法：清化湿热，理气和胃。

方药：清中汤加减。

（5）瘀血停胃证

症状：胃脘刺痛，痛有定处，按之痛甚，食后加重，入夜尤甚，甚至出现黑便或呕血；舌质紫暗或有瘀斑，脉涩。

治法：化瘀通络，理气和胃。

方药：失笑散合丹参饮加减。

（6）脾胃虚寒证

症状：胃脘隐痛，绵绵不休，空腹痛甚，得食则缓，喜温喜按，劳累后发作或加剧，泛吐清水，食少纳呆，大便溏薄，四肢不温；舌淡苔白，脉虚缓无力。

治法：温中健脾，和胃止痛。

方药：黄芪建中汤加减。

（7）胃阴不足

症状：胃脘隐痛，有时嘈杂似饥，或饥而不欲食，口干咽燥，大便干结；舌红少津，无苔，脉弦细无力。

治法：益阴养胃。

方药：益胃汤加减。

◉ 中医推拿缓解胃溃疡的应用

胃痛是很多胃病患者朋友常见的一大烦恼，胃痛让人防不胜防，如果在没有携带胃药的情况下，我们可以进行中医穴位按摩缓解胃疼，下面就一起来看看如何通过按摩缓解胃疼，止痛消胀。

（1）推揉上、中、下脘穴位

上脘穴定位：在上腹部，前正中线上，脐上 5 寸。

中脘穴定位：在上腹部，前正中线上，脐上 4 寸。

下脘穴定位：在上腹部，前正中线上，脐上 2 寸。

每天用掌根从上脘穴向下一直推到肚脐位置，每天按揉 100 次左右，帮助胃部疾病恢复的效果特别好。

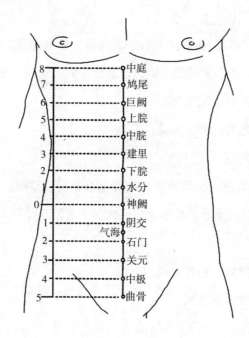

（2）按摩足三里可以治胃病

足三里穴位于小腿外侧，犊鼻下3寸（相当于4个手指并拢的宽度），距胫骨前缘一横指处。用两手拇指点按足三里穴，平时36次，痛时可揉200次左右，手法可略重。

◉ **胃溃疡的中医饮食保健疗法**

（1）杨梅酒

用料：鲜杨梅500g，白糖50g。

制法：将杨梅洗净，与白糖置于瓷罐中捣烂，加盖，一周后发酵即为酒，用洁净纱布绞汁，再置锅中煮沸，冷却后装瓶，密闭封存。

用法用量：佐餐随量饮用。

功用：疏肝理气，和胃止痛。适宜肝胃不和型胃溃疡患者饮用。

（2）甘草陈皮蜜

用料：生甘草15g，陈皮10g，蜂蜜90g。

制法：将生甘草、陈皮水煎，去渣取汁，冲入蜂蜜，拌匀即可。

用法用量：每日服3次，代茶饮。

功用：补脾和胃，适宜于胃溃疡者饮用。

（3）苦参醋

用料：苦参40g，苦酒（米醋）300mL。

制法：将苦参与苦酒一起放入锅中，用文火煎煮。

用法用量：每日分2次服饮。

功用：清热燥湿，舒肝和胃。适宜于幽门螺杆菌引起的胃溃疡、胃炎之胃脘痛者饮用。

◉ **胃溃疡必备家庭小药箱**

（1）胃可宁片

组成：珍珠层粉、浙贝母。

功效：收敛，制酸，止痛。用于消化性溃疡。

用法用量：饭前或胃痛发作时口服。每次3~5片，每日3~4次。

（2）健胃愈疡片

组成：白及、白芍、柴胡、党参、甘草、青黛、延胡索、珍珠层粉。

功效：疏肝健脾，解痉止痛，止血生肌。用于肝郁脾虚，肝胃不和型消化性溃疡活动期。

用法用量：口服。每次4~6片，每日4次。

第五节 功能性消化不良

【教您了解功能性消化不良】

消化不良（dyspepsia）是指源于胃和十二指肠区域的一种症状或一组症状，其特异性的症状包括餐后饱胀、早饱感、上腹痛或上腹烧灼感。经检查排除了可引起这些症状的器质性、全身性或代谢性疾病时，这一临床症候群便称为功能性消化不良（functional dyspepsia，FD）。FD 是临床上最常见的一种功能性胃肠病，欧美国家人群患病率达 19%~41%，我国为 18%~45%，占消化专科门诊的 20%~50%，已成为影响现代人生活质量的重要疾病之一。

功能性消化不良是西医学的概念，在中医学古代医籍中没有明确对应的病名，但根据其临床表现，属中医"痞满""胃脘痛""积滞"范畴。以餐后饱胀不适、早饱感为主症者，应属于中医"痞满""积滞"；以上腹痛、上腹烧灼感为主症者，应属于中医"胃脘痛"。

一、未病期

功能性消化不良起病多缓慢，呈持续性或反复发作，许多患者有饮食、精神等诱发因素。主要症状包括餐后饱胀、早饱感、上腹胀痛、上腹灼热感、嗳气、食欲不振、恶心等。常以某一个或某一组症状为主，在病程中症状也可发生变化。

◉ **预防功能性消化不良需做到以下五点**

保持积极良好的心态，健康的精神心理，培养良好的生活方式和饮食习惯，适当的运动锻炼，有利于预防本病的发生。注意饮食调理。进食营养丰富而又易消化的食物，避免进食过于肥甘厚味或生冷、煎炸食物。减少各种诱发因素，避免忧思郁怒等不良精神刺激。

（1）饮食有节。有规律地进食、定时三餐，尤其不能忽略早餐。随着现代生活节奏的加快，很多人忽视早餐，甚至不吃早餐。也有人左手一袋牛奶，右手一个包子，匆匆对付两口了事。日复一日，就会出现早饱，即吃的食物量少于正常进食量就产生"饱"的感觉，这就是"胃动力"出了问题。

（2）控制好食量。应该每餐少吃一些，七分饱是最好的食量。不要泡饭或和水进食，饭前或饭后不要马上大量饮用液体。

（3）不能吃过于刺激的食物。要尽量避免吃一些过烫、过辣、过酸等刺激性强的食物，并少吃脂肪含量高的食物。

（4）进餐时应保持轻松的心情。不要仓促进食，也不要囫囵吞食，更不要站着或边走边食。

（5）进餐时不要讨论问题或争吵。这些讨论应留到饭后1小时之后进行。

◉ 家用护胃小措施

（1）菊苣根、宽叶莴苣或菊莴苣。这些都是传统的缓胃秘方，可用这些蔬菜加水煮10分钟熬水喝。

（2）吃水果。葡萄、橙子、木瓜和菠萝都是健康水果，也很容易买到食用，这些水果对于缓胃利消化都有良好的作用。

（3）薄荷茶。在胃酸、胃胀时喝口薄荷茶对缓解胃酸、胃胀具有良好的效果。

（4）按摩。可以适当进行胃部按摩。

（5）小苏打。在温水中加入半茶匙小苏打和几滴柠檬汁，慢慢饮用。对于缓解胃酸具有良好的效果。

◉ 功能性消化不良的三个少吃

（1）油炸食物要少吃

油炸食品不易消化，易增加胃肠负担，诱发本症，同时还易造成肥胖、高血脂等问题，不利于健康。

（2）腌制食物要少吃

腌制食物多靠盐浸泡，对胃肠功能有害，某些腌制食物还含有可致癌的成分，不宜多吃。

（3）生冷刺激食物要少吃

刺激性食物、生冷食物对胃肠黏膜有一定的伤害，常吃会导致胃肠道炎症疾病，进而诱发消化不良。

◉ 预防功能性消化不良的六款美味粥

（1）普洱茶粥

材料：陈年普洱茶 12g，大米 100g。

做法：先将普洱茶块加清水煮取茶汁，然后将茶汁与大米同放粥锅内煮粥。

功效：消食除胀。本粥对过食油腻、食滞不消者尤为适宜。

（2）保和粥

材料：山楂、神曲、陈皮各 5g，麦芽 30g，茯苓、法半夏、连翘各 10g，大米 100g，砂糖适量。

做法：先将上述各种药物煎取药汁，然后将药汁与大米放粥锅内煮粥，粥熟后加入少量砂糖调味即可。

功效：健脾胃，消食积。本粥对食积停滞、肉积不消者尤为适宜。

（3）曲末粥

材料：神曲 15g，大米 50g。

做法：先将神曲捣碎，加水煎取药汁，然后把药汁与大米同放粥锅内煮粥，温热食用。

功效：健脾胃，助消化。本粥对食积难消、嗳腐吞酸者尤为适宜。

（4）山药莲子粥

材料：山药 10g，莲子 10g，薏苡仁 30g，大枣 10 枚，大米 100g。

做法：上述所有材料一起熬煮，熬成粥状即可食用。

功效：健脾胃，适用于脾肾虚弱之便溏腹泻。

（5）山药大枣粥

材料：茯苓 20g，大枣 10g，山药 20g，粳米 50g，红糖适量。

做法：大枣去核，与茯苓、山药、粳米同煮成粥，加适量红糖调味即可。分3次佐餐食用。

功效：健脾胃，用于脾胃气虚、食少便溏、体倦乏力者，可经常食用。

（6）扁豆薏苡仁粥

材料：薏苡仁50g，白扁豆30g，大米50g。

做法：煮粥食用。

功效：尤其适用于夏季湿阻腹泻。

◉ 防治功能性消化不良的菜肴

（1）砂仁鲫鱼汤

原料：鲫鱼一条，砂仁12g，葱、姜适量。

做法：先将鲫鱼洗净，去内脏及鳞，将砂仁放入鱼腹中。将装有砂仁的鱼放入砂锅中，加适量的水，武火煮沸，改文火炖熟，加入葱、姜、盐。

功效：砂仁醒脾燥湿，对消化道有调节作用；葱可温中而调脾胃虚寒；鲫鱼则健脾利湿；生姜暖胃。诸味合用，对小儿夏季胃口差、消化不良有良效。

（2）参芪鲤鱼

原料：黄芪12g，党参8g，鲤鱼600g，香菇13朵，熟笋丝半杯，葱、蒜头、老姜、高汤、酱油、白糖、米酒、盐适量。

做法：药材稍冲洗后，加水3杯以大火煮开，改小火煮至汤汁剩约1杯时，去渣，药汤备用。鲤鱼洗净，在肉厚处每隔3cm划一斜刀，炸前再于鱼身上抹一层薄芡粉；香菇洗净泡软，去蒂切丝；蒜头切片；葱洗净切丝，泡水3分钟，捞起沥干。锅热入油6杯烧至七分热，放入鱼以大火炸至两面皆酥脆，即捞起沥油。另锅入油2大匙烧热，入姜、蒜爆香，续入香菇、笋丝炒香，再入鱼、药汤及调味料，以大火煮开，改小火煮至鱼两面稍软，将鱼盛起，余汁勾芡后淋至鱼上，最后上葱丝即可。

功效：健脾益气，利水消肿。适用于脚气、消化不良、咳嗽、呼吸不畅等症。

二、既病期

◉ 功能性消化不良的治疗原则

功能性消化不良的治疗在于迅速缓解症状，提高患者的生活质量，去除诱因，恢复正常生理功能，预防复发。本病以脾虚气滞证最为多见，病位在胃，与肝脾有关，病机特点是本虚标实，本虚指脾胃虚弱，标实为气滞、血瘀、痰湿、食积等郁滞中焦，气机不通。中医治疗以健脾和胃、调理气机为主，要抓住健脾、理气、和胃三个环节。西医对功能性消化不良的治疗策略是依据其可能存在的病理生理学异常进行整体调节，选择个体化的治疗方案，主要是对症治疗，遵循综合治疗和个体化治疗的原则。发挥中西医的各自优势，进行优势互补。

◉ 功能性消化不良西医怎么治

1. 一般治疗

帮助患者认识、理解病情，建立、改善生活习惯，避免烟、酒及服用非甾体类抗炎药。无特殊食谱，但应避免个人生活经历中可诱发症状的食物。注意根据患者不同特点进行心理治疗。失眠、焦虑者可适当予以镇静药。

2. 药物治疗

功能性消化不良症状多样，目前尚无特效药，主要是经验性治疗。

（1）抗酸药：抗酸剂如氢氧化铝、铝碳酸镁等可减轻症状，但疗效不如抑酸剂。铝碳酸镁除具有抗酸作用外，还具有吸附胆汁的功能，伴有胆汁反流者可选用。

（2）抑酸药：适用于非进餐相关消化不良中以上腹痛、烧灼感为主要症状者。可选择 H_2 受体拮抗剂或质子泵抑制剂。

（3）促胃肠动力药：可改善与进餐相关的上腹部症状，如上腹饱胀、早饱感等。常用多潘立酮、莫沙必利或依托必利。

（4）助消化药：消化酶和微生态制剂可作为治疗消化不良的辅助用药。复方消化酶和益生菌制剂可改善与进餐相关的腹胀、食欲不振等症状。

（5）根除幽门螺旋杆菌治疗：对少部分有幽门螺旋杆菌感染的患者可能有效。

（6）精神心理治疗：上述治疗疗效欠佳而伴有精神症状明显者可试用，常用的有三环类抗抑郁药或 $5-HT_4$ 再摄取抑制剂（SSRI）；除药物治疗外，行为治疗、认知治疗和心理干预等可能对这类患者有益。

◉ 功能性消化不良中医怎么治

1. 辨证论治

（1）脾虚气滞证

症状：胃脘痞闷或胀痛，食少纳呆，恶心，嗳气呃逆，疲乏无力；舌淡，苔薄白，脉细弦。

治法：健脾和胃，理气消胀。

方药：四君子汤合香砂枳术丸加减。

（2）肝胃不和证

症状：胃脘胀痛，两胁胀满，痞塞不适，每因情志不畅而发作或加重，心烦易怒，善太息；舌淡红，苔薄白，脉弦。

治法：理气解郁，和胃降逆。

方药：柴胡疏肝散加减。

（3）脾胃湿热证

症状：脘腹痞满或疼痛，口干口苦，身重困倦，恶心呕吐，食少纳呆，小便短黄；舌质红，苔黄厚腻，脉滑。

治法：清热化湿，理气和中。

方药：连朴饮加减。

（4）脾胃虚寒证

症状：胃寒隐痛或痞闷，喜温喜按，泛吐清水，食少纳呆，神疲倦怠，手足不温，大便溏薄；舌淡苔白，脉细弱。

治法：健脾和胃，温中散寒。

方药：理中丸加减。

（5）寒热错杂证

症状：胃脘痞满或疼痛，遇冷加重，嘈杂泛酸，嗳气纳呆，肢冷便溏；舌淡苔黄，脉细弦滑。

治法：辛开苦降，和胃开痞

方药：半夏泻心汤加减。

2. 随症加减

胃胀明显者，可加枳壳、柴胡；纳食减少（早饱感）者，可加鸡内金、神曲加量；伤食积滞者，加炒莱菔子、焦山楂等；胃痛明显者，可加金铃子、延胡索；嘈杂明显者，可加吴茱萸、黄连。

◎ 巧用锻炼来为您缓解消化不良

（1）向前抱腿

双脚合拢，站立在地面上，上半身尽量向前弯曲，双手向下伸放在小腿上或抱住小腿，保持 10 ~ 15 秒。这个动作可让内脏进行大幅度的"翻转"，相当于对消化器官进行一次"按摩"，可缓解消化不良、反酸、嗳气等。

（2）弯腰 3 次

每天饭后缓慢 90° 弯腰 3 次，每次 1 ~ 2 分钟，能使胃部前倾，让食物进入胃窦，促进排空，加速消化。需要提醒的是，患有胃食管反流病、反流性食管炎的患者不宜使用这种方法。

（3）边散步边揉肚子

"饭后百步走，活到九十九。"每天饭后静坐半小时后散步 20 ~ 30 分钟，边散步边揉肚子，能促进胃肠血液循环和胃液分泌，增强胃肠消化功能。

揉肚子时五指并拢，以肚脐为中心，两手掌旋转按摩腹部，每走一步按摩一圈，正反方向交替进行，以皮肤微微发红有热感为宜。揉肚子时力度要适中，尽量穿着棉质无扣的上衣，以免纽扣阻碍按摩或产生静电。

◉ 家庭常备小药箱治功能性消化不良

（1）保和丸

组成：半夏、陈皮、茯苓、莱菔子、连翘、六神曲、麦芽、山楂。

功效：消食，导滞，和胃。用于食积停滞，脘腹胀满，嗳腐吞酸，不欲饮食者。

用法用量：口服。每次1～2丸，一日2次。儿童减量服用。

（2）山楂丸

组成：山楂，神曲（麸炒），炒麦芽。

功效：消积化食。主治食用肉食过多引起的脘腹胀闷等症，尤其适用于小儿食积症。但胃酸过多、烧心者不宜服用。

用法用量：成人每次口服1～2丸，一日1～3次。小儿减量服用。

（3）复方鸡内金片

组成：鸡内金，神曲。

功效：健脾开胃，消积化食。可治疗因脾胃不和引起的食积腹胀、饮食停滞、呕吐泄泻等症。

用法用量：每次口服2～4片，一日3次。儿童必须在成人的监护下使用。

（4）沉香化滞丸

组成：沉香、牵牛子（炒）、枳实（炒）、五灵脂、山楂、枳壳、陈皮、制香附、厚朴（制）、莪术（制）、砂仁、三棱（制）、木香、青皮、大黄。

功效：理气化滞。可治疗饮食停滞、腹中胀痛、吞酸等症。

用法用量：每次口服6g，一日2次。老年体弱者及大便溏泄者要酌情减量服用。

（5）六味安消胶囊

组成：土木香，大黄，山奈，寒水石（煅），诃子，碱花。

功效：和胃健脾，导滞消积，行血止痛。该药因含有少量的大黄，因此特别适合胃脘胀痛、大便秘结、食积化热者服用。

用法用量：每次口服3～6粒，一日2～3次。大便溏稀者和久病体虚者可每次服3粒；便秘者则需每次服6粒。

第六节　胃癌

【教您了解胃癌】

胃癌（carcinoma of stomach）是源于胃黏膜上皮细胞的恶性肿瘤，是我国最常见的恶性肿瘤之一，居消化道肿瘤死亡原因的第一位。在国内有的地区已居全部恶性肿瘤死亡原因的首位。男女发病之比约为2∶1。任何年龄均可发生，以50~60岁最多，30岁以前较少见。早期胃癌70%以上可毫无症状。

本病可归属于中医学"胃痛""反胃""积聚"等范畴。

一、未病期

您是胃癌高危人群吗

不同国家与地区发病率的明显差别说明本病与环境因素有关，其中最主要的是饮食因素。

（1）特殊职业：长期暴露于硫酸尘雾、铅、石棉、除草剂者及金属行业工人，胃癌风险明显升高。

（2）遗传因素：某些家庭中胃癌发病率较高，一些资料表明胃癌发生于Ａ型血的人较Ｏ型血者为多，美国的黑人比白人发病率高，均提示有遗传因素存在。而更多学者认为遗传素质使致癌物质对易感者更易致癌。

（3）长期心理状态不佳：如压抑、忧愁、思念、孤独、抑郁、憎恨、厌恶、自卑、自责、罪恶感、人际关系紧张、精神崩溃、生闷气等，胃癌危险性明显升高。

（4）地区及饮食：流行病学调查证实饮食中亚硝酸盐含量高的地区胃癌发病率高。我国西北地区土壤、饮水和食物中硝酸盐含量较高，如腌制蔬菜中含有大量硝酸盐和亚硝酸盐，其胃癌发病较高。亚硝胺类化合物已成功地在动物体内诱发胃癌。萎缩性胃炎与肠上皮化生时，胃液不能破坏硝酸盐，在空腹胃液 pH 升高的情况下，硝酸盐受胃内细菌硝酸盐还原酶的作用而形成亚硝酸盐类物质。炎症的胃黏膜上皮更容易使内源性亚硝基基团渗入。

食物中还可能含有某些致癌物质或其前身，在体内通过代谢或胃内菌群的作用转化为致癌物质。如油煎食物在加热过程中产生的某种多环碳氢化合物；熏制的鱼肉含有较多的 3，4- 苯并芘（benzopyrene）；发霉的食物含有较多的真菌毒素；大米加工后外面覆有滑石粉，其化学性质与结构都与石棉纤维相似，上述物质均被认为有致癌作用。

食盐可能是外源性胃癌诱发因素之一，居民摄入食盐多的国家胃癌发病率也高，机理尚不清楚。饮酒在胃癌发病中的作用尚未有定论，而吸烟则可能增加患胃癌的危险性。

◎警惕！长期大量饮酒可能诱发胃癌

（1）每天进食的食物中，本来就含有一些致癌物质，但这些致癌物进入体内一般不被吸收而是通过大便排出体外，但是如果同时喝了酒，酒精就会是这些致癌物的良好溶剂，促进了某些致癌物质的吸收。

（2）酒精对于人体来说，并不是必须物质，所以大量的酒精进入体内可导致某些致癌物质的活化。

（3）倘若我们在生活中长期大量饮酒，就会对胃黏膜产生严重的刺激与损伤，造成各型胃炎，以致胃酸缺乏，细菌得以繁殖，促进了致癌物亚硝胺类的合成。

（4）市场上销售的酒中，经常有一些质量不过关的劣质酒，含有大量的致癌物或促进剂，如甲醇可转化为甲醛，除了直接对胃起毒害作用外，还有致癌作用。

（5）经常大量饮酒，酒中的酒精对人体免疫功能也有抑制作用，会导致机体对肿瘤的监督功能下降。

◎ 小小生活细节别忽视，预防胃癌从身边做起

由于对胃癌的病因未明，故尚缺乏有效的一级预防措施。但据流行病学调查，多吃新鲜蔬菜、水果，少食咸菜和腌腊食品，减少食盐摄入，食物用冰箱贮藏，有一定预防作用。每日进服维生素C，可减少胃内亚硝胺的形成。积极根除幽门螺杆菌也是重要的可能预防胃癌发生的手段之一。

对于慢性萎缩性胃炎的患者，尤其是有肠化生和不典型增生者除给予积极治疗外，还应定期进行内镜随访检查，对中度不典型增生者经治疗而长期未好转，以及重度不典型增生者宜予预防性手术治疗。

（1）饮食方面

①平时应以新鲜的瓜果蔬菜、粗粮为优先摄入目标，肉类少吃，做到饮食搭配合理，防止体液偏酸，摄入的饮食应该做到"二酸八碱"使体液达到弱碱性。食品中的许多食物对癌细胞都有抑制作用，如食物中钙离子及含疏基的蒜、葱及绿茶有明确的保护作用，其中大蒜的保护作用最为优秀。

②改变饮食结构：多食蔬菜、水果；适当增加豆类食物和牛奶；减少食盐摄入量；少食或不食熏腌食品，减少亚硝胺的前身物质的摄入；食品保藏以冰箱冷藏为好；提倡食用大蒜、绿茶。对于癌症的高发人群可以适当服用一些抗癌防癌的产品，如香菇多糖等预防癌症。

③改变不良饮食习惯：避免暴饮暴食、三餐不定；进食不宜过快、过烫、过硬。

（2）不良嗜好

吸烟，饮酒等不良的嗜好要戒除。

（3）心理方面因素

以良好的心态应对压力，劳逸结合，不要过度疲劳。

（4）体育锻炼

加强体育锻炼，增强体质，多在阳光下运动，多出汗可将体内酸性物质随汗液排出体外，避免形成酸性体质。

（5）其他

①认真做好粮食的防霉去霉工作，保证食用水的卫生。

②积极治疗癌前病变，有慢性胃病的患者要及时治疗，定期观察。

③对高发区及高危人群进行胃癌及癌前病变的普查普治。

④积极保护环境，减少环境污染。

◉ 不可不知的防癌食物

（1）洋葱

吃洋葱能降低胃中亚硝酸盐含量，更重要的是洋葱中含有一种栎皮酮的物质，为天然的抗癌物质。据不完全调查显示，经常吃洋葱的人，胃癌发病率比少吃或不吃洋葱的人要少25%，患胃癌的致命率也低了30%。

（2）菌菇类

这类食物包括冬菇、香菇、金针菇以及木耳等。科学家发现，许多菌菇类都含有抗癌物质，能起到防癌的功效。比如，冬菇中所含的多糖体抗癌效果非常好。黑木耳、白木耳所包含的多糖体也是一种抗癌的有效物质。菌菇类食物中富含的粗纤维和钙等都有防癌作用，还能提高人体免疫力。

（3）番茄

番茄含番茄红素及胡萝卜素，它们都是抗氧化剂。特别是番茄红素，能中和体内自由基，对于抗胃癌和消化系癌有利，同时对预防乳腺癌和前列腺癌也有效。

（4）花椰菜

花椰菜中含较多微量元素钼，可阻断致癌物质亚硝酸胺的合成，能起到抗癌防癌的作用。有研究报告指出，花椰菜还含有一种可以刺激细胞活动的酵素叫小硫化物，能阻止癌细胞的形成。吃花椰菜对预防食道癌、胃癌等都有一定作用。

（5）绿茶

绿茶为近年来颇受重视的天然防癌食物之一。人体实验证实，每日饮用1～5g绿茶叶泡的茶水，可明显阻断体内亚硝酸盐的合成。绿茶中还含有维生素C、维生素E和茶多酚等多种亚硝化抑制剂。

（6）芹菜

芹菜含有蛋白质、碳水化合物、脂肪、维生素及矿物质等，同时还含有挥发性的芹菜油，能促进食欲。芹菜是高纤维素食物，经常食用可预防胃癌。

（7）芦笋

芦笋含有丰富的叶酸、微量元素硒和游离态存在的天门冬酰胺，对各种癌症都有积极的预防和治疗功效，尤其对膀胱癌、肺癌、皮肤癌有特殊疗效。

◉ 一起来做预防胃癌保健操

准备：端立，两腿分开同肩宽，两臂自然下垂。

开始：左手平端腹下，手心向上，随着慢慢吸气，手缓缓沿腹胸中线上升，至过头顶，手开始翻掌，缓缓向左侧转，并开始呼气。手臂向左伸直手心完全向下，并继续缓缓下降至自然下垂处。然后换右手，动作与左手相同，共做32次。

导引：动作和呼吸与开始动作相似，两手平端，指尖相对，同时由腹下缓缓上升，至过顶向两侧分，下降至自然下垂处，反复做 16 次。

冲拳：预备姿势同"开始"动作，半蹲，两拳眼相对放于胸正中，右拳突然向正前方平冲，冲后拳回原处，再冲左拳。两拳交冲 16 次。

转腰：双手叉腰，两腿分开，顺时针转腰 4 次，逆时针转腰 4 次。

揉腹：双腿分开直立，双手平掌相叠，捂于肚脐处，先顺时针揉，再逆时针揉，各揉 8 次。

互捶：双腿分开直立，双手交替捶胸部左右上角，各 8 次；交替捶肩各 8 次；双手用拳背同时捶背部，由上而下次数不限；然后沿臀部往下捶至两大腿、两小腿，再回臀部往下捶，反复 4 次。

弯腰：双腿分开直立，向前弯腰，双手摸左脚尖两次、右脚尖两次，然后直腰，重复做 4 次。

举臂后看：双腿分开直立，左臂往身后藏，同时右臂上举并向左回头看右脚跟；然后右臂后藏，左臂上举，右转头看左脚跟，重复 8 次。

呼吸调引：双腿并拢直立，脚呈八字，双手心向上，平展腹下，指尖相对，沿腹胸中线上行吸气，至颈项部翻掌向下呼气，反复 8 次。

注意事项：①每节操可自定节拍，数出一二三四；②每节操要求呼吸有规律，动作要缓慢柔和；③最好在静处做操，消除外界干扰；④饭前饭后 1 小时内，不宜做操。

◉ **六款美味药膳助您预防胃癌**

（1）猴头蛇舌草汤

组成：干猴头菌 50g，藤梨根 50g，白花蛇舌草 50g。

制法：将猴头菌用热水煮沸 30 分钟，剪去根部，用清水反复洗涤，再用温水泡发变软；藤梨根、白花蛇舌草用清水洗净。将干猴头菌、藤梨根、白花蛇舌草一同放入锅中，加清水适量，煎煮 20 分钟即可。

服法：喝汤，每天 1 ~ 2 次。

功效：防癌抗癌。

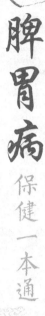

（2）黄芪猴头菌汤

组成：猴头菌 150g，黄芪 30g，鸡肉 250g，生姜 15g，葱白 20g，食盐 5g，胡椒面、绍酒各适量，小白菜心 100g，清汤 750g。

制法：猴头菌冲洗后放入盆内用温水发胀，约 30 分钟，捞出。削去底部的木质部分，再洗净，切成约 2mm 厚的大片，发过猴头菌的水用纱布过滤待用。鸡肉洗净后剁成约 3cm 长、1.5cm 宽的条方块。黄芪用湿毛巾擦净后切成马耳形薄片。生姜、葱白切成细节，小白菜心用清水洗净待用。锅烧热后下入猪油，投入黄芪、姜、葱、鸡共炒后，放入食盐、绍酒，发猴头菌的水和少量清汤，用武火烧沸后再用文火烧 1 小时左右，然后下猴头菌片再煮半小时，然后入胡椒面拌匀。先捞鸡块放碗底，再捞猴头菌片盖在上面。汤中下入小白菜心，略煮片刻舀入碗内即成。

服法：佐餐服食。

功效：补气养血，补脑强身。可防癌，适合肿瘤患者或体质虚弱者。

（3）冬菇鸡肉粟米羹

组成：冬菇 5 个，粟米片 30g，葱 1 根。

制法：将冬菇浸软，洗净，切细粒，粟米片用清水适量调糊；鸡肉洗净，切粒；葱去须洗净，切葱花。把粟米糊放入沸水锅内，文火煮 5 分钟后放鸡粒、冬菇，煮 3 分钟，放葱花调味，再煮沸即可。

功效：此菜有健脾养胃、益气养血之功。

注意：胃气虚弱者，宜少食多餐，以调养胃气。若有呕吐者，可加姜汁少许同用。

（4）大蒜鳝鱼煲

组成：鳝鱼 500g，大蒜 30g，三七末 15g，生姜 2 片。

制法：将蒜头（去衣）洗净，拍碎；鳝鱼去肠脏，洗净，切段；姜洗净。起油锅，放入鳝鱼、蒜头、姜片爆炒片刻。将刚炒完的材料转放入砂锅内，加清水适量，放入三七末，加盖，文火焖 1 小时，水将干时，放调味料即可。

功效：此菜有健脾暖胃，消积止痛之功。

注意：若嫌此菜偏燥者则不必用油锅爆而直接焖煮。

（5）豆芽炒猪肉

用料：豆芽250g，猪瘦肉150g，葱1根。

制法：将豆芽（去豆壳和根）洗净，切碎；葱（去须）洗净，切葱花；猪瘦肉洗净，剁烂。把豆芽放入锅内焯一下，上碟。起油锅，放猪肉炒熟，放入大豆芽、葱花、蚝油、盐，炒几翻，勾芡，炒匀即可。

功效：此菜有健脾补中、滋阴润燥之功。

注意：用黄豆制成豆浆饮用亦可获协同效果。

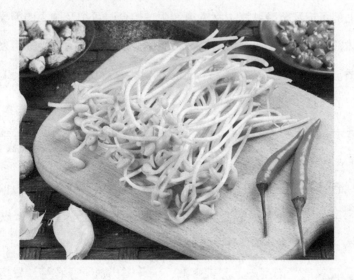

（6）笋菇炒蛋肉

用料：芦笋250g，冬菇30g，猪瘦肉120g，鸡蛋1个，葱1根。

制法：把芦笋、冬菇洗净，切丝；葱（去须）洗净，切段；猪瘦肉洗净，切丝，放入去壳的鸡蛋中拌匀。起油锅，放入蛋拌的肉丝，炒熟铲起。起油锅放葱段略炒，迅速放入芦笋、冬菇丝炒至将熟，放肉丝，加盐、味精略炒即可。

功效：此菜有健脾气、养胃生津之功。

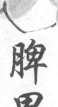

二、既病期

◉ 胃癌的各类症状

早期胃癌可无任何体征，中晚期癌的体征中以上腹压痛最为常见。1/3患者可扪及上腹部肿块，质坚而不规则，可有压痛。能否发现腹块，与癌肿的部位、大小及患者腹壁厚度有关。胃窦部癌可扪及腹块者较多。

其他体征多由胃癌晚期或转移而产生，如肿大、质坚、表面不规则的肝脏，黄疸，腹水，左锁骨上与左腋下淋巴结肿大；男性患者直肠指诊时于前列腺上部可扪及坚硬肿块；女性患者阴道检查时可扪及肿大的卵巢。其他少见的体征尚有皮肤、腹白线处结节，腹股沟淋巴结肿大。晚期可发热，多呈恶病质。此外，胃癌的伴癌综合征包括血栓性静脉炎、黑棘病和皮肌炎，可有相应的体征。

早期胃癌70%以上可毫无症状。根据发生机理可将晚期胃癌症状分为四个方面。

（1）因癌肿增殖而发生的能量消耗与代谢障碍，导致抵抗力低下、营养不良、维生素缺乏等，表现为乏力、食欲不振、恶心、消瘦、贫血、水肿、发热、便秘、皮肤干燥和毛发脱落等。

（2）胃癌溃烂而引起上腹部疼痛、消化道出血、穿孔等。胃癌疼痛常为咬啮性，与进食无明确关系或进食后加重。癌肿出血时表现为粪便隐血试验阳性、黑粪或呕血，5%患者出现大出血，甚至有因出血或胃癌穿孔等急腹症而首次就医者。

（3）胃癌的机械性作用引起的症状，如由于胃充盈不良而引起的饱胀感、沉重感，以及乏味、厌食、疼痛、恶心、呕吐等。胃癌位于贲门附近可侵犯食管，引起打呃、咽下困难，位于幽门附近可引起幽门梗阻，或腹腔内转移引起肠梗阻。

（4）癌肿扩散转移引起的症状，如腹水、肝大、黄疸，及肺、脑、心、前列腺、卵巢、骨髓等处的转移而引起相应症状。

◉ 胃癌需要做哪些检查

1. 胃肠 X 线检查

为胃癌的主要检查方法，包括不同充盈度的投照以显示黏膜纹，如加压投照和双重对比等方法，尤其是气钡双重对比法，对于检出胃壁微小病变很有价值。

（1）早期胃癌的 X 线表现 在适当加压或双重对比下，隆起型常显示小的充盈缺损，表面多不光整，基部稍宽，附近黏膜增粗、紊乱。

1）浅表型：黏膜平坦，表面可见颗粒状增生或轻微盘状隆起。部分患者可见小片钡剂积聚，或于充盈相呈微小的突出，病变部位一般蠕动仍存在。

2）凹陷型：可见浅龛影，底部大多毛糙不齐，胃壁可较正常略僵，但蠕动及收缩仍存在。加压或双重对比时，可见凹陷区有钡剂积聚，影较淡，形态不规则，邻近的黏膜纹常呈杵状中断。

（2）中晚期胃癌的 X 线表现

1）蕈伞型：为突出于胃腔内的充盈缺损，一般较大，轮廓不规则或呈分叶状，基底广阔，表面常因溃疡而在充盈缺损中有不规则龛影，充盈缺损周围的胃黏膜纹中断或消失，胃壁稍僵硬。

2）溃疡型：主要表现为龛影，溃疡口不规则，有指压迹征与环堤征，周围皱襞呈结节状增生，有时至环堤处突然中断。混合型者常见以溃疡为主，伴有增生、浸润性改变。

3）浸润型：局限性者表现为黏膜纹异常增粗或消失，局限性胃壁僵硬，胃腔固定狭窄，在同一位置不同时期摄片，胃壁可出现双重阴影，说明正常蠕动的胃壁和僵硬胃壁轮廓相重。广泛浸润型的黏膜皱襞平坦或消失，胃腔明显缩小，整个胃壁僵硬，无蠕动波可见。

2. 内镜检查

可直接观察胃内各部位，对胃癌尤其是早期胃癌的诊断价值很大。

（1）早期胃癌：隆起型主要表现为局部黏膜隆起，突向胃腔，有蒂或基宽，表面粗糙，有的呈乳头状或结节状，表面可有糜烂。表浅型表现为边界不整齐、界限不明显的局部黏膜粗糙，略为隆起或凹陷，表面颜色变淡或发红，可有糜烂。凹陷型有较为明显的溃疡，凹陷多超过黏膜层。上述各型可合并存在而形成混合型早期胃癌。

（2）中晚期胃癌：常具有胃癌典型表现，内镜诊断不难。隆起型的病变直径较大，形态不规则，呈菜花或菊花状；表面明显粗糙，凹凸不平，常有溃疡、出血。凹陷型病变常为肿块中的溃疡，形态多不规则，边缘模糊、陡直，基底粗糙，有异常小岛，有炎性渗出及坏死组织；病变边缘有不规则结节，有时四周黏膜发红、水肿、糜烂，皱襞中断或呈杵状，顶端可呈虫蚀状。

胃镜检查时须取病变部位组织及刷取细胞做病理检查，以明确诊断。

3. 胃液检查

约半数胃癌患者胃酸缺乏，即在最大五肽胃泌素刺激后 pH 仍高于 0.5。但对胃癌的诊断意义不大，一般不列入常规检查。

4. 血清学检查

血清 CEA、CA19-9、CA125 等癌胚抗原及单克隆抗体的检测等对本病的诊断与预后有一定价值。

◉ 小心胃癌的这些并发症

（1）出血：约5%患者可发生大出血，表现为呕血和（或）黑便，偶为首发症状。

（2）黄疸：胃癌腹腔转移使胆总管受压时，可出现黄疸，大便陶土色。

（3）梗阻：合并幽门梗阻，可出现呕吐，上腹部见扩张之胃型、闻及震水声。多见于起源于幽门和贲门的胃癌。

（4）穿孔：胃癌肿穿孔致弥漫性腹膜炎，可出现腹肌板样僵硬、腹部压痛等腹膜刺激症。穿孔比良性溃疡少见，多发生于幽门前区的溃疡型癌。

◉ 胃癌西医怎么治

（1）手术治疗：外科手术治疗是目前唯一有可能根治胃癌的手段，是治疗胃癌的主要手段。手术效果取决于胃癌的病期、癌侵袭深度和扩散范围。只要患者体质条件许可又无远处转移，皆应予以剖腹探查，力争切除。切除应力求根治，即使姑息性切除也应使残留癌组织越少越好。晚期胃癌有幽门梗阻而不能做姑息性切除者，可行短路手术，以解除梗阻症状。

（2）化学疗法：抗肿瘤药常用以辅助手术治疗，可在胃癌患者术前、术中及术后进行，晚期胃癌或其他原因不能手术者亦可做化疗，以抑制癌细胞的扩散和杀伤残存的癌细胞，从而提高手术效果。常用的化疗药物有氟尿嘧啶（5-FU）、替加氟、希罗达、丝裂霉素（MMC）、阿霉素（ADM）、顺铂（DDP）、奥沙利铂（L-OHP）、依托泊苷（VP-16）。

凡未做根治性切除的患者或不能施行手术者，可试用联合化疗。

（3）内镜治疗：早期胃癌可采用内镜下高频电凝切除术，内镜下激光、微波或无水乙醇注射亦可应用，但其疗效不如手术治疗。

（4）其他治疗：使用细胞因子、基因制剂能提高机体免疫力，抑制肿瘤生长，是一种辅助治疗。高能量静脉营养能提高患者体质，有利于手术和化疗。

◉ 胃癌中医怎么治

（1）脾胃虚弱证

症状：胃脘隐痛，喜按喜暖，脘腹胀满不舒，面色少华，肢倦乏力，时呕清水，大便溏薄，舌质淡，有齿痕；苔薄白，脉细弱。

治法：健脾益气。

方药：参苓白术散加减。若腹中冷痛，手足不温，可用附子理中丸加减；若大便滑脱，少气懒言，可用补中益气汤加减。

（2）肝胃不和证

症状：胃脘痞满，时时作痛，窜及两胁，嗳气频繁，或进食发噎，舌质红；苔薄白或薄黄，脉弦。

治法：疏肝和胃，降逆止痛。

方药：柴胡疏肝散合旋覆代赭石汤加减。若便秘燥结，腑气不通者，酌加瓜蒌仁、郁李仁、火麻仁。

（3）胃热伤阴证

症状：胃脘嘈杂灼热，痞满吞酸，食后痛胀，口干喜冷饮，五心烦热，便结尿赤；舌质红绛，舌苔黄糙或剥苔、无苔，脉细数。

治法：清热和胃，养阴润燥。

方药：玉女煎加减。可加蒲公英、白花蛇舌草、金银花、蚤休等清热解毒。若兼痰气上逆，见恶心呕吐，唾吐痰涎，去知母，加半夏、黄连；脘痛腹胀，气血不和者，加木香、大腹皮、延胡索。

（4）痰湿阻胃证

症状：脘膈痞闷，呕吐痰涎，进食发噎不利，口淡纳呆，大便时结时溏；舌体胖大有齿痕，苔白厚腻，脉滑。

治法：燥湿健脾，消痰和胃。

方药：开郁二陈汤加减。偏气虚见气短、乏力者，加黄芪、党参；若痰阻偏盛见呕恶频繁者，加生姜、藿香。

（5）痰气交阻证

症状：胸膈或胃脘满闷作胀或痛，胃纳减退，厌食肉食，或有吞咽哽噎不顺，呕吐痰涎；苔白腻，脉弦滑。

治法：理气化痰，消食散结。

方药：启膈散加减。若气滞偏盛，见胸膈或胃脘胀痛者，加柴胡、佛手、郁金；若痰阻偏盛，见吞咽梗噎不顺或呕吐痰涎、食物者，加旋覆花、代赭石等；气郁日久化热，见胸膈胃脘灼痛、口苦、口干等症者，加白花蛇舌草、蒲公英、半枝莲、龙葵等以清热解毒。

（6）瘀毒内阻证

症状：脘痛剧烈或向后背放射，痛处固定，拒按，上腹肿块，肌肤甲错，眼眶呈黯黑；舌苔黄，舌质紫暗或瘀斑，舌下脉络紫胀，脉弦涩。

治法：理气活血，软坚消积。

方药：膈下逐瘀汤加减。胃中灼热，加蒲公英、栀子；伤及血分见呕血、黑便者，加白及、地榆。

（7）气血两虚证

症状：神疲乏力，面色无华，少气懒言，动则气促、自汗，消瘦；舌苔薄白，舌质淡白，舌边有齿痕，脉沉细无力或虚大无力。

治法：益气养血，健脾和营。

方药：八珍汤加减。兼阴虚见口干、五心烦热者，加沙参、麦冬；气虚盛见心悸少寐者，加珍珠母、炒枣仁。

胃癌患者必须知道的五道药膳

（1）童子鸡甲鱼砂锅

原料：童子鸡、甲鱼各1只，冬笋100g，香菇50g。

制作：将鸡宰杀去毛，开膛洗净，去内脏，切片；甲鱼宰杀，用开水浸泡5分钟，用刷子擦去甲鱼背上的黑膜，用小刀剥出四周裙边上的白膜，剖开甲鱼肚，取出内脏，洗净，剁块；冬笋洗净，切片；香菇切丝待用。砂锅置旺火上，下甲鱼、鸡、冬笋、香菇，加入鲜汤、料酒和姜汁上火烧沸，用小火炖30分钟，撒入精盐、鸡精、姜米可食用。

功效：补气养血。适合气血两虚型胃癌患者，化疗后白细胞减少症及贫血患者食用。

（2）花生芝麻粥

原料：花生、黑芝麻、黄豆各25g，糯米50g。

制作：将上料洗净，黄豆研粗末。锅内加水适量，下入花生、芝麻、黄豆，待熟软加入糯米煮稠，即可随意服食，或当点心服食。

功效：益气养血。适用于气血两虚胃癌患者食用。

（3）怀山蒸排骨

原料：猪排250g，五香粉50g，人参3g，当归、党参、枸杞子、怀山药各20g，龙眼肉10枚。

制作：猪排斩4cm×4cm的方块，用料酒、酱油、盐、味精腌10分钟，加入葱花、姜末、白糖、五香粉和匀。盘内放五香粉垫底，上面摆入猪排，上笼蒸熟即可食用。

功效：清润开胃，益气健脾。适用于胃癌手术后脾气亏损、食少乏力、心悸、气短患者服。

（4）薏苡仁莲子粥

原料：薏苡仁、莲子各25g，大枣10枚，糯米100g，红糖适量。

制作：薏苡仁、莲子洗净，大枣洗净去核，糯米淘洗干净。锅内置旺火上，加水适量煮沸，下薏苡仁、莲子煮熟软，再加入糯米煮稠，撒入红糖和匀即可服用。

功效：益气养血，健脾利湿，强体抗癌。适用于脾胃虚弱型胃癌，适合面色少华、纳呆食少、神疲乏力、便溏者食用。

（5）虫草乌龟火锅

原料：虫草10g，龟1只，火腿50g。

制作：将乌龟宰杀后去内脏洗净，敲破龟甲，虫草洗净，火腿切片备用。火锅入清汤、龟肉、虫草煮熟，放入火腿、精盐、料酒、姜末、鸡精烧沸，淋入芝麻油，即可吃各料。

功效：滋补脾肾，养阴生津。适用于胃癌脾肾两虚型，出现脾肾不足、阴虚津少、口干烦热等症状的患者食用。

◉ 神奇的胃癌小食方

（1）大活鲫鱼一尾，去肠去鳞，大蒜切细，填入鱼腹，纸包泥封，放入火中煨，取出后研成细末，或做成丸状，每服 3g，以米汤送下。每日 2~3 次，对食道癌初期有疗效。

（2）韭菜或韭菜根适量，洗净捣汁。每次取此汁一匙，和入牛奶半杯，煮沸，待变温后，缓咽下，每日数次。适合有噎膈反胃、咽下困难、吃东西即吐、胸脘隐痛症状的胃癌患者食用。

（3）菱角、紫藤榴、诃子、薏苡仁各 9g，煎汤服，每日 2 次。抗癌防癌。

（4）鲜番杏叶 90 ~ 120g、薏苡仁 30g、草决明 12g、鲜菱草 120g。水煎服饮。抗癌防癌。

（5）蒲葵子 30g，大枣 6 枚，水煎，每日分 2 次服，连服 20 剂为一疗程。此方对幼稚型白细胞增生（即白血病）也有效。

◉ **胃癌你问我答**

（1）得了胃癌预后如何？

胃癌的预后取决于癌肿的部位与范围、组织类型、浸润胃壁的深度、转移情况、宿主反应、手术方式等。进展期胃癌如任其发展，一般从症状出现到死亡，平均约 1 年。微小胃癌的术后五年存活率可达 100%，癌肿仅侵至黏膜层者术后五年存活率可达 95% 以上，而侵及固有肌层者手术后五年存活率仅 70% 左右。原位于黏膜者术后可完全治愈。癌肿在胃壁浸润越深，淋巴结的转移越多。存活五年以上的患者 80% 以上无淋巴转移，已有远处播散的病例，五年存活率为 0。

（2）胃癌化疗一次要花多少钱？

化疗整个过程花多少钱是不确定的，要看患者的病情、体质，如果见效好，化疗的次数就少，那么花费的钱也少。所以根据病情的不同，化疗所花的费用都不一样。胃癌化疗一次的费用是 500 ~ 1000 元，最终花多少钱还须根据情况而定。

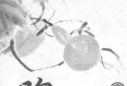

脾胃病 保健一本通

（1）柴胡疏肝丸

组成：柴胡、陈皮（醋炒）、川芎、香附、枳壳（麸炒）、芍药、炙甘草。

功效：调气疏肝，解郁散结。用于胃癌具有肝气郁滞、胁肋疼痛或纳少腹胀症状者。

用法用量：口服。大蜜丸每次1丸；水蜜丸每次9g，每日1~2次。空腹温开水送服。

（2）附子理中丸

组成：附子（制）、党参、白术、干姜、甘草。

功效：温中健脾。用于胃癌具有脾胃虚寒、脘腹冷痛、呕吐泄泻、手足不温等表现者。

用法用量：口服。大蜜丸每次1丸，每日2~3次。

（3）八珍丸

组成：党参、白术（炒）、茯苓、甘草、当归、白芍、川芎、熟地黄。辅料为蜂蜜。

功效：补益气血。用于胃癌术后气血亏虚，或者胃癌后期气血不足者。

用法用量：口服。大蜜丸每次1丸，每日2次。

第七节　吸收不良综合征

【教您了解吸收不良综合征】

吸收不良综合征系小肠疾病，常有腹泻，在大便中可见脂肪及未消化食物。本病是因各种原因引起小肠的消化、吸收功能减弱，以致营养物质不能被正常吸收而从粪便中排泄出去，引起营养缺乏的疾病，亦称消化吸收不良综合征。由于患者多有腹泻，粪便稀薄而量多，且含有较多油脂，又称脂肪泻。

一、未病期

◉ 中医如何看待吸收不良综合征

中医认为吸收不良综合征属于"虚劳""虚弱""脾痿"，因患有胃肠等消化系统慢性疾病导致长期厌食、久泄，终而引起脾气痿弱、肾气受损、精气匮乏的虚损病症。病位在脾、胃、肾，病性以虚为主。中医认为脾胃是人体的后天之本，营气的化生之源，脾胃的运化功能将水谷饮食中的精微物质汲取出来，最终被送往全身来濡养五脏六腑、四肢九窍、肌肉筋脉。吸收不良综合征的患者总是一副虚弱的样子，中医在治疗此病时主要采用扶正的方法顾护脾胃、恢复正气。

◉ 什么样的人会得吸收不良综合征

（1）胆汁、胰液分泌不足的患者：胆汁与胰液是肠道中很重要的促进消化与吸收的两样物质，两者的减少或缺失会导致该疾病的发生，如胰腺炎、胆道梗塞、肝合成减少（如慢性肝炎、肝硬化）、回肠切除等。

（2）肠道中消化酶缺乏的患者：许多食物需要与肠中特定的酶结合才能顺利地消化吸收。如人食用谷物后其麸质中的麦胶蛋白肽在肠中水解时需要有关的肽酶，但患者的肠黏膜上缺少此酶，因此未被水解的麦胶会刺激肠黏膜引起本病。

（3）小肠内菌群失调患者：肠内的益生菌是帮助人们消化的重要帮手，如果益生菌中有益菌群减少会导致吸收消化不良。

（4）小肠功能失常患者：即做了小肠手术的患者（小肠切除术），或者发生小肠病变的患者（肠炎、小肠溃疡、肠梗阻）。

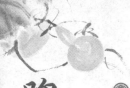

◎ 吸收不良综合征的分类

1. 原发性吸收不良综合征

原发性吸收不良综合征即小肠黏膜（吸收细胞）有某种缺陷或异常，影响营养物质经黏膜上皮细胞吸收、转运。包括乳糜泻和热带性乳糜泻等。

①脂肪痢：脂肪痢在幼儿者称为小儿脂痢，发生在成人则称特发性脂痢。患者消瘦，营养不良，有腹泻的症状，呈脂肪便。

②热带性腹泻：临床表现与病理改变均与成人脂痢相同，只是病变较轻，服用叶酸制剂即可治愈。

2. 继发性吸收不良综合征

较原发性者多见。多见于胃肠手术后，肠的炎症及肿瘤疾患、胆道及胰腺疾病等。患者有全身症状，出现消瘦、贫血等营养不良症状；脂肪吸收明显障碍，患者腹泻，便中出现脂肪及蛋白质。

◎ 吸收不良综合征的症状

吸收不良综合征由于营养物质、维生素、电解质吸收障碍，会引起一系列病理生理改变。

（1）腹泻和腹痛：大多数患者的腹泻可为经常性或间歇性发作，由于脂肪吸收障碍，可导致脂肪痢。其典型者的粪便为色淡、量多，呈油脂状或泡沫状，常飘浮于水面，且多有恶臭。脂肪酸和胆盐吸收障碍患者的腹泻可呈现稀便状。但临床上有5%～20%的病例可无腹泻，甚至表现出便秘的症状。腹痛多为胀痛，少有绞痛，常在排便前出现，可伴有轻度压痛及胃胀气。

（2）消瘦、乏力、易疲劳：这是由于脂肪、蛋白质和碳水化合物吸收障碍致使热量吸收减少所致，但脱水、低钾、食欲不振也是引发症状的重要因素。严重患者可呈现恶病质，体重减轻 10～20kg 以上。

（3）维生素和矿物质吸收障碍的表现：铁吸收障碍可致缺铁性贫血。

维生素 B_{12} 和叶酸吸收障碍可致巨细胞性贫血。钙、镁、钾、维生素 D 吸收障碍可致感觉异常、手足搐搦；维生素 K 吸收障碍可使患者有出血倾向，出现瘀斑、黑便和血尿；维生素 B 族缺乏可致舌炎、口炎、口角炎、脚气病等。

（4）水肿、腹水、夜尿、发热：主要表现为低白蛋白血症，可出现周围水肿和腹水，水吸收障碍性夜尿症。由于吸收不良，免疫功能下降，故易于感染，可有发热表现。

（5）牛乳不耐症：由于乳糖吸收障碍所致，表现为绞痛、胃胀气和腹泻。此类患者黏膜二糖酶水平可下降，乳糖耐量试验阳性。

◉ 肠道不适会影响我们的情绪

许多科学实验表明肠道的功能不仅限于消化吸收食物，肠道的功能还影响着人们的心情和心理健康，因此肠道还被称为人体的"第二大脑"。如大脑中的多巴胺和五羟色胺维持着人们的愉悦心情，Cell 子刊上发表的研究结果显示，肠道还负责向大脑递送所需的 95% 的五羟色胺和 50% 的多巴胺，因此维持肠道健康十分重要。而肠道的健康与我们的心情是可以相互影响的，肠道疾病可以影响我们的心情，我们的不良情绪也会影响我们的肠道健康，因此时常保持愉快的心情也是我们远离肠道疾病的"妙招"之一。

二、既病期

◉ 吸收不良综合征中医怎么治

"急则治标，缓则治本"，吸收不良综合征的患者往往会有腹泻的症状，止住腹泻才能继续想办法使水谷精微存于体内，所以止泻固脱是首要任务，然后再根据患者的整体症状来判断患者的阴阳虚实，为患者选择合适的方药。在临床上中医将"吸收不良综合征"分为四个症型，即湿热内蕴、食滞胃肠、脾虚湿盛、脾肾阳虚。

（1）湿热内壅

症状：腹泻骤发，泻下急迫，或泻而不爽，粪便秽臭如蛋花汤状，其间夹有黄色脂块，日行数次或十数次，腹部胀痛，烦热口渴，肛门灼热，小便短赤；舌红苔黄腻，脉弦滑或滑数。

治法：清热利湿，和中止泻。

方药：葛根、黄芩、黄连、茯苓、通草、车前子、木香、草薢、生薏苡仁。

（2）食滞胃肠证

症状：腹胀腹泻，大便黏滞，伴有不消化之物，或夹有黄色脂块，臭如败卵，日行数次，脘酸腹胀，泻后痛减，嗳腐吞酸，恶闻食臭，呕恶；舌苔厚腻，脉滑。

治法：消食导滞，行气畅中。

方药：焦山楂、焦神曲、陈皮、半夏、茯苓、连翘、黄连、厚朴、莱菔子。

（3）脾虚湿盛证

症状：脾泻缠绵不愈，稍进油腻饮食即腹泻，粪质清稀，夹有白色脂块，腹中绵绵而痛，纳呆，面色萎黄，消瘦乏力，小便清长；舌胖苔白或白腻，脉沉滑。

治法：健脾燥湿，和中止泻。

方药：党参、茯苓、白术、生甘草、桔梗、山药、白扁豆、砂仁、薏苡仁、白芍、莲子肉。

（4）脾肾阳虚证

症状：腹泻日久，粪质清稀或完谷不化，滑脱不禁，腹痛喜暖喜按，面色㿠白，形寒肢冷；舌胖淡、苔白滑，脉沉迟无力。

治法：温补脾肾，涩肠止泻。

方药：人参、白术、肉豆蔻、诃子、罂粟壳、广木香、肉桂、白芍、生甘草。

中医治疗虽没有西医的治疗效果迅速，但是中医可以调理脾胃，对人体大有裨益。长期的吸收不良会引起体重减轻、消瘦、疲乏，造成人体营养素的缺乏而患病，也严重影响人们的正常工作。

◉ 吸收不良综合征的饮食规则

（1）高蛋白、高热能：高蛋白、高热能、低脂、半流质饮食或软食，蛋白质100g/天以上，脂肪40g/天以下，总热能为10.46MJ（2500kcal）。选择脂肪含量少且易消化的食物，如鱼、鸡肉、蛋清、豆腐、脱脂奶等。植物油不宜多，腹泻严重者可给中链脂肪酸，严重者可采用静脉高营养或要素饮食及匀浆饮食，以保证热能及正氮平衡。

（2）补充足够维生素：除通过食物补充外，必要时注射补给。结合临床症状，重点补充相应的维生素，如维生素A、复合维生素B、维生素C、维生素D及维生素K等。

（3）注意电解质平衡：特别是严重腹泻时电解质补充极为重要，早期可静脉补充。饮食中给予鲜果汁、无油肉汤、蘑菇汤等；缺铁性贫血者可进食含铁丰富的食物，如动物肝等；必要时口服铁剂。

（4）少量多餐：选择细软易消化的食物，既保证足够营养，又不致加重肠道负担。注意烹调方法，以煮、烩、烧、蒸等为宜，避免煎、炸、爆炒等，以减少脂肪供给量。

（5）无麦胶饮食：乳糜泻者应严格地、长期地食用无麦胶饮食，并禁饮啤酒。通常用去麸质饮食治疗1～2周即可显效。

◉ 肠道喜欢的四种食物

（1）粗杂粮

家里的存粮建议白米白面类与粗杂粮各占一半。每次混合搭配，放进电压力锅中煮粥。或者将豆子提前泡8～12小时，杂粮泡2～4小时，煮成杂粮粥，易煮烂也易消化。

（2）薯豆类

干豆做主食，鲜豆做配菜。红薯中可溶性与不溶性膳食纤维都比较丰富，吃不惯杂粮饭的可以将红薯、土豆切成小块和米饭蒸熟，避免主食营养太过单一。四季豆、红豆、大豆中的膳食纤维比薯类还多，黄豆中还有促进益生菌繁殖的寡聚糖。嫩豌豆、嫩蚕豆、嫩毛豆中也含有不少膳食纤维，做配菜吃不错。

（3）根茎类

牛蒡、胡萝卜做蔬菜汤。芹菜、牛蒡、胡萝卜等根茎类蔬菜肠道也喜欢。尤其是牛蒡，有"东洋参"的美誉，含有丰富的粗纤维，可帮助排便。制作素汤，牛蒡、胡萝卜是很好的食材，炖煮后稍微调味，清淡好喝。

（4）海藻类

裙带菜是高膳食纤维、低脂肪且富含矿物质和维生素的优质海菜。凉拌做汤，鲜美营养。海藻类的镁、钙、碘等微量元素含量较丰富，还含有海藻胶等可溶性膳食纤维。石花菜植物胶含量很高，在肠道中能吸水膨润，对缓解便秘很有好处，中老年人可以适当服用。

◉ 辅助治疗的小偏方

（1）山楂消食片

食材：去核山楂 250g，山药 250g。

制作：去核山楂、山药放入蒸笼中蒸熟后，压泥，加入适量白糖，可制作成自己喜欢的形状食用。

（2）神曲粥

食材：神曲 15g，粳米 100g。

制作：神曲，研细末，用水浸泡 5 ~ 10 分钟，水煎，过滤留汁，加入粳米，煮稀粥。每日分早晚两次服用，连续 3 ~ 5 天。

（3）宝婴丸（治疗婴幼儿单纯性消化不良）

食材：炒麦芽 9g，带壳高粱 10g，鸡内金 6g，红糖适量。

制作：取炒麦芽、带壳高粱（炒成炭状）、鸡内金、红糖少许，水煎服。

◉ 补充肠道益生菌，记得喝酸奶

吸收不良综合征的患者，因为长期腹泻往往会伴有肠道菌群失衡，有益菌的流失会加重消化不良的症状。酸奶中的益生菌可以补充肠道益生菌，并为人体提供每日必需的维生素、钙等营养物质，所以酸牛奶很适合吸收不良综合征患者饮用。

◉ 吸收不良综合征的四个食疗方

（1）鲫鱼羹

材料：荜茇 10g，缩砂仁 10g，陈皮 10g，大鲫鱼 1000g，大蒜 2 头，胡椒 10g，泡椒 10g，葱、盐、酱油各适量。

制法：将鲫鱼去鳞和内脏，洗净，在鱼腹内装入陈皮、砂仁、荜茇、蒜、胡椒、泡椒、葱、盐、酱油备用。锅内放入油，烧热，将鲫鱼放锅内煎，再加水适量，炖煮成羹即成，空腹食之。

（2）莲薏粥

材料：白莲肉 30g，薏苡仁 30g，粳米 50g。

制法：白莲肉泡去皮，与其他食材一同放入锅中，加水煮成粥，分数次温食。

功效：健脾祛湿，用治脾虚泄泻。

（3）猪肾汤

材料：猪腰子 2 个，骨碎补 20g，食盐等调味品适量。

制法：将猪腰子剖开，剔除白筋膜，切片洗净，加水 1kg 与骨碎补共煮至熟。将骨碎补捞出，下调味品。饮汤食猪腰子。隔日服用 1 次。

功效：疗虚补肾，强身止泄。用治老年人肾虚不固、腹泻经久不愈者。

（4）无花果叶

材料：无花果叶（鲜品）100g，红糖50g。

制法：将鲜叶切细，加入红糖同炒，研末。开水送下，顿服。

功效：固肠止泻，用治经年泄泻不愈。

◉ 神阙穴这样灸，功能更强大

神阙穴位于肚脐中央，功可培元固本、回阳救脱、和胃理肠，可以治疗泄痢、腹痛、肠炎、痢疾、痛经等多种疾病。在此处施用灸法可以起到很好的调理肠道消化的功能。如果在穴位上隔一层姜或隔一层盐效果会更加理想。隔姜灸和隔盐灸的做法主要的作用是补阳祛寒、健脾补胃，适用于脾胃虚寒的"吸收不良综合征"患者。

（1）准备工作

①准备一些大粒盐（粗盐），用锅微炒几分钟，有些变色即可，备用。

②准备小块白纸，边长在2～3cm左右即可（普通白纸即可）。

③准备2片2～3mm厚的姜片，大小只要比肚脐大一圈就好，一片用牙签在中间部位扎上一些小孔（范围同肚脐），另一片在中间弄一个洞（为了隔热，防止肚脐边缘受热温度过高）。

④将艾绒捏成艾炷，直径1cm粗即可。

（2）操作如下

①白纸垫在肚脐上，使纸面凹陷紧贴肚脐。

②把炒过的盐放在白纸上，填满肚脐，差不多与腹部相平。

③盖上扎眼的那片姜，上面放艾炷，点燃。

④一桩燃尽后把灰取下，放上新艾炷继续。

⑤等到肚脐周围的皮肤过热承受不住时，把有洞的姜放在扎孔的姜片下面，继续施灸。这样到施灸结束，患者也不觉得很痛苦。

第八节　急性肠炎

【教您了解急性肠炎】

说到急性肠炎，人们脑海中浮现出的最熟悉的场景应该就是着急找厕所或面对满桌的山珍海味捂着肚子挥手说"不"了。恰恰是这熟悉的场景描绘出了急性肠炎的典型症状，下面让我们深入了解下这种疾病。

急性肠炎是肠黏膜的急性炎症，多由细菌及病毒等微生物感染所致。

西医认为发病原因如下。

①细菌和毒素的感染：以沙门菌属和嗜盐菌（副溶血性弧菌）感染最常见，毒素以金黄色葡萄球菌素较为常见。常有集体发病或家庭多发的情况。如吃了被污染家禽、家畜的肉，或吃了被金黄色葡萄球菌污染了的剩菜、剩饭等而诱发本病。②物理化学因素：进食生冷食物或某些药物如水杨酸盐类、磺胺、抗生素等，或误服强酸、强碱及农药等均可引起本病。

中医认为发病原因及机理如下。

①感受夏秋之际暑湿秽浊之气，或因贪凉露宿、寒湿入侵，使脾胃受损、升降失司、清浊相干，发为本病。②饮食不节、饮食不洁，误食变质食物或贪凉饮冷，吃生冷瓜果，暴饮暴食，直接损伤脾胃，导致清气不升、浊气不降，吐泻交作，发为本病。③脾胃虚弱，运化水谷虚弱，稍有饮食不慎，即水谷停滞体内，清浊不分、内外合邪发为本病。

一、未病期

急性肠炎是消化系统疾病中最常见的疾病，夏季多发，与天气炎热、食物易腐败有关。把好"病从口入"这一关，患上急性肠炎的概率会大大减少。

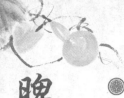

◎ 急性肠炎有哪些表现，您知道吗

（1）腹痛腹泻。疼痛大多发生在肚脐周围，以中上腹为多见，严重者可呈阵发性绞痛，排便后疼痛略有减轻。腹泻大多为水样便，含有不消化食物残渣，一般每日腹泻多时可达十几次，但很少带有脓血，无肛门下坠感。经治疗，1～2天，最多2～3天即可恢复健康。

（2）肠鸣音亢进。距离患者较近可清楚听见其肚子"咕咕"作响。

（3）个别症状严重患者可见全身症状，伴发热、恶心、呕吐、脱水、酸中毒、休克等症状。

（4）急性肠炎要注意与其他疾病引起的腹泻鉴别。急性腹泻中较轻的情况一般为急性肠炎，如为其他疾病则需要到医院进一步检查确诊。

（5）一般患者的病程短，数天内可好转自愈。

◎ 科学饮食预防急性胃肠炎

（1）避免过凉。中医认为夏季心旺肾衰，虽大热，但却不宜吃过多的冷饮、冷粥，饱腹受寒。夏季里建议适量饮用冷饮，每天不宜超过两杯。

（2）避免过辣。低浓度的辣椒煎剂能增加胃黏膜血流量，从而起到保护胃黏膜的作用；但高浓度的辣椒煎剂却能增加胃酸分泌，当胃酸分泌过多时有可能使胃部黏膜损伤。

（3）饮食有节。很多急性胃肠炎是由暴饮暴食引起，建议即使外出与朋友欢聚也要饮食有节，宁少勿多，以中等适饱度为宜。过饥即摄入量不足，以致脾胃气血生化之源缺乏，气血得不到足够补充；过饱则超出脾胃正常运化能力，食物停滞肠胃，不能消化，容易引起急性胃肠炎。

（4）饮食有洁。夏季的食物很容易腐败变质，如果拌凉菜，一定要现拌现吃，拌好的凉菜留置3小时以上就不要再食用了；剩饭剩菜一定要放入冰箱，再次食用要加热至熟透再食用，避免急性胃肠炎的发生。

⊚ 急性肠炎，不妨试试食疗

（1）粳米60g，砂仁5g（细末）。将粳米加水煮粥，待熟后调入砂仁末，再煮1~2小时即可，早晚服用。

（2）玉米心750g，黄柏6g，干姜6g。共研细末，每次3g，温开水送服，每日3次。

（3）鲜土豆100g，生姜10g，榨汁，加鲜橘子汁30mL调匀，将杯子放热水中烫温。每日服30mL。

（4）扁豆薏仁粥。将白扁豆、薏苡仁各30g，淘洗干净，煮粥极烂，饮浓汁。适用于夏秋季节湿热型的腹泻。

（5）干姜茶。干姜丝、绿茶各6g。放入杯中，用沸水冲泡，代茶饮用。每日1剂。

功效：清热解毒，利湿和胃。干姜性热，味辛，有温中散寒、回阳通脉等功效；绿茶性凉，味苦、甘，有清热解毒、利湿消食等功效。

适应症：急性肠胃炎之暴注下迫、腹部绞痛。

⊚ 急性肠炎的神奇针灸治疗

针灸较常用的取穴配方如下（分型见"急性肠炎中医怎么治"）。

（1）取天枢、大肠俞、中脘、气海（均用灸法），适合脾胃受寒者。

（2）取下脘、合谷、内庭（均用泻法），适合湿热下迫者。

（3）取足三里、胃俞、大肠俞、中脘（均用泻法），适合饮食积滞者。

（4）取脾俞、胃俞、足三里、百合（均用灸法），肾俞、脾俞（可针灸、均用补法），适合脾肾阳虚者。

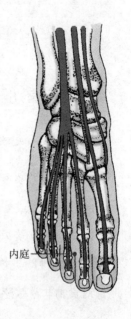

内庭

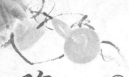
◎ 推拿按摩治急性肠炎

（1）成人：患者先取坐位，用拇指平推下脊部两侧足太阳膀胱经循行部位，操作约10分钟；继之掐揉脾俞、胃俞、足三里；再使患者俯卧，用掌摩腰部和脊部二侧，均操作5分钟；最后掐揉命门、肾俞、大肠俞等穴。若恶心、腹胀，按摩上腹部与脐周围，并取上脘、中脘、天枢、气海行掐揉。

（2）小儿：捏脊。先以两手食指指脊横压在小儿长强穴部，向上推，同时两手拇指与食指合作，将皮肤肌肉提起，交替向上推至大椎穴1次。如此推捏5～6次时，将腰椎和胸椎部肌肉用力提起7～8下，最后，再以两拇指从命门向肾俞左右推压。

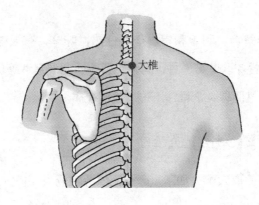

大椎

二、既病期

◎ 急性肠炎的临床分期

（1）急性肠炎初期。初期是肠道急性充血、水肿、发炎和渗出的阶段，此时肠蠕动活跃或处于痉挛状态，其消化、吸收功能都比较弱。

（2）急性肠炎好转期。

（3）急性肠炎恢复期。由于胃肠道尤其是肠道病理生理的改变，此时肠道对食物非常敏感。在用药、卧床休息得到好转之后，急性肠炎的急性症状消失，但并不意味着消化道功能就已经完全恢复正常了，还要从饮食等多方面进行调理，把肠胃"养"到健康状态！

◉ 急性肠炎要做哪些常规检查

（1）大便常规检查及粪便培养。红、白细胞计数可正常或异常，如细菌感染可发现致病菌。

（2）血常规。白细胞可轻度增加，血沉略有增快。

◉ 治疗急性肠炎要遵循三点原则

（1）及时去除导致急性肠炎发作的原因。如停止腐败食物的进食，然后卧床休息，改吃清淡易消化食物。

（2）找到致病菌。应在医生指导下按药物药敏试验用药。

（3）对症治疗。腹痛可用止痛药；脱水患者应及时补液，并注意纠正电解质紊乱和酸中毒；发生休克者应按休克处理。

◉ 急性肠炎的生活调控

（1）生活有规律。首先要卧床休息，保暖，停止一切对胃有刺激的饮食和药物。剧烈呕吐及腹痛时要禁食，以便医生进行确诊与治疗，通常要酌情禁食24～48小时或更长，之后逐渐食用少量流食如米汤、稀粥、面汤等，然后慢慢地恢复正常饮食。

（2）适当止痛止泻。口服颠茄片，腹泻严重者可吃些烤焦的馒头片或糊米粥来收敛止泻。

（3）鼓励多饮淡盐水。

（4）病情轻者可不用"消炎药"。可用乳酶生、小檗碱、诺氟沙星等药。

（5）及早就医。急性肠炎若没有得到及时的治疗，会不利于身体健康，可能会造成严重脱水、疼痛、感染、消瘦、乏力、肠鸣、失眠、多梦、怕冷，严重者可有发热、心跳加速以及衰弱、贫血、电解质平衡紊乱和营养障碍等表现。因此，得了急性肠炎一定要去医院进行治疗，如腹泻严重伴脱水者，应及时送医院给予静脉输液治疗。

◉急性肠炎治疗应配合恰当的饮食

（1）适宜食材：①多吃易消化的优质蛋白质；②多食用有止泻作用的食物；③多食含维生素的食物。

（2）禁忌食材：①忌吃油炸、油煎、生冷及多纤维食物；②忌吃辛辣、刺激性食物；③忌吃易产气食物；④忌吃高脂肪食物。

急性肠炎初期：在起病后8～12小时内，患者可吃流质食物，如大米粥、鸡蛋面糊、细挂面等。如腹泻严重或出汗较多，还应适当给患者多喝一些汤水，如米汁、菜汤、果汁、淡盐水等。建议饮用糖盐水（温开水加少量糖和盐）补充水、维生素和电解质，并有利于毒素排泄。但要避免饮用含糖过多的饮料，以免产酸过多，加重腹胀腹痛。呕吐频繁的患者可在呕吐过后饮用少量温水（50mL左右）。

急性肠炎好转期：可给患者食用清淡、低脂肪食物，最好食用流质食物和软质食物，这样有利于消化吸收，也减轻肠胃负担，如大米粥、细面条、蒸蛋羹等。采用少食多餐的方法，每日进食4～5次。为了补充食物控制减少的营养摄入，可以熬煮五谷类的稀饭。

急性肠炎恢复期：要日常慢慢调养才能全部治愈。需要特别注意节制饮食及食物避忌，饮食上宜吃些清淡、软烂、温热的食物，避免过早地食用油腻食物，如肥肉、奶油、煎炸食物等。辛辣刺激性食物也不应食用，如辣椒、酒、洋葱、胡椒粉、芥末粉、浓咖啡等。

◉急性肠炎中医怎么治

（1）肠胃湿热证

症状：病起急骤，恶心频发，呕吐吞酸，泻下急迫，便行不爽，粪色黄褐色，味臭；舌苔黄腻，脉滑数。

治法：清热化湿，理气和胃。

方药：葛根芩连汤加减。葛根、黄芪、黄连、银花、茯苓、荷叶、白扁豆、生甘草、车前子。方中葛根、银花解肌清热、升清止泻；黄芪、黄连苦寒清热燥湿；茯苓、车前子增强利湿之效；扁豆、荷叶有清暑化湿之功，在夏季盛暑之时尤为有效。

（2）寒湿阻滞证

症状：呕吐清水，恶心，腹泻如水，腹痛肠鸣，恶寒发热，全身酸痛；苔薄白或白腻，脉濡。

治法：疏邪化浊，散寒除湿。

方药：藿香正气散加减。藿香、大腹皮、白芷、紫苏、茯苓、清半夏、白术、陈皮、厚朴。方中藿香、紫苏、厚朴祛邪化浊；半夏、陈皮、茯苓、大腹皮降逆和胃；白芷、紫苏解表。

（3）食滞胃肠证

症状：恶心厌食，得食愈甚，吐后反快；腹痛，泻下秽臭，急迫不爽，然泻后痛减；苔厚腻，脉滑实。

治法：和胃降逆，消食化滞。

方药：保和丸加减。焦神曲、焦山楂、茯苓、半夏、陈皮、连翘、莱菔子。方中神曲、山楂、莱菔子、茯苓消食和胃；陈皮、半夏理气降逆；连翘消食滞之郁热。

（4）脾胃虚弱证

症状：禀赋不足，素体脾虚，饮食稍有不慎即易吐泻，大便溏薄，呕吐清水，且时作时休，伴有面色不华、乏力倦怠；舌淡，脉濡弱。

治法：补气健脾，和胃渗湿。

方药：参苓白术散加减。人参、白术、山药、茯苓、扁豆、砂仁、薏苡仁、炙甘草。方中人参、白术、茯苓、甘草补气健脾；扁豆、薏苡仁、山药淡渗利湿；砂仁理气，使上下气机贯通，则吐泻自止。

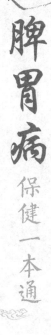
（5）疫毒证

症状：发病急，痢下脓血，腹痛，里急后重；舌质红绛，苔黄燥，脉数。

治法：清热凉血解毒。

方药：白头翁汤加减。白头翁、黄连、黄柏、秦皮。

◉ 常备家庭小药箱治急性肠炎

（1）湿热壅滞型腹泻

①香连化滞丸：每次 6g，每日 2 次。用于湿热壅滞、腹痛腹泻，或下痢赤白、里急后重。或用加味香连丸，可清热化湿、化滞止泻。②藿香正气水：每次 6g（1 支），每日 2～3 次。主治外感风邪、内有湿邪停滞体内。

（2）寒湿阻滞型腹泻

①香砂养胃丸，每次 6g，每日 2 次。②越鞠保和丸，每次 6g，每日 2 次。

（3）脾胃虚弱型腹泻

①香砂六君子丸，每次 6g，每日 2 次。甘温益气、健脾养胃。②腹痛止泻片：健脾暖胃、止痛止泻，主治平素脾胃虚弱、外感风寒、内有饮食停滞胃内的腹泻。③理中丸：使用剂量见包装，主治脾胃虚弱者。

（4）其他

黄连素：如细菌感染，应选用抗生素药物抗菌消炎。黄连素 0.3g，每日 3 次；复方新诺明，每次 1～2 片，每日 3～4 次；诺氟沙星 0.1～0.2g，每日 3 次；庆大霉素 16 万单位，口服，每日 3～4 次。若剧烈呕吐或明显失水时，给予静脉滴注葡萄糖盐水；酸中毒时适当静点 5% 碳酸氢钠溶液；上消化道出血时应补液或输血、冰水洗胃、口服制酸剂。

◉ **急性肠炎您问我答来解惑**

（1）急性肠炎如何紧急处理？

急性肠炎一般发病较急，应采用口服成药、针灸、频频口服淡盐水等方法。如果频繁呕吐，不能饮水，应输液；如果脱水严重，出现休克的危重现象，应去医院进行中西医结合治疗。

（2）出门旅行途中如何避免急性肠炎的发生？

发病大多与食物、水关系密切。旅行时，应尽量饮用瓶装的水和饮料，食物应选择蒸煮的热食，另外最好采用分餐制。

（3）急性肠炎的预后怎么样？

一般而言，预后较好，大多能治愈，但部分年老年体弱者可因暴泻无度，伤阴耗气过度而出现亡阴亡阳等危重症候，也有部分患者转变为慢性肠炎而迁延不愈。

（4）粪便的形状、颜色与哪些疾病有关？

水样便见于细菌性感染、食物中毒；米汤样便见于霍乱、副霍乱；绿色水样便见于小儿肠毒性大肠杆菌肠炎；脓血便常见于痢疾；黏液便见于肠易激综合征；

蛋花汤样或海水蓝样便见于假膜性肠炎。

（5）急性肠炎如何与其他有腹泻症状的疾病鉴别？

①慢性肠炎：慢性肠炎的病程在两个月以上。病程长，这是慢性肠炎与急性肠炎最大的区别。

②霍乱：由霍乱弧菌引起，常发生在沿海地区，有剧烈腹泻、呕吐，典型特征为米汤样便，常无腹痛和发热。

③假膜性肠炎：由艰难梭状芽胞杆菌引起，常见引发因素为抗生素，常见蛋花汤样或海水蓝样便。

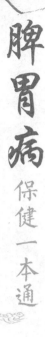

第九节　慢性结肠炎

【教您了解慢性结肠炎】

广义上来说，慢性结肠炎指因各种致病原因导致肠道出现炎性水肿、溃疡、出血病变的结肠慢性炎症性疾病，以结肠、乙状结肠和直肠为发病部位。症状为左下腹疼、腹泻、里急后重、便秘或泄泻交替性发生，时好时坏，反复发作。发病原因尚不十分清楚，病因复杂，最常见的病因是非特异性结肠炎，如肠易激综合征、炎症性肠病、肠菌群失调、小肠吸收不良等。一般认为和感染、免疫遗传、环境、食物过敏、防御功能障碍及精神因素有关。病变局限于黏膜及黏膜下层，常见部位为乙状结肠、直肠，甚至整个结肠。本病特征是病程长，慢性反复发作，以腹痛、腹泻为主要特征，黏液便、便秘或泄泻交替性发生，时好时坏，缠绵不断，可见于任何年龄，但以20～30岁青壮年最为多见。由于消化功能紊乱、营养来源不足，可出现消瘦、贫血、乏力甚至衰弱，严重者常并发肠道大出血、肠穿孔，甚至癌变。

根据患者症状不同，中医将其归纳为泄泻或者便秘。泄泻的基本病机为脾虚湿盛，脾胃受损，湿困脾土，肠道功能失常，其病位在脾胃与大、小肠，和肝肾密切相关。便秘则是大肠传导功能失常所致，病位在大肠，与肺、脾、胃、肝、肾等脏腑关系密切；其病理性质可概括为寒、热、虚、实四个方面，常又相互兼杂或相互转化。根据中医整体观念和辨证论治、中医养生及康复理论等，可从中药、摄食、运动、情志等方面进行指导治疗。

一、未病期

◉ 慢性结肠炎的易患人群

自身免疫性疾病患者、上班族、长期处于营养不良状态、饮食不规律、喜食辛辣油腻的食物、长期排便习惯不良、运动量过少以及情绪易激动者，这些人群及因素都可以诱发慢性结肠炎。

◉ 早期预警信号，您知道吗

（1）消化不良：为非特异性症状，主要见厌食、上腹部饱胀感、恶心呕吐、嗳气吞酸等。

（2）便血：大便时偶有便血，血液附于表面。

（3）腹泻：常反复发作，轻者每天2~5次，重者可达10次，粪便性质个体差异极大，可见软便、稀糊状、水样、黏液便等。

（4）习惯性便秘：经常大便秘结，粪便如羊屎样，有时需吃泻药才能通便。

有以上症状者，应及时到医院接受治疗。

◉ 远离慢性结肠炎，必须做到以下几点

（1）饮食非常重要

饮食要有规律，一日三餐做到定时定量，不过分饥饿、不暴饮暴食，这样有利于肠道消化平衡，避免因无节制饮食而致肠道功能紊乱。饮食以清淡、易消化、少油腻为基本原则。

（2）注意饮食卫生

身体虚弱、抵抗力差者，尤其易并发胃肠道感染，因而更应注意饮食卫生，不吃生冷、坚硬及变质的食物，禁酒及辛辣刺激性强的调味品。

（3）加强锻炼

如打太极拳，以强腰壮肾、增强体质。适当锻炼可增强体质，并且可以促进胃肠蠕动，从而促进胃肠消化。

（4）避免情绪激动

因为情绪过于激动，易引起肠功能失调，从而引发肠道疾病。

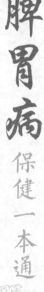

（5）注意腹部保暖

尤其是年轻女性，因为寒邪内侵肠道，易引发泄泻，久而久之可导致慢性结肠炎。

◎ 教您几道美味的调理肠胃药膳

（1）健脾止泻糕

材料：鲜山药250g，赤小豆150g，芡实30g，白扁豆20g，茯苓20g，乌梅4枚，果料及白糖适量。

制法：赤小豆捣成豆沙加适量白糖；茯苓、白扁豆、芡实共研细末，加少量水蒸熟；鲜山药去皮蒸熟加入上粉，拌匀成泥状，在盘中一层鲜山药粉末泥、一层豆沙地铺盖，铺盖6～7层，上层点缀适量果料，上锅再蒸。乌梅、白糖熬成浓汁，浇在蒸熟的糕上。

功效：健脾止泻。

（2）豆蔻当归煨乌鸡

材料：豆蔻、当归各10g，葱白、生姜、盐适量，乌鸡1只，味精适量。

制法：乌鸡洗净，除去内脏，将豆蔻、当归、葱白、生姜置入腹内，放入砂锅内，加清水炖熟烂。食时加适量盐、味精。

功效：固涩止泻，调补气血。适用于脾虚泄泻日久导致血虚。

◎ 药膳汤，美味又有效

（1）薏苡仁陈皮鸭肉汤

材料：野鸭肉250g，炒薏苡仁、莲子各30g，陈皮6g，生姜4片。

制法：将鸭肉洗净切块，把全部用料洗净一齐放入锅内，加清水适量，武火煮沸，文火煮2～3小时，调味即可。

功效：补益脾气，健胃祛湿。适用于脾虚有湿型泄泻。

（2）黄芪鹌鹑汤

材料：鹌鹑2只，黄芪15g，白术12g，生姜3片。

制法：将鹌鹑宰杀去毛及内脏。把黄芪、白术洗净切碎，塞入鹌鹑腹内，以线缝合，与生姜一起放入锅内，加清水适量，武火煮沸后转文火煮1.5小时，调味即可。

功效：补中益气，健肠止泻。适用于脾胃气虚者，亦可用于胃下垂、子宫脱垂症。

◉ 防治慢性结肠炎，四款药粥最有效

（1）荷叶茯苓粥

材料：荷叶1张，茯苓30g，粳米60g。

制法：将荷叶煎汁去渣，用此汁加茯苓、粳米同煮粥。

功效：健脾升阳止泻。适用于脾虚失运型泄泻。

（2）大枣健脾粥

材料：大枣50g，山药、莲子各30g，白扁豆20g，白砂糖适量。

制法：所有材料加水煎熬至烂熟，白砂糖调化即可，每日早晚温热服用。

功效：健脾胃，养气血，调营卫，生津液。适用于脾虚久泻，消化不良，四肢乏力。

（3）人参粥

材料：人参10g，粳米100g，冰糖适量。

制法：将粳米洗净，加水至1000mL，文火煮至烂熟后，加入人参粉和冰糖搅匀再煮至2～3沸，即可食用。

功效：人参可补五脏、益元气，健脾止泻。凡脾胃虚弱、消化不好，大便时溏时泻，或餐后则便、水谷不化等可治。

（4）金樱子莲芡粥

材料：金樱子12g，炮姜、肉豆蔻各6g，五味子3g，莲子、芡实、山药各15g，粳米50g。

制法：先将金樱子、炮姜、肉豆蔻、五味子加水煎，滤汁去渣，然后

加入莲子、芡实、山药、粳米及水适量，共煮成粥。每日分2次食用。

功效：温肾止泻。用于五更泄泻，肠鸣则泻，泻后则安，腹部畏寒，形寒肢冷，腰膝酸软；舌质淡，苔白，脉沉细。

◉ 简单又美味的保健药茶，调理肠胃效果好

（1）乌梅茶饮

制法：取乌梅30g，加水1500mL，将其煎至1000mL，然后放入适量的白糖即成。每天1剂，代茶饭后饮用。

功效：温脾止泻，用于脾虚久泻者。

（2）石榴皮茶

制法：取石榴皮少许，直接泡水代茶喝，不仅能够行气止痛，还能很快缓解腹泻、腹胀等症状。

（3）红巧梅茶

俗称妃子红茶，可调整内分泌紊乱、解郁、补血、健脾胃、通经络、消炎、祛斑。长期喝红巧梅茶可以益气健脾，对脾虚者有作用。

（4）普洱熟茶

普洱熟茶进入人体肠胃形成的膜附着于胃的表层，是对胃有益的保护层，长期饮用普洱熟茶可以起到护胃、养胃的作用。

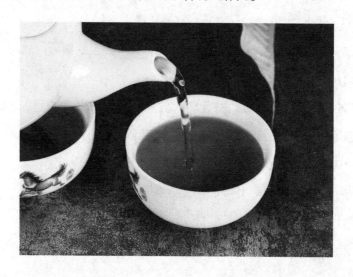

◉ 防治慢性结肠炎的饮食宜忌

（1）食物宜软

食物应以易消化、质软少渣、无刺激性为宜。少渣食物可以减少肠蠕动，使腹泻得以缓解，可进食鸡蛋、细挂面、烂米粥等。含粗纤维多的食物、水果、蔬菜尽量少吃，可以选择柑橘、菠菜以及全麦食品。

（2）食物营养要丰富

营养不良者，应改善营养状况和肠道环境。要给予高蛋白、高热量的饮食，还应选择富含维生素、无机盐、微量元素的食物，尤其是含维生素C、维生素B、铁丰富的食物，建议适当摄入以补充体力、滋养身体。

（3）吃能止泻的食物

腹泻者，可适量吃含有止泻作用的食物来减轻腹泻，如马齿苋、薏苡仁、扁豆、山药、山楂、乌梅、苹果、荔枝、莲子、糯米、粳米、芡实、藕、火腿、乌鸡、胡椒等。

（4）适当控制脂肪

在膳食中不要食用多油食品及油炸食品。烹调时要少用油，尽量采用蒸、烩、焖等方法。忌食猪油、羊油、奶油、牛油、核桃仁等多脂肪食物，以免腹泻。

（5）不宜吃"产气"食物

少食豆类及豆制品、麦类及面制品，以及大蒜、韭菜、皮蛋、卷心菜、花生、瓜子、碳酸饮料等易产气的食物，胃肠道内气体增多，则影响胃肠动力；平时少食辛辣油腻、过冷过热的食物，以免造成胃肠负担，从而引发慢性结肠炎。

（6）避免过量饮酒。

少量饮用葡萄酒可以软化血管，但过量饮酒则易损伤胃肠黏膜。

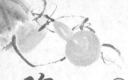
◎ 选好穴位就可调理肠胃

（1）点按中脘穴

定位：中脘穴在人体前正中线任脉上，肚脐上4寸，是足阳明胃经的募穴，是胃经经气结聚之处。

做法：用手指点按或揉按中脘穴，每次2～3分钟，至局部产生发热感。

功效：点按中脘穴能够促进经气运行，调节肠胃功能。

（2）艾灸足三里穴

定位：外膝下3寸，胫骨外侧约一横指处。

做法：用艾条灸10～15分钟或艾罐20～30分钟。

功效：经常用此法施灸，具有补益脾胃、调节肠道、扶正培元、调和气血、祛邪防病之功效。

◎ 调理肠道的按摩方法

（1）首先需要双手进行按摩，按照右手在下左手在上的顺序轻轻地放在腹部重叠；然后两只手同时用力，按照从上往下的顺序进行按摩推腹，重复推腹部40次，使腹部出现微微发热的感觉。

（2）将右手并拢之后放在腹部，然后以肚脐为圆心向四周进行按摩，并且用力应该是从轻到重，速度也要越来越快，按照顺时针的方法按摩100圈；然后用左手按照这个方法按摩100圈。双手交替按摩大约20分钟，以肚皮出现发热的感觉为宜。在按摩之前最好能够服用一杯温开水，这样能够更好地护理肠胃。

（3）患者放松，平躺在床上，双手放在腹部的尾侧，然后从手掌的根部开始往下进行按摩，重复50次即可。操作时一定不能够急躁，而应该慢慢地进行。

（4）揉按心窝。用手掌以顺时针及逆时针方向各揉按心窝36圈以上，使局部感到温暖、舒畅。心窝指中脘穴以上、胸骨以下的部位，是胃在体表的对应区。揉按心窝有调节中焦气机的功效，可使胃气通畅。如果消化不良，胃胀症状明显，可由心窝处开始重复由上至下推按的手法，注意不要由下至上推按。

（5）推按两肋。将两只手的手掌放在身体两侧，然后由乳房下缘向下推按至侧腰部，以局部发热为准，这样按摩可以起到疏通肝胆经络、调畅气机的作用。

经常练习这些手法可以有效调节肠胃功能，起到调畅中焦气机、预防胃病的功效。

二、既病期

◉ 慢性结肠炎需要做哪些常规检查

（1）纤维结肠镜检

诊断上主要依靠结肠镜检，因为90%～95%的患者直肠和乙状结肠受累。镜检中早期病变可见肠黏膜有多发性糜烂或浅表性溃疡，可看到充血、水肿的黏膜脆而易出血。在进展性病例中可看到溃疡周围有隆起的肉芽组织和水肿的黏膜，貌似息肉样，或可称为假息肉形成。在慢性进展性病例中直肠和乙状结肠腔可明显缩小，为明确病变范围，目前常用结肠镜作全结肠检查，同时进行多处活组织检查以便与克罗恩病性结肠炎鉴别，组织活检病理诊断是慢性结肠炎的"金标准"。

（2）气钡灌肠双重对比造影

在钡灌造影中可见到结肠袋消失，肠壁不规则，假息肉形成以及肠腔变细。有腹痛症状的患者忌行钡剂灌肠检查，而应接受腹部X线平片检查，观察有无中毒性巨结肠、结肠扩张以及膈下游离气体征象。

（3）粪便检查

大便常规见红、白细胞及少量脓细胞，检测粪毒素，并进行需氧菌和厌氧菌的培养。若能找到致病菌，是慢性结肠炎诊断的重要依据之一。

（4）血液生化检查

可见电解质紊乱，常有低钾、低钠及低蛋白血症，血清蛋白可低于30g/L，白细胞计数可高达2万以上，且以中性细胞为主。

◉ 慢性结肠炎的治疗原则

积极寻找致病原因，保护胃黏膜、对抗病原体、消除肠毒素、改善症状、对症治疗、防治复发。慢性期以保守治疗为主，暴发型或内科治疗效果不佳的病例可采取外科手术治疗。

◉ 慢性结肠炎西医怎么治

1. 内科治疗

（1）卧床休息和全身支持治疗：包括液体和电解质平衡，尤其是钾的补充，低血钾者应予纠正。同时要注意蛋白质、复方氨基酸、水溶性维生素的补充，改善全身营养状况，必要时应给予全胃肠道外营养支持，有贫血者可予输血，胃肠道摄入时应尽量避免牛奶和乳制品。

（2）病因治疗：首先是抗感染药，根据细菌培养及细菌药敏试验，选用针对致病菌的抗感染药物，如诺氟沙星胶囊、环丙沙星、甲硝唑、柳氮磺胺吡啶水杨酸制剂（艾迪莎、美沙拉嗪）等，或抗生素保留灌肠，如复方诺氟沙星灌肠液。还有皮质类固醇，常用药为强的松或地塞米松，但目前并不认为长期激素维持可防止复发。

（3）对症治疗：胃肠解痉药如阿托品、溴丙胺太林（普鲁本辛）、硝苯地平等；止泻药如复方樟脑酊、思密达、洛哌丁胺等；肠道菌群调节药如双歧杆菌活菌制剂、双歧三联活菌制剂、乳酸杆菌等；增加胃肠蠕动药如吗丁啉、西沙比利等；缓解便秘药如口服果导片、外用石蜡油、开塞露等。

2. 外科治疗

有20%～30%的重症慢性结肠炎患者最终需进行手术治疗，目前慢性结肠炎有四种手术可供选用：结直肠全切除、回肠造口术；结肠全切除、回直肠吻合术；控制性回肠造口术；结直肠全切除、回肠袋肛管吻合术。

需立即进行手术的指征有如下几种。

①大量、难以控制的出血。

②中毒性巨结肠伴临近或明确的穿孔，或中毒性巨结肠经几小时治疗无效者；暴发性急性溃疡性结肠炎经类固醇激素治疗 4～5 小时，症状没有改善者。

③由于狭窄引起梗阻的患者。

④怀疑或证实有结肠癌的患者。

⑤难治性慢性结肠炎反复发作恶化，慢性症状持续，营养不良，虚弱，不能工作，不能参加正常社会活动和性生活者。

⑥当类固醇激素剂量减少后疾病立即恶化，以致几个月甚至几年不能停止激素治疗者。

⑦儿童患慢性结肠炎而影响其生长发育者。

⑧严重的其他症状，如关节炎、坏疽性脓皮病或肝胆疾病等，手术可能对其有作用。

◎慢性结肠炎中医怎么治

（1）毒热炽盛证

症状：高热、烦渴、尿短赤、蛋花样稀便；舌质红，脉弦数或细数。

治法：清热燥湿，升清止痢。

方药：葛根芩连汤加减。重用葛根可以解表退热，升发脾胃清阳之气而止下利，为君药；臣以黄芩、黄连清热燥湿，清肠止痢；使以甘草和中而调和诸药。

（2）热盛阴耗证

症状：潮热，口干欲饮或不欲饮食，颧红，五心烦热，尿短赤；舌质红，脉数。

治法：养阴透热。

方药：青蒿鳖甲汤加减。方中鳖甲直入阴分，咸寒滋阴，以退虚热；青蒿芳香清热透毒，引邪外出。二药合用透热而不伤阴，养阴而不恋邪；生地黄甘凉滋阴，知母苦寒滋润，助鳖甲以退虚热；丹皮凉血透热，助青蒿以透泄阴分之伏热。

（3）脾虚湿盛证

症状：神疲懒言，食少纳呆，口渴不欲饮，腹泻，频下稀便；舌苔白，脉沉细。

治法：益气健脾，渗湿止泻。

方药：参苓白术丸加减。方中人参、白术、茯苓益气健脾渗湿为君；配伍山药、莲子肉助君药以健脾益气，兼能止泻；并用白扁豆、薏苡仁助白术、茯苓以健脾渗湿，均为臣药；更用砂仁醒脾和胃，行气化滞，是为佐药；桔梗宣肺利气，通调水道，又能载药上行，培土生金；炒甘草健脾和中，调和诸药，共为佐使。

（4）脾肾虚衰证

症状：形寒肢冷，四肢消瘦，四肢逆冷，畏寒，腹胀腹肿，脉微欲绝。

治法：温中祛寒，回阳救逆。

方药：四逆汤合四神汤加减。方中以附子大辛大热、温发阳气、祛散寒邪，为主药；辅以干姜温中散寒，协助附子回阳；佐以甘草温养阳气，并能缓和姜、附之过于燥烈，共成回阳救逆的方剂。莲子、怀山药、芡实、茯苓共奏补益脾阴、增强肠胃之功。

◎ 家庭常备小药箱治慢性结肠炎

服用中成药可以调理肠道，缓解全身症状，还能减少西药的副作用。治疗慢性结肠炎的常用中成药有以下几种。

（1）肠炎宁片：具有清热利湿、行气的功效。用于湿热蕴结胃肠所致的腹泻，小儿消化不良等。口服，每次3～4片，每日3～4次。孕妇忌用。

（2）补脾益肠丸：具有益气养血、温阳行气、涩肠止泻的功效。用于脾虚所致的泄泻。口服，每次6g，每日3次。孕妇禁用，泄泻时腹部热胀痛者忌服。

（3）固肠止泻丸：具有调和肝脾、涩肠止痛的功效。用于肝脾不和、泻痢腹痛、非特异性溃疡性结肠炎见上述症候者。口服，每次4g（36粒），每日3次。

慢性结肠炎，你问我来答

（1）慢性结肠炎是由什么原因导致的？

慢性结肠炎的病因复杂，最常见的病因是非特异性结肠炎，如肠易激综合征、炎症性肠病、肠菌群失调等。一般认为和感染、免疫遗传、环境、食物过敏、防御功能障碍及精神因素有关。

①过敏因素

过敏性病变，受个体差异影响。主要是肠道性过敏，偶尔也累及皮肤。有些人对鱼类、虾、蟹、牛乳等高蛋白食物产生过敏，这些异体蛋白进入人体产生大量的组胺物质，引发过敏性反应。过敏性反应是受致敏物质刺激，自身免疫引起的反应，激发大量免疫细胞集结在消化道黏膜表面，从而引起黏膜表面水肿、充血及渗液等炎症发生。

②感染因素

一般认为与感染有关，每当发病时，使用抗生素都能不同程度控制病情，起到治疗效果。

③滥用抗生素

滥用抗生素，导致肠道菌群失调，或出现耐抗生素菌株而引起肠炎。

（2）慢性结肠炎不进行治疗会怎样？

①肠息肉、结肠癌变

结肠炎超过5年，肠道溃疡面在炎症的长期刺激下容易异常增生，引发肠息肉，1cm以上肠息肉癌变率极高；另外，约5%肠炎病例可发生癌变，多见于病变累及全结肠，幼年起病和病史超过10年者。

②肠狭窄

多发生在病变广泛、病程持续长达5~25年以上的病例，其部位多见于左半结肠、乙状结肠或直肠，临床上一般无症状，严重时可引起肠阻塞，在本病出现肠狭窄时，要警惕肿瘤，鉴别肿瘤的良恶性。

③肠穿孔

多为中毒性肠扩张的并发症，也可出现严重型，多发生于左半结肠，皮质激素的应用被认为是肠穿孔的一个危险因素。

④中毒性肠扩张

这是本病的一个严重并发症，多发生在全结肠炎的患者，死亡率可高达44%，临床表现为病情迅速恶化，中毒症状明显，伴有腹泻、腹部压痛和反跳痛、肠鸣音减弱或消失、白细胞数增多，易并发肠穿孔。

⑤便血

这是本病的主要临床表现之一，便血的多少也是衡量病情轻重的指标。这里所说的大量便血是指短时间内大量肠出血，伴有脉搏增快、血压下降及血色素降低，需要输血治疗。另外，长期慢性出血亦可引起缺铁性贫血。

第十节 痢 疾

【教您了解痢疾】

痢疾，是以腹痛，里急后重，下痢赤白脓血为主症的病证。是一类或具有传染性的疾病，多发于夏秋季节。痢疾以腹痛，里急后重，下痢赤白脓血为特征。暴痢起病突然，病程短，可伴有恶寒、发热；久痢起病缓慢，反复发作，迁延不愈。痢疾病位在肠。西医学中的细菌性痢疾、阿米巴痢疾、溃疡性结肠炎等属本病范畴，可参照本节辨证论治。

【为什么会得痢疾】

痢疾是丙类传染病，发现后24小时内必须通过传染病疫情监测系统上报。症状以腹泻为主，主要通过痢疾患者和带病原体者以消化道传播。痢疾可分为细菌性痢疾和阿米巴痢疾。

（1）急性细菌性疾痢是由痢疾杆菌引起的急性肠道传染病，主要经粪－口途径传播。痢疾杆菌随患者粪便排出后，通过手、苍蝇、食物和水，经口感染，还可以通过生活接触传播。另外，痢疾杆菌也可在动物性食品和一些蔬菜、凉粉等植物性食品上繁殖。

（2）阿米巴痢疾主要传播途径是经口感染。阿米巴包囊污染食物和水，人摄入被包囊污染的食物和水而感染。水源的污染会引起地方性的流行。包囊污染的瓜果亦可致病，苍蝇、蟑螂也可引起传播作用。

一、未病期

您应该知道的痢疾知识

（1）家里有人得了痢疾，怎么做？

如果家里人得了痢疾，要尽快就医，并进行隔离措施，以防传播。老人及小孩等易感人群更要避免与患者接触。在痢疾流行季节，可适当食用生蒜瓣，每次1～3瓣，每日2～3次；或将大蒜瓣放入菜食之中食用；亦可用马齿苋、绿豆适量，煎汤饮用。这些对防止感染有一定作用。痢疾患者本人的饮食宜清淡，忌食荤腥油腻难消化之品。治病宜早，疫毒痢要中西医结合抢救治疗。患者的排泄物、呕吐物，及被污染的食物、用具等都要进行严格的消毒。对于具有传染性的细菌性及阿米巴痢疾，应采取积极有效的预防措施，以控制痢疾的传播和流行，如加强水、粪的管理及饮食管理，消灭苍蝇等。

（2）警惕！没有腹泻症状的痢疾——中毒性痢疾

痢疾杆菌可以释放一种毒素，这种毒素进入人体后可使全身的小血管发生强烈的痉挛，可致使许多重要器官和脑组织的血液供应不足，从而引起急性的微循环障碍。由于这种毒素引起的微循环障碍发生极快，常在短时间内使患者发生休克和昏迷，而这时肠道的病变还没有形成，所以有些中毒性痢疾的患者常常没有腹泻症状。但这种没有腹泻的痢疾比有腹泻的痢疾更可怕，它多发生于儿童和老年人群体，病情发展快，患者常表现为突然高热，有时体温可达40℃以上，并很快出现神志模糊、胡言乱语和惊厥（抽风），不久即进入中毒性休克。

（3）治疗痢疾要彻底，怎样才算完全治愈？

菌痢治疗要彻底，不能以有无症状作为停止治疗的标准，应以肠道内病变是否愈合作为停药的根据。因此，治疗过程应反复查大便及做大便培养。如果药量不足、疗程不够长、治疗不彻底，则可能转变成慢性痢疾。慢性痢疾可以经久不愈，也可反复急性发作，经常腹痛、腹胀、腹泻、排黏液脓血便，严重影响身体健康，影响儿童生长发育，并长期成为传染源。因此，对于菌痢，要抓紧在急性期治疗，以期完全治愈。

◉ 巧用药膳防治痢疾之茶饮

（1）二鲜饮

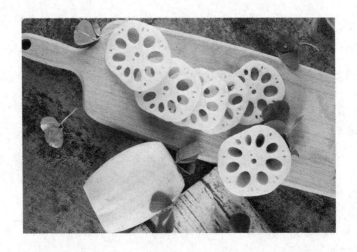

配方：鲜藕、鲜茅根各 120g。

做法：鲜藕洗净，切片；鲜茅根洗净，切碎，一同放入锅内，加适量水。大火煮沸后转用小火煎煮 20 ~ 25 分钟，滤去渣留取汁液，稍晾凉，即可食用。

功效：凉血止血，清热化瘀。适合痢疾、肠伤寒初期患者。

（2）五汁饮

配方：梨汁 30mL，藕汁、荸荠汁各 20mL，麦冬汁 10mL，鲜芦根汁 25mL。

做法：将所有汁一同放入锅内，加适量水。将锅放在大火上煮沸，再用小火煮 30 分钟后停火，稍凉后放入茶瓶中即可食用。

功效：生津止渴，清热解暑。适合痢疾、肠伤寒初期患者饮用。

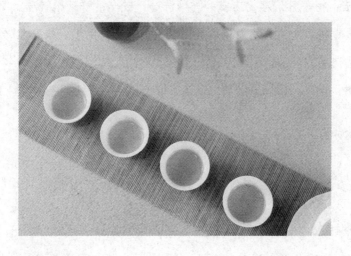

（3）甘蔗马蹄饮

配方：红皮甘蔗 1 段，荸荠（马蹄）7 个。

做法：将甘蔗去皮，压榨取汁 1 杯，再将荸荠洗净，榨汁取液。将荸荠汁倒入甘蔗汁液中，装入瓶中即可食用。

功效：清热解暑，生津止渴。适合痢疾、肠伤寒初期高热、口渴时饮用。

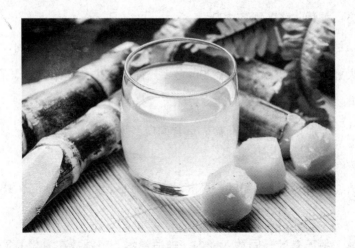

（4）荸藕茅根茶

配方：荸荠、鲜藕、鲜茅根各 250g。

做法：将荸荠洗净，去皮；鲜藕洗净，去皮；鲜茅根洗净。所有材料一同放入锅内，加适量水。将锅放在大火上煮沸，用小火煎煮 30 分钟，停火，滤去渣留取汁液，稍冷后装入罐中即可食用。

功效：清热，凉血，解毒。适用于痢疾、肠伤寒初期患者。

◎ 巧用药膳防治痢疾之菜肴

（1）大蒜粥

配方：大蒜 30g，粳米 100g。

做法：取紫皮大蒜 30g，去皮，放入沸水中煮 2 分钟后捞出，然后将粳米 100g 淘净放入大蒜水中煮粥，待粥成后，把大蒜放入粥中，煮至粥稠即可。每日早晚各 1 次，空腹热食。

功效：止痢，抗结核。

（2）蒜泥马齿苋

配方：鲜马齿苋 500g，大独头蒜 30g，芝麻 15g，葱白 20g。

做法：马齿苋摘去杂质老根，洗净泥沙，摘成 5 ~ 6cm 长段，用沸水烫透，捞出沥干水；蒜头捣成蒜泥；芝麻淘净泥沙，炒香捣碎；葱白切成马耳形。将马齿苋用食盐、味精拌匀，加入蒜泥、葱白，撒上芝麻即可服用。

功效：清热凉血止痢。主要用于血痢，下痢便多，便血，发热口干者。

马齿苋富含维生素、粗蛋白、粗脂肪、粗纤维以及矿物质等多种营养成分，有清热解毒、泻热散瘀、消肿止痛、平肝除湿、利尿润肺、止渴生津等功效。可营养上皮组织，增强视网膜的感光性，能促进口腔、胃及十二指肠的溃疡愈合。马齿苋还是治疗痢疾和肠炎的良药。

（3）党参薏苡仁鸭

配方：党参 15g，薏苡仁 30g，鸭 1 只，精盐、生姜、料酒各适量。

做法：将鸭宰杀后，去毛桩、内脏、爪；党参洗净，切成 3cm 的段；薏苡仁洗净去杂质；姜拍破。将党参、薏苡仁放入鸭腹内，将鸭放入锅中，加适量水，放入料酒、生姜。将锅放在大火上煮沸，再用小火炖煮 1 小时，加入精盐即可食用。

功效：清热，祛湿，补虚。适用于痢疾、肠伤寒者食用。

◉ 巧用药膳防治痢疾之汤羹

（1）金银花肉片汤

配方：金银花 20g，猪瘦肉 250g，小白菜 100g，料酒、生姜、精盐、鸡精、植物油各适量。

做法：将猪瘦肉洗净，切薄片；金银花、小白菜洗净；生姜切片。将炒锅放在大火上烧热，加入植物油烧热，加入生姜爆炒，加适量水，煮沸，下猪瘦肉、金银花、小白菜，熟后加入精盐、鸡精即可食用。

功效：补虚损，清热解毒。适合痢疾、肠伤寒者饮用。

（2）内金鸡蛋羹

配方：鸡内金 10g，鸡蛋 2 只，精盐、鸡精、生姜、植物油各适量。

做法：将鸡内金炒黄，打碎；鸡蛋打在碗内，用筷子搅散；生姜切片。将炒锅放在大火上烧热，加入植物油，烧熟，将生姜放入锅内爆炒。加入适量清水，煮沸，再将鸡蛋徐徐地倒入汤内，加入鸡内金粉、精盐、鸡精，煮沸即可食用。

功效：补虚损，化积食。适用于痢疾、肠伤寒者饮用。

二、既病期

◉ 痢疾要做哪些检查

痢疾为急性肠道传染病之一，临床以发热、腹痛、里急后重、大便脓血为主要症状。本病可做的检查比较少，临床上常用的有以下几种。

（1）血常规：急性痢疾患者白细胞总数和中性粒细胞增高，可有核左移；慢性患者可有贫血。

（2）大便常规：典型患者大便镜检可见大量脓细胞、红细胞、吞噬细胞；不典型者只见少许白细胞，挑选有脓血的大便易得到阳性结果。

（3）X线：可用于慢性菌痢的检查和鉴别诊断。

（4）乙状结肠镜：可用于慢性菌痢的检查和鉴别诊断。

◉ 痢疾患者的饮食禁忌

（1）忌肉类浓汁及动物内脏

细菌性痢疾患者肠道有病变，消化吸收能力差，而肉类浓汁及动物内脏有大量的含氮浸出物，如嘌呤碱和氨基酸等，会刺激胃液分泌，加重消化道负担。

（2）忌粗纤维、胀气食物

芥菜、芹菜、韭菜等纤维粗较多的食物因不易消化，会导致肠道局部充血、水肿，使炎症不易愈合；而牛奶、糖、豆制品也易引起肠道蠕动增加，导致胀气。

（3）忌辛热刺激食物

韭菜、羊肉、辣椒、浓茶、酒、咖啡饮料等都是强烈的刺激品，可致血管痉挛收缩，使黏膜充血、水肿、破损，故忌用。

（4）在恢复期的患者，由于肠胃较弱，仍应禁食生冷、坚硬、寒凉、滑腻之物，如凉拌蔬菜、豆类、冷饮、酒类、瓜果等。

◉ 痢疾西医怎么治

（1）急性菌痢的治疗

①一般治疗：卧床休息、消化道隔离。给予易消化、高热量、高维生素饮食。对于高热、腹痛、失水者给予退热、止痉、口服含盐米汤或口服补液盐（ORS）；呕吐者需静脉补液，每日1500～3000mL；小儿按150～200mL/kg/日，以5%葡萄糖盐水为主。

②病原治疗：由于耐药菌株增加，最好应用多于2种的抗菌药物，可酌情选用磺胺类、喹诺酮类、抗生素等。

（2）中毒性菌痢的治疗

①抗感染：选择敏感抗菌药物，联合用药，静脉给药，待病情好转后改口服。具体抗菌药物同上。

②控制高热与惊厥

a. 退热可用物理降温，加1%温盐水1000mL流动灌肠，或酌加退热剂。

b. 躁动不安或反复惊厥者，可采用冬眠疗法，氯丙嗪和异丙嗪1～2mg/kg，肌注，2～4小时可重复1次，共2～3次。

③循环衰竭的治疗：基本同感染性休克的治疗。包括扩充有效血容量、纠正酸中毒、强心治疗、解除血管痉挛、维持酸碱平衡、应用糖皮质激素。

④防治脑水肿与呼吸衰竭

a. 东莨菪碱或山莨菪碱：既改善微循环，又有镇静作用。

b. 脱水剂：20%甘露醇或25%山梨醇1.0/kg/次，4～6小时1次，可与50%葡萄糖交替使用。

c. 地塞米松：0.5～1.0mg/kg/次，加入莫菲氏滴管中静滴，必要时4～6小时重复一次。

d. 吸氧：1～2立升/分，慎用呼吸中枢兴奋剂，必要时气管内插管与气管切开，用人工呼吸器。

（3）慢性痢疾的治疗

①寻找诱因，对症处置。避免过度劳累，勿使腹部受凉，勿食生冷饮食。体质虚弱者应及时使用免疫增强剂。当出现肠道菌群失衡时，切忌滥用抗菌药物，立即停止耐药抗菌药物使用，改用乳酸杆菌，以利肠道厌氧菌生长；加用B族维生素、维生素C、叶酸等；或者口服免疫调节剂，以加强疗效。

②对于肠道黏膜病变经久不愈者，同时采用保留灌肠疗法，可用1～5000呋喃西林溶液150mL，或加氢化可的松100mg；保留灌肠，每晚1次，10～14日为一疗程。

◉ 痢疾中医怎么治

（1）湿热痢

症状：腹部疼痛，里急后重，痢下赤白脓血，黏稠如胶冻，腥臭，肛门灼热，小便短赤；舌苔黄腻，脉滑数。

治法：清肠化湿，调气和血。

方药：芍药汤。

本方由芍药、当归、黄连、槟榔、木香、炙甘草、大黄、黄芩、肉桂组成。若痢下赤多白少，口渴喜冷饮，属热重于湿者，配白头翁、秦皮、黄柏；若瘀热较重，痢下鲜红者，加地榆、丹皮、苦参；若痢下白多赤少，舌苔白腻，属湿重于热者，可去当归，加茯苓、苍术、厚朴、陈皮等；若兼饮食积滞，嗳腐吐酸，腹部胀满者，加莱菔子、神曲、山楂等；若食积化热，痢下不爽，腹痛拒按者，可加用枳实导滞丸。

（2）疫毒痢

症状：起病急骤，壮热口渴，头痛烦躁，恶心呕吐，大便频频，痢下鲜紫脓血，腹痛剧烈，后重感特著，甚者神昏惊厥；舌质红绛，舌苔黄燥，脉滑数或微欲绝。

治法：清热解毒，凉血除积。

方药：白头翁汤合芍药汤。

白头翁汤由白头翁、黄连、黄柏、秦皮组成；芍药汤由芍药、当归、黄连、槟榔、木香、炙甘草、大黄、黄芩、肉桂组成。前方以清热凉血解毒为主；后方能增强清热解毒之功，并有调气行血导滞作用。若见热毒秽浊壅塞肠道，腹中满痛拒按，大便滞涩，臭秽难闻者，加大黄、枳实、芒硝；神昏谵语，甚则痉厥，舌质红，苔黄糙，脉细数，属热毒深入营血，神昏高热者，用犀角地黄汤、紫雪丹；若热极风动，痉厥抽搐者，加入羚羊角、钩藤、石决明。

（3）寒湿痢

症状：腹痛拘急，痢下赤白黏冻，白多赤少，或为纯白冻，里急后重，口淡乏味，脘胀腹满，头身困重；舌质或淡，舌苔白腻，脉濡缓。

治法：温中燥湿，调气和血。

方药：不换金正气散。

本方由苍术、陈皮、半夏、厚朴、藿香、甘草、生姜、大枣组成。若痢下白中兼紫者，加当归、芍药；脾虚纳呆者加白术、神曲；寒积内停，腹痛，痢下滞而不爽，加大黄、槟榔，配炮姜、肉桂。

（4）阴虚痢

症状：痢下赤白，日久不愈，脓血黏稠，或下鲜血，脐下灼痛，虚坐努责，食少，心烦口干，至夜转剧；舌红绛少津，苔少或花剥，脉细数。

治法：养阴和营，清肠化湿。

方药：黄连阿胶汤合驻车丸。

黄连阿胶汤由黄连、黄芩、白芍、阿胶、鸡子黄组成；驻车丸由黄连、阿胶、当归、炮姜组成。若虚热灼津而见口渴、尿少、舌干者，可加沙参、石斛；如痢下血多者，可加丹皮、旱莲草；若湿热未清，有口苦、肛门灼热者，可加白头翁、秦皮。

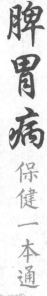

（5）虚寒痢

症状：腹部隐痛，缠绵不已，喜按喜温，痢下赤白清稀，无腥臭，或为白冻，甚则滑脱不禁，肛门坠胀，便后更甚，形寒畏冷，四肢不温，食少神疲，腰膝酸软；舌淡苔薄白，脉沉细弱。

治法：温补脾肾，收涩固脱。

方药：桃花汤合真人养脏汤。

桃花汤由赤石脂、干姜、粳米组成；真人养脏汤由诃子、罂粟壳、肉豆蔻、人参、当归、白术、木香、肉桂、炙甘草、白芍组成。前方温中涩肠，后方兼能补虚固脱。若积滞未尽，应少佐消导积滞之品，如枳壳、山楂、神曲等；若痢久脾虚气陷，导致少气脱肛，可加黄芪、柴胡、升麻、党参。

（6）休息痢

症状：下痢时发时止，迁延不愈，常因饮食不当、受凉、劳累而发，发时大便次数增多，夹有赤白黏冻，腹胀食少，倦怠嗜卧；舌质淡苔腻，脉濡软或虚数。

治法：温中清肠，调气化滞。

方药：连理汤。

本方由人参、白术、干姜、炙甘草、黄连、茯苓组成。临床可加槟榔、木香、枳实以调气化滞。

🟣 治疗痢疾常用中成药

（1）野牡丹止痢片

组成：野牡丹。

功效：清热利湿，收敛止血。用于腹泻、腹痛、痢疾、便血、消化不良等。

用法用量：口服。每次3片，每日3次。

（2）加味香连丸

组成：木香、黄连（姜炙）、黄芩、黄柏（酒炙）、白芍、当归、厚朴

（姜炙）、枳壳（去瓤麸炒）、槟榔、延胡索（醋炙）、吴茱萸（甘草炙）、甘草（蜜炙）。

功效：清热祛湿，化滞止痛。适用于大肠湿热所致的痢疾，症见大便脓血、腹痛下坠、里急后重。

用法用量：口服。每次 6g，每日 3 次。

（3）痢必灵片

组成：苦参、白芍、木香。

功效：清热，祛湿，止痢。用大肠湿热所致的痢疾、泄泻，症见发热腹痛、大便脓血、里急后重。

用法用量：口服。每次 4 片，每日 3 次，儿童酌减。

（4）泻痢固肠丸

组成：人参、白术（麸炒）、茯苓、甘草、陈皮、肉豆蔻（煨）、白芍、罂粟壳、诃子肉。

功效：健脾化湿，益气固肠。用于久痢久泻脱肛，腹胀腹痛。

注意：①本品含罂粟壳，长期服用可能会产生依赖性，应在医师指导下服用；②服用本品时不宜与其他含罂粟壳、盐酸吗啡、磷酸可待因、盐酸罂粟碱等易产生依赖性的产品同时服用。

用法用量：口服。每次 1～1.5 瓶，每日 2 次。

◉ 痢疾的家庭护理

（1）急性期患者要卧床休息。大便次数频繁的，应使用便盆、布兜或垫纸，以保存体力。

（2）饮食：以流食为主，开始一两天最好只喝水、淡糖水、浓茶水、果子水、米汤、蛋花汤等。腹胀者，不要饮用牛奶。病情初步好转时可以逐渐增加稀饭、面条等饮食，切忌过早给予有刺激性、多渣、多纤维的食物。不要吃生冷食品，可鼓励患者多吃点生大蒜。

（3）保护肛门：由于大便次数增多，尤其是老人和小孩肛门受多次排便的刺激，皮肤容易溃破，因此每次便后应用软卫生纸轻轻按擦后用温水清洗，涂上凡士林油膏。

（4）按时服药：要坚持按照医嘱服药 7～10 天，不能刚止住腹泻就停止服药，这样不能完全杀灭细菌，同时容易使细菌产生抗药性，很容易转为慢性痢疾。

◉ 简单实用，痢疾的艾灸疗法

（1）穴位：神阙、关元、足三里（双侧）。

操作方法：艾炷隔姜灸。先将鲜姜片切成半径约 2.5cm，厚约 0.3cm 的薄姜片，并用针在薄姜片上扎数十个针孔。患者取仰卧位，双膝关节稍屈曲，在膝下垫一枕头，使患者处于放松、舒适的体位，暴露腹部和双膝以下部位，将准备好的姜片置于神阙、关元、足三里穴，并在姜片上放置底面直径 1cm 的圆锥形艾炷（重约为 1.5g），连灸 3 壮，至局部皮肤潮红为度。每日灸治 1 次，重证可每日灸治 2 次。

主治：腹痛拘急，痢下赤白黏冻，白多赤少，或纯为白冻；里急后重，口淡乏味，脘腹胀满；舌质淡，苔白腻，脉濡缓。

（2）穴位：神阙、关元、气海、足三里（双侧）。

操作方法：艾炷隔蒜灸。先将洗净的独头大蒜切成厚 2.5～3cm 的薄蒜片，并用针在蒜片上扎数十个针孔。患者取仰卧位，嘱患者处于放松体位，暴露腹部和双膝以下部位，将准备好的蒜片置于神阙、关元、气海、足三里穴，并在蒜片上放置底面直径约 1cm，高约 2cm 的圆锥形艾炷。将艾炷点燃，熏灼 10～15 分钟，以局部皮肤潮红为佳，熏灸过程中若患者出现烧灼痛明显者，可停止施灸。每日灸治 1 次，重证可每日灸治 2 次。

主治：久痢缠绵不已，痢下赤白清稀或白色黏冻，无腥臭，甚则滑脱不禁，腹部隐痛，喜按喜温，肛门坠胀，神疲乏力，形寒畏冷，四肢不温，腰膝酸软；舌淡苔薄，脉沉细而弱。

（3）穴位：神阙、合谷（双侧）、足三里（双侧）、中脘、天枢（双侧）、关元。

操作方法：①艾条温和灸。每次选用3～5个穴位，每穴每次灸10～15分钟，以穴位表面皮肤出现红晕为度，每日灸1次。②艾炷隔蒜灸。先将洗净的独头大蒜切成厚2.5～3cm的薄蒜片，并用针在蒜片上扎数十个针孔。患者取仰卧位，嘱其放松身位，暴露腹部和双膝以下部位，将准备好的蒜片置于上述穴位，并在蒜片上放置底面直径约1cm，高约2cm的圆锥形艾炷。将艾炷点燃，熏灼10～15分钟，以局部皮肤潮红为佳，熏灸过程中若患者出现烧灼痛明显者，可停止施灸。每日灸治1次，重证可每日灸治2次。

主治：腹痛拘急，痢下赤白黏冻，白多赤少，或纯为白冻，里急后重，脘胀腹满，恶寒发热；舌苔白腻，脉濡缓。

第十一节 习惯性便秘

【教您了解习惯性便秘】

便秘不是一种疾病，而是指排便次数减少、便意减少、粪便量减少、粪便干结、排便费力甚至出现便血等临床常见的复杂症状，必须结合粪便的性状、本人平时排便习惯和排便有无困难等情况才能作出有无便秘的判断。其中便秘超过6个月者即为慢性便秘。

习惯性便秘是指长期的、慢性功能性便秘，多发于老年人。但亦有学者认为习惯性便秘不仅仅限于功能性便秘，其又包括结肠性便秘与直肠性便秘，因此，患有习惯性便秘的人应及早去医院查明便秘的原因对症治疗。习惯性便秘主要是生活、饮食及排便习惯的改变以及心理因素等原因导致的，对其治疗如果不纠正这些起因，治疗效果往往较差。药物治疗只是临时之举，长期依赖泻药只会逐渐加重便秘程度，生活调摄才是根本治疗。

中医认为便秘的病因分为饮食不节、情志失调、年老体虚、感受外邪四个方面。病位在大肠，同时与肺、脾、胃、肝、肾等脏腑的功能失调有关。病性分为寒、热、虚、实四个方面，治疗原则以通下为主。

一、未病期

◉ 习惯性便秘形成的原因，您知道吗

（1）刺激不够：造成这个原因形成的因素主要为饮食。饮食过少或者进食纤维素和水分不足，不能给予肠道足够的刺激，肠道蠕动变慢而导致食物残渣在肠内停留时间过长，水分吸收过多而使粪便干燥。泻药的滥用会导致肠壁神经感受细胞的应激性下降，反射弧延长，也会导致排便困难的现象。

（2）动力不足：包括胃肠道蠕动减慢和排便动力不足。如手术损伤肛周肌肉、体弱、长期卧床等导致无力将粪便推出；或甲状腺功能减退、内分泌失调等也会导致胃肠道蠕动能力下降，形成便秘。

（3）精神不佳：不良的情绪如过于紧张、焦虑、惊恐、忧愁等常会反映至中枢，导致便秘。

（4）习惯不良：一些不良的生活习惯也可以导致便秘的发生，如不按时排便、忍耐便意等。

（5）肠道病变：如先天性巨结肠、结肠炎的肠道病变同样可以引起便秘。

◉ 远离习惯性便秘，您应该这样做

（1）健康饮食

饮食要定时定量，进食量不宜过小，也不宜过于精细，最好粗细搭配。粗粮、魔芋等纤维素丰富的食物可适量加入食谱中，这样既可以保证对肠道的刺激，也可以补充足够的 B 族维生素。每天应保证足量的水摄入，一般至少为 1500mL，可以预防便秘的发生。

（2）调整心情

尽量保持精神愉快，心情舒畅。可以通过听音乐、看电影等方式放松自己，学会转移注意力，培养一些小爱好如读书、养花等缓解情绪。

（3）养成习惯

有便意时应及时排便，不要长期忍耐便意。同时要避免不健康的生活方式，如酗酒、熬夜、暴饮暴食等。

（4）治疗疾病

肛肠疾病要及时治疗，但不可滥用药物如泻药等，必须遵循医嘱，正确进行治疗。

（5）适量运动

养成适当运动的良好习惯，如跳绳、快走、游泳、健身操等，一来可以增加肠胃蠕动，二来可以放松心情。选择自己容易坚持的项目，每周至少锻炼 3 次。

上述 5 点既是预防便秘的重要措施，同时对于习惯性便秘的辅助治疗也有十分重要的作用。

◉ 防治便秘，五款茶饮喝起来

（1）普洱茶：将 5g 普洱茶叶置入滤杯中，铺满杯底。将煮开的沸水注入滤杯中，盖过茶叶。片刻后拿出滤杯，弃去第一道茶水。再次注入沸水，盖上杯盖，静置 20 秒左右即可。可适量加入冰糖、蜂蜜增加口感。

（2）柠檬茶：切新鲜柠檬 2~3 片，加 1g 的盐，再用热开水冲泡，趁热饮。或将 2 片干柠檬片或者鲜切的柠檬用开水泡开，可以重复冲泡几次。根据个人口味，可以适量增减柠檬的量，还可以加入蜂蜜调味。

（3）决明子茶：微炒后的决明子 10 ~ 20g 置杯中，开水浸泡，代茶饮。

（4）黑豆茶：烘焙好的黑豆适量，加开水冲泡即可饮用。

（5）菊花乌龙茶：杭菊花 10g，乌龙茶 3g。沸水泡茶饮。

◎ **习惯性便秘的饮食宜忌，您知道吗**

（1）防治习惯性便秘的食物

粗粮类：小米、小麦、燕麦、麦仁、绿豆、黑豆。

蔬菜类：绿豆芽、苦瓜、冬瓜、黄瓜、苋菜、白菜、芹菜、茭白。

水果类：西瓜、香蕉、枇杷、梨、桃子。

干果类：花生、松子、芝麻。

（2）可能加重或引起便秘的食物

性质温热，具有补阳助热作用的食物：狗肉、羊肉、龙眼肉、荔枝、薤白、红糖、大枣等。

味辛辣、性温热的食物：辣椒、韭菜、肉桂、干姜、生姜、花椒、胡椒、小茴香、大蒜等。

易引起胀气的食物：扁豆、豇豆、黄豆、蚕豆。

具有收涩作用的食品：乌梅、莲子、芡实、石榴等。

◎ **小小运动防治便秘**

便秘的主要病位在胃肠，所以适当进行腰腹部的活动，可以促进胃肠蠕动，改善便秘。下面为您介绍几个低难度的小动作。

（1）扭腰运动。两脚分开，与肩同宽站立，两手臂自然下垂，两眼目视前方。上半身保持直立姿态，腿、膝也保持伸直。先将腰向左侧送出去，然后再往前、右、后，顺时针转圈。整个过程要慢，双肩不能动，双膝不能弯，慢慢转上 30～50 圈，再逆时针转 30～50 圈。做动作时要慢且连贯，呼吸自然，全身放松。刚开始做时可以先左右各转几十圈，再逐渐增加圈数。空腹做最好，做完后再喝一杯温开水，进一步帮助缓解便秘。

（2）"踏自行车"。仰卧，两腿模仿踏自行车的动作交替屈伸，动作由慢到快，尽量使屈伸范围大，时间为 20～30 秒。

（3）举腿运动。仰卧位，两腿同时举起，然后缓慢放下，重复十几次。这个运动可以使腹壁肌肉得到刺激，从而增加肠胃的蠕动。

（4）慢跑或散步。使胃肠道得到适当振荡，促进蠕动。

（5）屈腿运动。仰卧位，两腿同时屈膝提起，使大腿贴腹，然后还原，重复十几次。此运动可以使腹部肌肉得到规律的按摩。

二、既病期

◉ 必要检查早知道，让您不再迷茫

应该根据临床需要，选取必要的检查，常见的检查包括结肠镜检查、全胃肠传输试验（GITT）、直肠及肛门测压（RM）、直肠－肛门反射检查、耐受性敏感性检查、钡灌肠等。

◉ 这些报警状况，千万别忽视

便秘这一问题可大可小，但当出现以下信号时，则需要引起足够的重视，及时进行检查和相应的治疗。

（1）突然出现持续的大便习惯改变。

（2）长期便秘，近期突然发作形式发生改变。

（3）出现发热、便血或黑便等症状。

（4）体重出现下降大于或等于 3kg。

（5）有胃肠道癌症家族史。

◉ 便秘的治疗原则，让您掌握疾病进程

（1）针对病因进行治疗，避免滥用泻药，尤其是口服泻药。

（2）以软便为主的患者，可刺激肠蠕动。

（3）对于已经形成粪块阻塞的患者，应予开塞露、肥皂水灌肠，软化粪便。

（4）引导患者恢复正常肠动力和排便生理功能。

◉ 习惯性便秘西医怎么治

（1）一般治疗

患者在排除器质性疾病所导致的便秘后，根据病情轻重和病因，采用合适的治疗方法。如一般生活治疗、药物治疗、生物反馈训练，应正确地选择治疗方法以恢复正常排便功能。增加纤维素类食物和水分的摄入；保持心情愉快和情绪放松；养成良好的排便习惯。

（2）药物治疗

当患者符合用药要求时，应及时正确选择相关药物。常用药物介绍如下。

①容积性泻剂。主要包括可溶性纤维素（果胶、车前草、燕麦麸等）和不可溶性纤维（植物纤维、木质素等）。

②润滑性泻剂。增加肠壁润滑度，同时可以软化大便，使粪便易于排出，使用方便，如开塞露、矿物油或液状石蜡。

③渗透性泻剂。常用的药物有乳果糖、山梨醇等。适用于粪块嵌塞或作为慢性便秘者的临时治疗措施。当容积性泻剂效果不佳时可选用。

④促动力剂。莫沙必利、盐酸伊托必利有促胃肠动力作用，普卢卡比利可选择性作用于结肠，根据情况选用。

◉ 习惯性便秘中医怎么治

便秘的病因是多方面的，其中主要的有外感寒热之邪、内伤饮食情志、病后体虚、阴阳气血不足等。本病病位在大肠，并与脾、胃、肺、肝、肾密切相关。中医将其分类如下。

1. 实秘

（1）热秘

症状：大便干结，腹胀或痛，口干口臭，面红心烦，或有身热，小便短赤；舌质红，苔黄燥，脉滑数。

治法：泻热导滞，润肠通便。

方药：麻子仁丸。

本方由麻子仁、芍药、枳实、大黄、厚朴、杏仁组成。若津液已伤，可加生地黄、玄参、麦冬；若肺热气逆，咳喘便秘者，可加瓜蒌仁、苏子、黄芩；若兼郁怒伤肝，易怒目赤者，加服更衣丸；若燥热不甚，或药后大便不爽者，可用青麟丸；若兼痔疮、便血，可加槐花、地榆；若热势较盛，痞满燥实坚者，可用大承气汤。

（2）气秘

症状：大便干结，或不甚干结，欲便不得出，或便后不爽，肠鸣矢气，嗳气频作，胁腹痞满胀痛；舌苔薄腻，脉弦。

治法：顺气导滞，降逆通便。

方药：六磨汤。

本方由沉香、木香、槟榔、乌药、枳实、大黄组成。若腹部胀痛甚，可加厚朴、柴胡、莱菔子；若便秘腹痛，舌红苔黄，气郁化火，可加黄芩、栀子、龙胆草；若气逆呕吐者，可加半夏、陈皮、代赭石；若七情郁结，忧郁寡言者，加白芍、柴胡、合欢皮；若跌仆损伤，腹部术后，便秘不通，属气滞血瘀者，可加红花、赤芍、桃仁等药。

（3）冷秘

症状：大便艰涩，腹痛拘急，胀满拒按，胁下偏痛，手足不温，呃逆呕吐；苔白腻，脉弦紧。

治法：温里散寒，通便止痛。

方药：温脾汤合用半硫丸。

温脾汤由附子、人参、大黄、甘草、干姜组成；半硫丸由半夏、硫黄组成。若便秘腹痛，可加枳实、厚朴、木香；若腹部冷痛，手足不温，加高良姜、小茴香。

2. 虚秘

（1）气虚秘

症状：大便干或不干，虽有便意，但排出困难，用力努挣则汗出短气，便后乏力，面白神疲，肢倦懒言；舌淡苔白，脉弱。

治法：补脾益肺，润肠通便。

方药：黄芪汤。

本方由黄芪、陈皮、火麻仁、白蜜组成。若乏力出汗者，可加白术、党参；若排便困难，腹部坠胀者，可合用补中益气汤；若气息低微，懒言少动者，可加用生脉散；若肢倦腰酸者，可用大补元煎；若脘腹痞满，舌苔白腻者，可加白扁豆、生薏苡仁；若脘胀纳少者，可加炒麦芽、砂仁。

（2）血虚秘

症状：大便干结，面色无华，皮肤干燥，头晕目眩，心悸气短，健忘少寐，口唇色淡；舌淡苔少，脉细。

治法：养血滋阴，润燥通便。

方药：润肠丸。

本方由当归、生地黄、麻仁、桃仁、枳壳组成。若面白，眩晕甚，加玄参、何首乌、枸杞子；若手足心热，午后潮热者，可加知母、胡黄连等；若阴血已复，便仍干燥，可用五仁丸。

（3）阴虚秘

症状：大便干结，形体消瘦，头晕耳鸣，两颧红赤，心烦少寐，潮热盗汗，腰膝酸软；舌红少苔，脉细数。

治法：滋阴增液，润肠通便。

方药：增液汤。

本方由玄参、生地黄、麦冬组成。若口干面红，心烦盗汗者，可加芍药、玉竹；便秘干结如羊矢状，加火麻仁、柏子仁、瓜蒌仁；若胃阴不足，口干口渴者，可用益胃汤；若肾阴不足，腰膝酸软者，可用六味地黄丸；若阴亏燥结，热盛伤津者，可用增液承气汤。

（4）阳虚秘

症状：大便干或不干，排出困难，小便清长，面色白，四肢不温，腹中冷痛，腰膝酸冷；舌淡苔白，脉沉迟。

治法：补肾温阳，润肠通便。

方药：济川煎。

本方由肉苁蓉、当归、牛膝、枳壳、泽泻、升麻组成。若寒凝气滞、腹痛较甚，加肉桂、木香；胃气不和，恶心呕吐，可加半夏、砂仁。

◉ 治疗便秘的三款凉菜

（1）醋拌圆白菜

将500g圆白菜加少许盐，放入开水中焯一下。将焯好的菜放凉后挤干水分，切成块，再把1杯醋、1/2杯高汤、2勺酒、1/2勺盐混合后煮开制成汤料。等汤料变凉后和圆白菜一起倒入密封瓶内储存1天即可食用。圆白菜含有多种丰富的维生素和膳食纤维，能增强肠胃蠕动。

（2）醋渍莲藕

将莲藕焯一下，根据个人口味放入适量的糖、盐、醋和香油拌匀。将拌好的莲藕存放在密封瓶里，每天取出一些作为就餐时的小菜。莲藕能防止大便秘结、刺激肠壁，防止便秘。

（3）海带拌黄豆

300g海带切丝，与100g黄豆用水煮熟后放凉，控干水分，再在其中加入盐、酱油、葱花搅拌均匀即可。海带含有丰富的食物纤维，可以促进肠道蠕动、增加排便量；黄豆中的不饱和脂肪酸能促进排便。

◉ 治疗便秘的四款粥品

（1）紫薯粥：紫薯1个，大米1碗，糯米1/3碗。首先将大米和糯米一起放进水中，搓洗干净后取出来稍微控水，然后将二者与清水一起倒入锅中，用大火煮30分钟左右。剥掉地瓜的表皮，并放进水里浸泡，等到大米快煮熟时，将泡在水中的地瓜取出来，放入锅中一起煮 20 分钟左右即可食用。

（2）燕麦黑芝麻粥：大米、燕麦、黑芝麻、白糖各适量。燕麦用水泡开备用。将大米和黑芝麻入锅煮 20 分钟，出锅前放入燕麦，再煮 5 分钟，放入适量白糖拌匀，即可食用。

（3）松仁大麦糯米粥：糯米、松子仁、大麦米、枸杞子、白糖各适量。糯米和大麦米加适量水和少量白糖煮至七成熟。在粥里加入松子仁和枸杞子，小火将粥煮熟，即可。

（4）芹菜粥：芹菜连根 120g，粳米 250g。将芹菜洗净，切成 2cm 长的段，粳米淘净。芹菜、粳米放入锅内，加清水适量，用武火烧沸后转用文火炖至米烂成粥，再加少许盐，搅匀即成。

◎ 治疗便秘——按摩手法全知道

（1）推按法。用拇指，从胸口正中向下推按至小腹，力量不宜过大，重复 20 次。

（2）揉按法。两手分别置于肚脐两侧，稍加用力后顺时针按揉，以腹内有热感为佳。或直接将两手重叠至肚脐上顺时针按摩，力量稍大，传导至肠。

（3）按摩穴位

①足三里：足阳明胃经上的常用穴，有"肚腹三里留"的美称。

定位：在小腿前外侧，犊鼻穴下 3 寸，距胫骨前缘一横指。

主治：胃痛，恶心，呕吐，呃逆，噎膈，纳呆，消化不良，腹痛，腹胀，肠鸣，泄泻，痢疾，便秘，肠痈等。

操作：手指点按，可反复操作。

②肾俞穴：足太阳膀胱经的常用俞穴之一。

定位：位于第 2 腰椎棘突下，旁开 1.5 寸。

主治：腰痛，生殖泌尿疾患；便秘、泄泻等肠道疾患；耳鸣、耳聋。

操作：维持坐姿，适当用力按揉 30 ~ 50 次。

③天枢穴：属于足阳明胃经上的常用腧穴，是手阳明大肠经募穴。

定位：位于腹部，横平脐中，前正中线旁开2寸。

主治：便秘、泄泻等胃肠病证；月经不调、痛经等妇科疾患。

操作：手指适当用力按揉30～50次。

◉ 家中常备小药箱，便秘来时不用慌

（1）麻仁丸

组成：火麻仁、苦杏仁、大黄、枳实（炒）、厚朴（姜制）、白芍（炒）。

功效：润肠通便。用于肠热津亏所致的便秘及习惯性便秘者。

用法用量：口服。一次9g，一日1～2次。

（2）越鞠保和丸

组成：香附（醋制）、苍术、川芎、六神曲（麸炒）、栀子（姜制）、槟榔、木香。

功效：舒肝解郁，开胃消食。用于气郁停滞，胸腹胀满，消化不良。

用法用量：口服。一次6g，一日1～2次。

（3）苁蓉通便口服液

组成：肉苁蓉、何首乌、枳实（麸炒）、蜂蜜。

功效：润肠通便。用于老年便秘，产后便秘。

用法用量：口服。一次1~2支（10~20mL），一日1次，睡前或清晨服用。

第十二节　大肠癌

【教您了解大肠癌】

大肠癌即结直肠癌，包括结肠癌和直肠癌（colorectal carcinoma），是临床上常见的恶性肿瘤。其发病呈现明显的地区差异。北美、西欧等发达国家发病率最高，可达 35/10 万人 ~50/10 万人。亚非地区发病率较低，如印度为 3/10 万人。我国是大肠癌发病率相对较低的国家，发病率为 15.7/10 万人，在恶性肿瘤中居第四位，且以长江下游、东南沿海的江苏、浙江、上海、福建等地较高。近 20 年来，大肠癌的发病率在世界各地呈上升趋势，可能与生活水平改善、饮食结构变化有关。我国大肠癌患者 70% 集中在 54~81 岁，男女之比为 1.65∶1。

大肠癌在中医学中没有确切称谓，近似大肠癌的记载有"积聚""肠覃""锁肛痔""脏毒"等。

一、未病期

◉ 您是大肠癌高危人群吗

（1）生活方式：长期高脂、高磷和低纤维、低钙饮食是大肠癌发病的危险因素，随着年龄的增加，各种致病因素对大肠黏膜刺激的时间也随之增长，可促使人类大肠细胞处于极度增生状态，导致腺瘤样息肉形成，并可最终蜕变为恶性肿瘤。大多数患者在 50 岁以后发病。

（2）遗传因素：近年来对大肠癌的遗传因素研究表明，大肠癌可分为遗传性（家族性）和非遗传性（散发性），前者如家族性腺瘤性息肉病和遗传性非息肉病性大肠癌。

（3）结肠炎性疾病史：溃疡性结肠炎大肠癌的发生率为普通人群的 5~10 倍，且多见于幼年起病、病变范围广而病程长者。其癌变特点是发生在扁平黏膜，恶性程度高。Crohn 病有结肠、直肠受累者也可发生癌变。

（4）大肠息肉（腺瘤性息肉）：一般认为腺瘤样息肉系癌前病变，腺瘤越大、形态越不规则、绒毛含量越高、上皮异型增生越重，则癌变几率越大。从正常肠上皮至增生改变、形成腺瘤而最终成为大肠癌的演化过程，既是癌基因和抑癌基因复合突变的积累过程，亦是大肠癌发生的分子生物学基础。基因的突变则是环境因素与遗传因素综合作用的结果。

◉ 大肠癌检查方法

直肠指检方法很简单，检查者右手食指戴指套，涂润滑剂（常用肥皂液、液体石蜡或凡士林），以方便将其插入肛门内并可减轻患者不适。先检查肛门缘周围皮肤，如有红肿、压痛、硬块，常提示有肛周脓肿；前后正中处有触痛，常提示可能有肛裂，可进一步扒开肛门看是否有肛管裂口；肛门缘外有溃破口并伴皮下有条索状物通向肛内，常为肛瘘。肛缘周围检查完毕后，右手食指轻轻按摩肛缘，同时嘱患者深呼吸以减轻腹压，使括约肌松弛，然后将食指慢慢伸入直肠。这里要注意，如果突然将手指插入肛门，括约肌会因突然受到刺激而痉挛，不仅不易插入，并将产生疼痛。

根据检查结果，可做出以下判断。

①直肠肿块：多数直肠癌患者经直肠指检可以发现直肠肿块，质地坚硬，表面呈结节状，有肠腔狭窄。直肠指检后的指套上常有血性黏液。②直肠息肉：可触及质软且可推移的肿块，指套上常染血，色鲜红。③内痔：柔软的静脉团，不易触及，但如有血栓形成，可摸到光滑的硬结。④肛瘘：可摸到索状物，有时在肛瘘内口可扪及小硬结。⑤肛门直肠周围脓肿：如骨盆直肠间隙脓肿、直肠后间隙脓肿，在直肠内可摸到压痛性肿块，并可能伴有波动感。⑥肛裂：感染指检时剧烈触痛者多见于肛裂及感染。

我国下段直肠癌远比国外多见，75%以上的直肠癌可在直肠指诊时触及，直肠指检是早期发现直肠癌的重要检查方法，但常被忽视。中国人低位直肠癌的比例很高，大部分都能在直肠指检触到，但位置高的不一定触到。所以触不到的不一定没有直肠癌，还是需要到有条件的医院做进一步检查。

◉ 大肠癌的预防

应积极防治大肠癌的前期病变。对结肠腺瘤性息肉，特别是家族性多发性肠息肉病，必须及早切除病灶。积极治疗炎症性肠病及其他原因引起的结肠炎，对本病的预防有一定意义。另外，普通人群应避免高脂肪饮食，多

第三章　常见脾胃疾病防治

进富含纤维的食物，注意保持排便通畅。患病期间应注意调节情绪，增强战胜疾病的信心，合理饮食，慎起居，劳逸结合。

（1）饮食调整

虽然大肠癌有一定的遗传倾向，但绝大多数散发性的大肠癌与环境因素，特别是饮食因素密切相关，对饮食进行干预，可以降低大肠癌的发病率。

①能量摄入：能量摄入与大肠癌发生有关。大量的研究表明，总的能量摄入会影响大肠癌的患病率，应避免长期进食高脂食物，多吃富含纤维的食物，保持大便通畅。烧烤时应选择瘦肉，切去脂肪。吃烤鱼或烤鸭时要去皮。用油煎食物时，火不要过旺，最好控制在150℃左右。烧焦的鱼、肉不可食用。

②脂肪与红肉：大肠癌的发生与摄入动物脂肪和肉类的摄入量密切相关，有研究表明高脂摄入的妇女与低脂摄入妇女相比，罹患大肠癌的风险增加32%。而肉类中选择摄入红肉是大肠癌发生的另一个高危险因素。减少摄入食物中脂肪的含量，特别是尽量少吃煎烤后的棕色肉类，有助于减少大肠癌的发生。

③水果、蔬菜和膳食纤维：纤维素能增加粪便量，稀释结肠内的致癌剂，吸附胆汁酸盐，从而减少大肠癌的发生概率。因此在平时的饮食中，应该尽量多摄入蔬菜、水果、纤维素，合理饮食，减少大肠癌的发生。

④维生素与微量元素：有研究表明，补充维生素A、C、E能使腺瘤患者的结肠上皮过度增生转化为正常。微量元素与大肠癌的关系，现阶段研究还不甚明确。如叶酸能减少大肠癌的发病概率，但具体机制不清楚。料理蔬菜应先洗后切，切好即炒，炒好即食。因为维生素C不够稳定，易溶于水。不要挤掉菜汁，蔬菜汁液中富含维生素C、酶和其他营养物质。还可以适量在料理中放醋，维生素C遇酸性环境不易分解，烹调蔬菜时加点醋，能有效保护维生素。

⑤膳食抗致癌原：膳食中的大蒜、洋葱、韭菜、葱中含有的硫醚；柑橘类含有的萜；葡萄、草莓、苹果中含有的植物多酚，胡萝卜、薯蓣类、西瓜

中含有的胡萝卜素，都被认为是能够抑制突变，具有抗癌作用。尤其是大蒜，有研究表明，大蒜是具有最强保护作用而使人们免患远端结肠癌的蔬菜。

（2）改变生活习惯

①肥胖与运动：肥胖尤其是腹型肥胖是发生大肠癌的危险因素，体力活动过少也是诱发大肠癌的危险因素。适当的体力活动可以影响结肠蠕动，有利于粪便排出，从而达到预防大肠癌的作用。

②吸烟：吸烟与大肠癌的关系还不十分肯定，但吸烟是大肠腺瘤的危险因素已经得到证实。研究认为，吸烟是大肠癌基因产生的刺激因素，但需要经过大约40年的时间才能发生作用。

③饮酒：酒精的摄入量与大肠癌的发生有关系，酒精也是大肠腺瘤的危险因素，但具体原因不清楚。减少酒精摄入量有利于预防大肠癌。

④生殖因素：激素与生殖因素可能影响大肠癌的发生，美国研究表明，单身女性的大肠癌发病率高于结婚女性，有人认为这与激素能影响胆汁酸盐代谢有关。

（3）药物

许多流行病学研究显示，长期服用非甾体类抗炎药者，大肠癌发病率降低。每月服用10～15次小剂量阿司匹林，可以使大肠癌的相对危险度下降40%～50%。但也有研究并不支持这一说法，并且指出服用非甾体类抗炎药的用量、用药时间、长期应用所致的副作用也有待进一步研究。

◎ 防治食疗方

（1）素烧胡萝卜

配方：胡萝卜300g，酱油60mL，冷水360mL，白糖25g。

功效：消胀理气，抗癌解毒。

制法：将胡萝卜去皮，横切为3段，每段切成大小相等的6块。锅内放入酱油、水和萝卜块。用大火将锅内萝卜等煮沸，改用小火焖煮1小时。在锅内加糖，待糖融化后再煮2分钟即可。

食法：寒性患者趁热吃，热性患者凉后吃。

（2）半枝莲蛇舌草汤

配方：半枝莲 30g，白花蛇舌草 60g，蜂蜜 15～30g。

功效：清热解毒，活血祛瘀。

制法：将二药加水 15 碗，慢火煎煮 2 小时后去渣，取汤液加入蜂蜜调和饮服。

食法：每日 1 剂。

（3）赤小豆薏仁米粥

配方：赤小豆 20g，薏苡仁 20g，粳米 50g。

功效：清热利湿。

制法：将赤小豆、薏苡仁洗净，置锅中，加清水 1000mL，加粳米，急火煮开 5 分钟，改文火煮 30 分钟，成粥。

食法：趁热分次食用。

（4）黄芪参枣粥

配方：生黄芪 300g，党参 30g，甘草 15g，粳米 100g，大枣 10 枚。

攻效：益气健脾，补血。

制法：将生黄芪、党参、甘草切片，装入纱布袋中扎紧口，放入锅内，加入清水，熬煎成汁，去药袋留汁。再加入粳米、大枣，加适量清水，先用大火烧沸，再转用慢火熬煮至米烂成粥。

食法：早晚服用，连服 10～15 天。

另外，预防大肠癌可以适当多吃芹菜。芹菜是高纤维食物，经肠内消化作用会产生一种木质素或肠内酯的物质，这类物质是一种抗氧化剂，高浓度时可抑制肠内细菌产生致癌物质。芹菜还可以促进肠蠕动，加快粪便在肠内的运转时间，减少致癌物与结肠黏膜的接触，达到预防癌症的目的。

在人体的器官中，大肠算是最污秽的地方，人体将食物中所需的养分吸收完后，不需要的物质就形成粪便由大肠排出。膳食纤维在肠管中的角色就如清道夫一般，能稀释粪便中的毒素，也能促进肠道蠕动，使粪便不会在肠道中停留太久，使有毒物质没有作乱的机会。

二、既病期

◉ 大肠癌的早期症状

（1）逐渐加重的腹胀腹痛

由于肠道功能紊乱，或者肠梗阻所致。部位多集中在中下腹部，多为隐痛或胀痛，还有逐渐加重的趋势。

（2）间断便血

因病变距离肛门较近，所以血色多呈鲜红色或暗红色，且往往是血便分离。只有在出血量较多时，才可见大便呈棕红色、果酱样。右半结肠癌患者中肉眼可见的便血者占36.5%。

（3）贫血

当长期慢性失血超过机体造血的代偿功能时，患者便可出现贫血表现，并随着病情的进展而加重。

（4）排便习惯改变

直肠癌患者大便次数可增多，但每次排便不多，甚至根本没有粪便，只是排出一些黏液和血液，且有排便不尽的感觉。

（5）便形改变

正常的大便呈圆柱形，垂直从肛门排出，如果癌肿突出在直肠腔内，压迫粪便，则排出的大便往往变细，形状也可以改变，可呈扁形。有时变形的大便条上还附着有一丝丝血痕。

◉ 大肠癌并发症

（1）肠梗阻

由于肿瘤的不断增大，很容易导致肠腔狭窄，从而使肠内容物通过障碍，而导致机械性肠梗阻。但在临床上，肿瘤性急性肠梗阻并非是因肿瘤增生完全阻塞肠腔所致，在很多情况下是在肿瘤造成严重狭窄的基础上，局部发生炎性水肿、食物堵塞或肠道准备给予甘露醇等诱发。

（2）肠穿孔

临床上，肠穿孔也是该疾病最为常见的并发症，患者往往会有典型的急腹症表现，如腹肌紧张、压痛、反跳痛，X线平片见膈下新月状游离气体等，可作出初步的诊断。

（3）肿瘤阻塞

进展期大肠癌，肿瘤已侵入固有肌层者，可见以下几种类型。

①隆起型：肿瘤主体向肠腔突入，呈结节状、息肉状或菜花状隆起，表面糜烂或小溃疡，境界清楚，有蒂或广基。②溃疡型：肿瘤表面形成较深的溃疡，底部深达肌层或浆膜层，边缘呈堤围状隆起与周围肠黏膜境界较清者称单纯溃疡型，而边缘呈浸润生长者称浸润溃疡型。③浸润型：肿瘤向肠壁内弥漫浸润，常累及大肠壁大部或全周，肠壁局部增厚但表面无明显溃疡或隆起，因纤维组织增生收缩，肠管形成环形狭窄。④胶样型：肿瘤外观呈半透明胶冻状，质软，肿瘤界限不清，镜下多为黏液腺癌或印戒细胞癌。

（4）神经痛

通过观察，发现肿瘤浸润或压迫坐骨神经或闭孔神经根时还可出现坐骨神经痛或闭孔神经痛。

以上介绍的就是常见晚期大肠癌的并发症，这些疾病的发生能大大影响治疗效果，还会对患者造成更大的痛苦和折磨，一定要积极进行治疗。

◉ 大肠癌需要做哪些检查

（1）粪便检查

粪便隐血检查对大肠癌的诊断虽无特异性，但因方法简便易行，可作为普查筛检或早期诊断的线索。

（2）肠镜检查

是大肠癌确诊的最好方法。通过结肠镜能直接观察全结肠的肠壁、肠腔改变，并可确定肿瘤部位、大小及浸润范围，取活检可确诊。

（3）影像学检查

X线钡剂灌肠最好采用气钡双重造影。可发现充盈缺损、肠腔狭窄、黏膜皱襞破坏等征象，可显示癌的部位和范围。对结肠镜检查因肠腔狭窄等原因未能继续进镜者，钡剂灌肠检查尤为重要。但对小的病变则较易漏诊，故应与结肠镜检查互补为用。其他影像学检查如CT及MRI主要用于了解大肠癌肠外浸润及转移情况，有助于进行临床病理分期，对术后随访亦有价值。近年来应用超声结肠镜，可观察大肠癌在肠壁的浸润深度及淋巴结的转移情况，对术前肿瘤的分期颇有帮助。

（4）直肠指诊

我国下段直肠癌远比国外多见，75％以上的直肠癌可在直肠指诊时触及，是早期发现直肠癌的重要检查方法，但常被忽视。

（5）其他检查

血清癌胚抗原（CEA）及肠癌相关抗原（CCA）对大肠癌的诊断虽不具有特异性，但定量动态观察，对术后效果的判断与术后复发的监视均有价值。CA242、CA19-9、CA50等对大肠癌诊断的特异性和敏感性均较低，联合测定可提高诊断的敏感性和阳性预测值。

◉ 大肠癌西医怎么治

1. 手术治疗

早期切除是大肠癌唯一的根治方法。如发现癌已转移，但病变肠曲尚可游离时，原则上仍应将癌灶切除，以免日后发生肠梗阻。因癌灶多有糜烂、渗血或继发感染，故切除后全身情况即能得到改善。对有广泛转移者，如病变肠段不能切除，则应进行捷径、造瘘等姑息手术。

2. 经结肠镜治疗

结肠腺瘤病变和黏膜内的早期癌可经结肠镜用高频电凝切除，切除后的息肉做病理检查，如癌未累及基底部则可认为治疗完成；如果累及根部，需追加手术，彻底切除有癌组织的部分。

对晚期结肠、直肠癌形成肠梗阻，患者一般情况差不能手术者，可用激光打通肿瘤组织，作为一种姑息疗法。

3. 化学药物治疗

大肠癌手术根治后一般不需化疗，而对于晚期不能切除或已有远处转移的大肠癌，化疗则可作为姑息治疗。至于术前、术中以及术后化疗者，则主要是为了便于肿瘤的切除并防止癌灶扩散，清除未尽癌灶。化疗用药、剂量与疗程可根据肿瘤类型、病期、个体情况及疗效反应而定。氟尿嘧啶（5-FU）至今仍是大肠癌化疗的首选药物，常与其他化疗药物联合应用（如MOF方案，5-FU加长春新碱加司莫司汀），亦可联合细胞毒或非细胞毒药物通过系列化调节以提高其抗肿瘤活性（如甲氨蝶呤、5-FU序贯给药），亦可与生物反应调节剂联合应用化学 – 免疫疗法（如5-FU与左旋咪唑合并使用）。

4. 放射治疗

多用于直肠癌有局部淋巴结转移或肿瘤体积较大，与盆腔器官粘连者。术前放疗有助于肿瘤的切除，并防止扩散，术后放疗或联合化疗可减少复发。对晚期直肠癌患者可作为止痛、止血等姑息治疗。但放疗有发生放射性直肠炎的可能。

5. 术后的结肠镜随访

因大肠癌存在多原发灶，术后可发生第二处原发大肠癌（异时癌），术中也可能漏掉同时存在的第二处癌，故主张在术后3~6个月即行首次结肠镜检查。

◉ 大肠癌中医怎么治

1. 脾胃虚弱证

症状：大便次数增多，大便溏薄，夹见不消化食物，倦怠乏力，面色少华；舌淡苔白，脉细弱。

治则：健脾益气，渗湿止泻。

方药：参苓白术散加减。夹有食滞者，加神曲、山楂、麦芽、鸡内金。

2. 肠道湿热证

症状：腹痛便溏，泻下急迫，粪色黄褐而臭，小便短赤，肛门灼热；舌质红，苔黄腻，脉濡数或滑数。

治则：清热利湿。

方药：葛根芩连汤加减。若便脓血甚者，加白头翁、马齿苋、三七、仙鹤草、地榆。

3. 湿热毒蕴证

症状：腹痛腹胀，疼痛拒按，便中夹血，或里急后重，或有发热，胸闷纳呆，肛门灼热；舌质红绛，舌苔黄腻，脉弦数或弦滑。

治法：清热利湿，解毒攻坚。

方药：槐角地榆汤加减。积滞明显者，合枳实导滞丸。

4. 气滞血瘀证

症状：腹痛固定，状如锥刺，有形可扪，胁胀易怒，压痛，拒按，便下脓血，发热或不发热；舌质紫暗有瘀点、瘀斑，舌苔薄黄，脉涩或细数。

治法：活血化瘀，解毒散结。

方药：膈下逐瘀汤加减。

5. 脾肾亏虚证

症状：腹痛隐隐，腹部肿物渐大，久泻久痢，便下脓血，形体消瘦，面色苍白，声低气怯，纳呆，腰膝酸软，畏寒肢冷；舌质淡胖晦暗，苔白，脉沉细。

治法：健脾固肾，消聚散积。

方药：参苓白术散合四神丸加减。

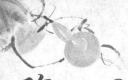

◉ 家庭常备小药箱治大肠癌

（1）麻仁丸

组成：火麻仁、苦杏仁、大黄、枳实（炒）、厚朴（姜制）、白芍（炒）。

功效：润肠通便。用于肠热津亏便秘、习惯性便秘。

用法用量：口服。大蜜丸每次1丸，水蜜丸每次9g，一日1～2次。

（2）参苓白术散

组成：白扁豆、白术、茯苓、甘草、桔梗、莲子、人参、砂仁、山药、薏苡仁。

功效：祛湿健脾。主治脾虚泄泻，食少便溏。

用法用量：口服。每次6～9g，一日2～3次。

（3）八珍丸

组成：党参、白术（炒）、茯苓、甘草、当归、白芍、川芎、熟地黄。辅料为蜂蜜。

功效：补益气血。主治术后气血亏虚，或者大肠癌后期气血不足。

用法用量：口服。大蜜丸每次1丸，一日2次，温水送服。

◉ 大肠癌患者这样按摩最舒服

（1）支沟穴：属手少阳三焦经。

定位：位于前臂背侧，当阳池与肘尖的连线上，腕背横纹上3寸，尺骨与桡骨之间。

主治：胁肋痛，肘臂痛，呕吐，便秘，耳鸣，耳聋等。

操作：用大拇指按揉穴位2～3分钟。

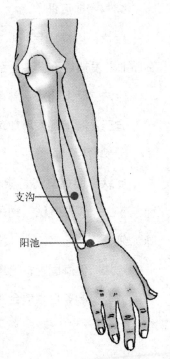

支沟

阳池

（2）上巨虚：属足阳明胃经。大肠之下合穴。

定位：在小腿前外侧，当犊鼻下6寸，距胫骨前缘一横指。

主治：腹痛胀满，肠鸣泄泻，痢疾，便秘，肠痈，脚气，膝胫酸痛。

操作：用大拇指按揉穴位2～3分钟。

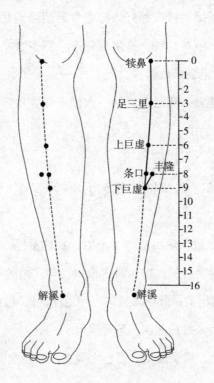

（3）足三里：属于足阳明胃经上的常用穴，有"肚腹三里留"的美称。

定位：在小腿前外侧，犊鼻穴下3寸，距胫骨前缘一横指。

主治：胃痛，恶心，呕吐，呃逆，噎膈，纳呆，消化不良，腹痛，腹胀，肠鸣，泄泻，痢疾，便秘，肠痈等。

操作：手指点按，可反复操作。

（4）天枢穴：属足阳明胃经。大肠之募穴。

定位：在腹中部，距脐中2寸。

主治：腹痛，腹胀，肠鸣，泄泻，痢疾，便秘，水肿，月经不调，痛经，带下。

操作：用大拇指按揉2～3分钟。

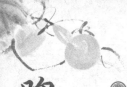

◎ 适合大肠癌患者的三种药膳

（1）双参猪髓汤

组成：党参30g，海参200g，海带50g，猪脊骨连髓带肉500g。

制作：将党参切细用纱布包好，猪脊骨连髓带肉切块，连同海参、党参一起放进锅内加水适量，武火煮沸后转文火再煮3小时，加盐调味，去党参渣药包即可。饮汤食肉佐膳。

功效：对腹部隐痛，可触及肿块，大便干结，口苦口干，纳呆或有呕吐有缓解作用。

（2）核桃鲜奶粥

组成：炸核桃仁、生核桃仁各50g，粳米50g，鲜奶250mL，白糖适量。

制法：先将粳米放入清水浸泡1小时，捣烂磨细；次将炸核桃仁、生核桃仁捣烂磨细。混合材料，加入清水搅拌均匀，用纱布滤出白汁液备用。再将牛奶烧开，取滤出的白汁倒入搅匀，加白糖，煮沸片刻即成。

吃法：随意饮用，每日3次，可常饮用。

功效：补气养血，润肠通便。适合大肠癌术后阳虚便秘、体质虚弱者。

（3）猪血鲫鱼粥

组成：生猪血200g，鲫鱼100g，大米100g。

制作：将鲫鱼除鳞，去肠杂及鳃，切成小块，和猪血，同大米煮粥食用。

吃法：可做主食，每日1~2次。

功效：适合气滞血瘀型大肠癌患者，表现为腹胀痛，腹部肿块坚硬，便下紫黑或脓血；或里急后重，舌质紫暗或有瘀斑，苔薄黄，脉细涩。

◎ 大肠癌你问我答

（1）长期大便形状改变是否高度怀疑大肠癌？

否。大便形状改变可以由多种原因引起，如腹泻、痔疮，腹泻时大便多不成形。而大肠癌大便多呈扁平状改变，痔疮患者大便也可呈扁平状改变，并可伴有出血，但是痔疮患者便血为鲜红且不具有腹痛表现。

（2）大肠癌手术后预后如何？

大肠癌的预后取决于早期诊断与手术根治。若失去早期诊断的机会，则有很多影响预后的因素，其中癌组织分化程度和临床病理分期（癌浸润范围及转移情况）最为关键。

（3）大肠癌中医治疗效果好吗？

大肠癌的治疗以手术切除为主要治疗手段，中医药可贯穿整个治疗过程。早期可在内镜下行局部治疗或外科手术治疗，泄泻是术后常见且缠绵难愈的主要症状，患者多呈现脾胃虚弱或肠道湿热的表现，结合中医药治疗，可缓解术后泄泻，且有助于促进患者术后康复。进展期肠癌宜采用综合治疗，化疗、放疗、生物免疫治疗等方法容易导致肠腑湿热蕴结，结合中医药治疗，可减轻放、化疗的毒副反应，提高患者的依从性，而且有增强放、化疗疗效的作用。晚期肠癌患者，除运用姑息性治疗外，中医药治疗可提高生存质量，或延长生存期。